DER GROSSE GU KOMPASS

Laborwerte

DR. NICOLE SCHAENZLER
PRIV.-DOZ. DR. MED. WILFRIED P. BIEGER

DR. NICOLE SCHAENZLER

Promovierte Philologin, seit vielen Jahren als Medizinjournalistin tätig. Als Fachautorin hat sie zahlreiche Bücher zu medizinischen Themen verfasst. Bei GU sind unter anderem ihre Ratgeber »Leber & Galle entgiften und natürlich stärken«, »Autoimmunerkrankungen in den Griff bekommen«, »Superorgan Mikrobiom« und »Endlich Heilung für den Reizdarm« erschienen. Seit 2001 Herausgeberin des Gesundheitsmagazins TOPFIT.

PRIV. DOZ. DR. MED. WILFRIED P. BIEGER

Studium der Chemie und der Medizin in Heidelberg. Niedergelassener Facharzt für Labormedizin mit den Schwerpunkten Immunologie, Stoffwechsel und Anti-Aging. Mitglied der Deutschen Gesellschaft für Laboratoriumsmedizin und der American Association of Clinical Chemistry. Mitautor eines wissenschaftlichen Laborhandbuchs.

WICHTIGER HINWEIS

Wie jede Wissenschaft ist die Medizin einem ständigen Wandel und neuen Erkenntnissen unterworfen. Die Autoren haben größte Sorgfalt darauf verwendet, dass insbesondere die Angaben zu den Normal- bzw. Referenzwerten dem aktuellen Wissensstand bei Drucklegung entsprechen. Die genannten Referenzbereiche in diesem Buch lehnen sich weitgehend an das Standardwerk von Lothar Thomas (Hrsg.) an: Labor und Diagnose: 2024; Release 8 (elektronische Ausgabe, freigegeben 03.07.2024)
Bitte beachten Sie, dass sich Referenzwerte – je nachdem, welche Methode eingesetzt wird – von Labor zu Labor unterscheiden können. Fragen Sie im Zweifelsfall immer Ihren behandelnden Arzt.

Inhalt

Ein Wort zuvor ... 5

Das sollten Sie wissen ... 6
Warum Labormedizin so wichtig ist ... 6
Allgemein gültige Normwerte gibt es nicht ... 7
Das beeinflusst die Laborwerte ... 8
Die Check-up-Untersuchung ab 35 ... 8

Die verschiedenen Untersuchungsmethoden ... 9
Die Blutuntersuchung ... 9
Die Urinuntersuchung ... 13
Die Stuhluntersuchung ... 17
Funktionstests ... 18
Allergiediagnostik ... 20
Genetische Untersuchungen ... 22
Weitere Laboruntersuchungen ... 24

Medizinische Fachbegriffe kurz erklärt ... 28

Laborwerte von A bis Z ... 38
Zum Umgang mit den Tabellen ... 38

Laboruntersuchungen bei häufigen Erkrankungen ... 182
Amalgambelastung ... 182
Anämie (Blutarmut) ... 183
Asthma bronchiale ... 186
Autoimmunkrankheiten ... 188
Bauchspeicheldrüsenentzündung (Pankreatitis) ... 189
Blutgerinnungsstörungen (Hämorrhagische Diathesen) ... 192
Borreliose ... 195
Diabetes mellitus (Zuckerkrankheit) ... 197
Durchfall (Diarrhö) ... 200
Fettstoffwechselstörungen ... 202
Gallensteinleiden ... 204
Gicht ... 205
Harnwegsinfektionen ... 207

Hepatitis ... 209
Herzinfarkt, akuter ... 211
Herzkrankheit, koronare ... 213
Kollagenosen ... 214
Leberzirrhose ... 218
Leukämien ... 219
Magen-Darm-Geschwüre ... 222
Mandelentzündung ... 224
Nahrungsmittelallergie ... 226
Nieren(körperchen)entzündung (Glomerulonephritis) ... 227
Nierenversagen, chronisches ... 229
Osteoporose ... 230
Rheumatoide Arthritis ... 232
Schilddrüsenüberfunktion ... 233
Schilddrüsenunterfunktion ... 235

Selbsttests für zu Hause ... 236

Zum Nachschlagen ... 243
Abkürzungsverzeichnis ... 243
Maßeinheiten ... 245
Bücher, die weiterhelfen ... 247
Adressen, die weiterhelfen ... 247
Sachregister ... 248
Impressum ... 256

Ein Wort zuvor

DANK DER TEILWEISE BAHNBRECHENDEN FORTSCHRITTE der Medizin in den letzten Jahren steht der Labormedizin inzwischen eine Vielzahl von verschiedenen Untersuchungen zur Verfügung. Ziel dieses Buches ist es, dem medizinischen Laien die wichtigsten Laborwerte und ihre Deutungsmöglichkeiten auf verständliche Weise nahezubringen.

NATURGEMÄSS SIND EINEM BUCH, das die Labordiagnostik zum Gegenstand hat, Grenzen gesetzt. Als Interpretationshilfe kann es zwar zu einem besseren Verständnis von Laborbefunden beitragen, doch kann und will es nicht die fachliche Lücke schließen, die den medizinischen Laien daran hindert, anhand eines Laborergebnisses eine fundierte Diagnose zu stellen. Fest steht: Die angemessene Interpretation von Laborergebnissen ist und bleibt Sache des behandelnden Arztes. Nur er kann die tatsächliche diagnostische Wertigkeit von Laborbefunden kompetent beurteilen. Hierfür stützt er sich in den seltensten Fällen auf einen einzelnen Laborwert. Erst die Beurteilung von allen zur Verfügung stehenden Laborergebnissen im Zusammenhang mit anderen Untersuchungsbefunden bildet die Grundlage für eine fundierte Diagnose und die sich daraus ergebende angemessene Behandlung.

NICHT NUR IM KRANKHEITSFALL ist es wichtig, ein tieferes Verständnis für die Funktionsweise unseres Körpers zu entwickeln. Dazu gehört auch, über eventuell bestehende Risikofaktoren informiert zu sein. Hier kann die Labordiagnostik wertvolle Dienste leisten: Mit ihr ist es möglich, diese Faktoren frühzeitig aufzudecken, noch bevor sich die ersten Beschwerden einstellen. Schon allein deshalb ist es lohnend, sich mit der Bedeutung und Interpretation von Laborwerten auseinanderzusetzen. Hierfür möchte Ihnen das vorliegende Buch verständliche Antworten geben.

Dr. Nicole Schaenzler
Dr. med. Wilfried P. Bieger

Das sollten Sie wissen

Warum Labormedizin so wichtig ist

Die Laboranalyse von Blut, Urin und anderen Körperflüssigkeiten ist eine der wichtigsten diagnostischen Maßnahmen. In fast allen medizinischen Bereichen ist die Beurteilung des aktuellen Gesundheitszustandes eines Patienten ohne Laborbefunde nicht mehr denkbar. Dabei erhält der Arzt durch das Ergebnis einer Laboruntersuchung nicht nur wertvolle Hinweise auf die Ursache einer Erkrankung, sondern er kann anhand der Laborwerte auch den Verlauf bzw. die Wirksamkeit einer Therapie überprüfen oder eventuelle Risikofaktoren einschätzen. In Notfallsituationen geben bestimmte Laborwerte rasch und sicher Auskunft über das Befinden des Patienten und weitere erforderliche Maßnahmen. Ebenso werden vor jeder bevorstehenden Operation verschiedene Laboruntersuchungen durchgeführt, um mögliche Vorerkrankungen bzw. Risikofaktoren zu erkennen.

Denjenigen, die nicht über eine medizinische Ausbildung verfügen, fällt es im Allgemeinen eher schwer, die nüchternen Zahlen zu verstehen. Es kann sogar sein, dass uns durch eine Laboruntersuchung die einzelnen Funktionseinheiten des Organismus erstmals bewusst werden: Wir erkennen, wie sie miteinander zusammenhängen und welche Auswirkungen es auf die verschiedenen Stoffwechselprozesse haben kann, wenn eine einzelne Substanz abnorm vermehrt vorkommt oder krankhaft vermindert ist.

Zudem kommt es vor, dass wir den medizinischen Ausführungen des Arztes nicht auf Anhieb folgen können. Für den medizinischen Laien ist es in der Tat auf den ersten Blick kaum nachvollziehbar, warum z. B. ein hoher Harnsäure- oder LDL-Cholesterinwert nach einer Ernährungsumstellung verlangt oder warum der Arzt aufgrund von bestimmten Laborbefunden darauf dringt, weitere Untersuchungen vorzunehmen. Verfügen Sie jedoch über das nötige Basiswissen, können Sie Ihrem Arzt die richtigen Fragen stellen! Grundkenntnisse in der Labordiagnostik können bereits erforderlich sein, wenn man z. B. einen Selbsttest aus der Apotheke zur Einschätzung seines persönlichen Risikoprofils durchführt. Ob man krank oder gesund ist, kann jedoch fast nie anhand eines einzigen Befundes, wie etwa eines Urin-Teststreifens, beurteilt werden. Gleichwohl kann und sollte ein auffälliges Ergebnis immer Anlass für einen Besuch beim Arzt sein, der gegebenenfalls weitere diagnostische Maßnahmen einleiten wird.

Allgemein gültige Normwerte gibt es nicht

Ob und wann das Ergebnis einer Laboruntersuchung als krankhaft einzustufen ist, richtet sich im Wesentlichen nach dem Norm- bzw. Referenzwert (früher Normalbereich). Dieser leitet sich zunächst von den physiologischen Gegebenheiten bei der Mehrzahl aller gesunden Menschen (ca. 95 %) ab.

Der Norm- oder Referenzwert zieht die Grenze zwischen »krank« und »gesund«. Faktisch kann er jedoch nur eine Entscheidungshilfe sein. Denn letztlich ist ein Referenzwert immer nur ein ungefährer Richtwert. Dies ist v. a. dann zu beachten, wenn geringe Abweichungen vom vorgegebenen Referenzwert ermittelt wurden: Gerade in diesem Fall sind das Fachwissen und die Erfahrung des behandelnden Arztes gefragt, wenn es darum geht, ob das Ergebnis eine Behandlung erforderlich macht oder nicht.

Mitunter können Laborwerte auch »in die Irre« führen. So kommt es immer wieder vor, dass ein Gesunder krankhaft erhöhte Laborwerte aufweist, wohingegen die Werte eines Kranken im Normbereich liegen. Deshalb sind immer auch andere diagnostische Maßnahmen wie eine sorgfältige Befragung des Patienten (Anamnese), eine eingehende körperliche Untersuchung, eventuell auch eine Untersuchung mittels bildgebender Verfahren (z. B. Röntgen, Computer- oder Kernspintomographie) zur endgültigen Befunderhebung notwendig.

Wichtig zu wissen ist, dass Referenzwerte von Labor zu Labor variieren; zudem werden sie oftmals in unterschiedlichen Einheiten angegeben. Gleiches gilt für die Angaben in der Fachliteratur.

Außerdem können sich Referenzwerte durch neue medizinische Erkenntnisse ändern bzw. neu bewertet werden. So haben sich etwa die Normwerte für Cholesterin im Laufe der letzten 20 Jahre immer wieder verschoben. Auch die Auffassung der Mediziner, ab welchen Werten eine medikamentöse Behandlung einsetzen muss, hat sich mehrfach geändert. Deshalb wird es den einen allgemein gültigen Norm- bzw. Referenzwert niemals geben. Die Autoren dieses Buches haben sich diesbezüglich an das Standardwerk »Labor und Diagnose« von Lothar Thomas (Seite 247) gehalten.

Das beeinflusst die Laborwerte

Messergebnisse sind keineswegs immer eindeutig. Bereits eine fehlerhafte Probenabnahme kann zu einem falschen Ergebnis führen. Ebenso können zu lange Transportzeiten ins Labor oder eine falsche Lagerung der Probe den Befund beeinflussen.
Darüber hinaus gibt es besonders sensitive Tests, die auf bestimmte Parameter sehr genau reagieren, des Öfteren aber ein sogenanntes falsch positives Testergebnis haben. Dagegen birgt ein weniger sensitiver Test die Gefahr eines falsch negativen Ergebnisses.
Neben diesen Störfaktoren spielen aber auch die Einflussgrößen eine wichtige Rolle, die mit dem Patienten selbst zusammenhängen, so v. a. sein Alter und Geschlecht, seine Ernährungs- und Lebensgewohnheiten (z. B. Konsum von Genussgiften oder körperliche Aktivität), aber auch psychische Faktoren (z. B. Stress) oder die Einnahme von Medikamenten. Schließlich kann auch der Zeitpunkt der Probenentnahme auf das Ergebnis Einfluss nehmen, denn der Organismus ist tageszeitlichen Schwankungen unterworfen, die sich in einigen Laborwerten widerspiegeln können. Diese und andere Einflussgrößen können Laborwerte entscheidend verändern und zu falsch positiven oder falsch negativen Ergebnissen führen. Deshalb ist es mitunter notwendig, dass eine Laboruntersuchung noch einmal wiederholt wird oder zu einem späteren Zeitpunkt kontrolliert werden muss.

Die Check-up-Untersuchung ab 35

Ab dem Alter von 35 Jahren steht jedem in einer gesetzlichen Krankenkasse Versicherten alle drei Jahre eine Gesundheitsuntersuchung (Check-up 35) zu. Diese wird vom Hausarzt bzw. von einem Facharzt für Allgemeinmedizin oder für Innere Medizin durchgeführt. Neben einer körperlichen Untersuchung und einer Anamnese umfasst sie auch die Bestimmung des → Blutzuckers und des → Gesamtcholesterinspiegels im Blut sowie eine → Urinuntersuchung (Seite 14). Mit diesem Check-up werden u. a. alle Risikofaktoren für Herz-Kreislauf-Erkrankungen sowie bestimmte Stoffwechselerkrankungen (v. a. Diabetes, Fettstoffwechselstörungen) oder Nierenfunktionsstörungen ermittelt. Ergeben sich Hinweise auf eine Erkrankung, sind weiterführende Untersuchungen möglich. Die Kosten hierfür werden sowohl von den privaten als auch von den gesetzlichen Krankenkassen übernommen.

Die verschiedenen Untersuchungsmethoden

Die Blutuntersuchung

Die Blutuntersuchung ist neben der Erhebung der Krankengeschichte (Anamnese) und der körperlichen Untersuchung eine der wichtigsten Untersuchungsmethoden, die dem Arzt eine exakte Diagnose und eine angemessene Therapie ermöglichen.

NÜCHTERN ZUR BLUTABNAHME

Einige Blutuntersuchungen, v. a. jene zur Beurteilung des Zucker- und Fettstoffwechsels, müssen in nüchternem Zustand durchgeführt werden: Der Patient darf also vor der Blutentnahme – am besten ab dem vorangehenden Abend um 20 Uhr – außer zuckerfreien Getränken nichts zu sich nehmen.

Bildung, Zusammensetzung und Funktion des Blutes

Als Blut bezeichnet man die in den Blutgefäßen durch den Körper kreisende Flüssigkeit, die aus Blutzellen und Blutflüssigkeit besteht. Die Blutzellen werden beim Erwachsenen im Knochenmark gebildet. Dort gehen aus sogenannten Stammzellen die drei Zellarten hervor, die den zellulären Anteil des Blutes bilden: die roten → Blutkörperchen (Erythrozyten), die weißen → Blutkörperchen (Leukozyten) und die → Blutplättchen (Thrombozyten).
Mit dem Blut werden zahlreiche Stoffe – entweder physikalisch gelöst oder an Eiweiße bzw. Blutzellen gebunden – im Körper transportiert. Dabei versorgt das Blut die Gewebe und Organe mit Sauerstoff und Nährstoffen und dient dem Abtransport von Kohlendioxid und Stoffwechselendprodukten. Weiterhin reguliert das Blut den Wärmehaushalt und ist am Wasser- und → Säure-Basen-Haushalt (Seite 34) beteiligt. Zudem dient das Blut der Verteilung von → Hormonen (Seite 32) und → Enzymen (Seite 31), bringt Medikamente

an die Orte, an denen sie wirken sollen, und transportiert Giftstoffe zu Ausscheidungsorganen, insbesondere den Nieren.
Im Blut enthaltene Abwehrstoffe wehren für den Organismus schädliche Faktoren, in erster Linie Krankheitserreger, ab. Und mithilfe der Blutplättchen sowie zahlreicher Gerinnungsfaktoren ist das Blut wesentlich an der Stillung von Blutungen beteiligt.

Blutentnahme

Die Konzentration der einzelnen Blutbestandteile kann mithilfe einer Blutuntersuchung bestimmt werden. Meist entnimmt man dabei das Blut aus einer Vene, in speziellen Fällen aus der Fingerkuppe oder dem Ohrläppchen und selten aus einer Arterie. Gewöhnlich werden dem Körper nicht mehr als maximal 30 Milliliter Blut entnommen, das mittels einer spitzen Hohlnadel oder einer Kanüle in unterschiedliche Röhrchen gefüllt wird. Die Nadel wird nach einer sorgfältigen Desinfektion der Haut in die Vene oder Arterie bzw. in die Fingerkuppe oder das Ohrläppchen eingestochen.

 INFO

- **Venen** sind die zum Herzen hinführenden Gefäße und enthalten sauerstoffarmes Blut.
- **Arterien** sind die vom Herzen wegführenden Gefäße und enthalten sauerstoffreiches Blut.
- **Kapillaren** sind die kleinsten Blutgefäße, die Organe und Gewebe mit Sauerstoff und Nährstoffen versorgen; gleichzeitig nehmen sie Endprodukte des Stoffwechsels auf, um sie zur Lunge und den Ausscheidungsorganen zu transportieren. Der Sauerstoffgehalt im Kapillarblut ist höher als im Venenblut, aber geringer als im arteriellen Blut. Weil Kapillarblut eine Mischung aus venösem und arteriellem Blut darstellt, sind die Konzentrationen verschiedener Stoffe im Kapillarblut anders als im Venenblut.

Venenblut

In der Regel wird venöses Blut aus einer Armvene in der Ellenbeuge abgenommen. Hierfür behindert man den Abfluss des Blutes in den Armvenen für kurze Zeit mit einem Stauschlauch, den man um den Oberarm legt und leicht zuzieht, sodass arterielles Blut weiterhin in den Unterarm fließen kann. Das Blut staut sich in der Ellenbeugenvene, wodurch diese dicker und damit gut sicht- und tastbar wird. Aus dieser prall gefüllten Vene gelingt es nun meist problemlos, die gewünschte Menge Blut in verschiedene Röhrchen zu füllen. Anschließend wird der Einstich kurze Zeit abgedrückt, damit er nicht weiterblutet, und mit einem kleinen Pflaster versorgt.

Kapillarblut

Will man nur einen oder wenige Stoffe bestimmen, wie etwa den Blutzucker, reicht es aus, sogenanntes Kapillarblut aus der Fingerkuppe oder dem Ohrläppchen zu entnehmen. Zur Bestimmung des Blutzuckers sticht man z. B. mit einer Stechhilfe in die Fingerbeere des Mittelfingers. Dabei werden mehrere kleine Haargefäße (Kapillaren) im Gewebe verletzt, aus denen Blut austritt. Ein Tropfen Blut wird auf einen Teststreifen gedrückt und der Zuckergehalt mithilfe eines Blutzuckermessgerätes bestimmt.

Arterielles Blut

Um den Gehalt von Sauerstoff und Kohlendioxid sowie den Säure-Basen-Anteil im Körper zu bestimmen, entnimmt man meist arterielles, also sauerstoffgesättigtes Blut aus der großen Leistenarterie oder der Speichenarterie am Handgelenk. Diese Untersuchungen werden meist nur im Rahmen der Intensivmedizin oder bei schweren Erkrankungen (z. B. Lungenkrankheiten) durchgeführt.

Vollblut – Serum – Plasma

Etliche Blutuntersuchungen, insbesondere die Erhebung des → Blutbildes und die Messung der Blutkörperchensenkungsgeschwindigkeit (→ BSG), werden mit Vollblut durchgeführt. Zuvor muss man aber durch Zentrifugieren die festen Bestandteile des Blutes von der Blutflüssigkeit trennen. Verhindert man die Gerinnung des Blutes mithilfe von bestimmten Stoffen, erhält man nach dem Zentrifugieren das gelbliche Blutplasma, das alle in der Blutflüssigkeit gelösten Bestandteile inklusive der → Gerinnungsfaktoren (Seite 32) enthält. Nur im Blutplasma ist es möglich, die Konzentration von Gerinnungsfaktoren zu bestimmen.

Für die meisten anderen Untersuchungen reicht es jedoch aus, das Blutserum zu untersuchen. Als Blutserum bezeichnet man die Blutflüssigkeit, die keine Gerinnungsfaktoren mehr enthält. Dazu zentrifugiert man das geronnene Blut und erhält nach Abtrennung der festen Bestandteile das klare Blutserum. Im Blutserum werden die

Spiegel der meisten Blutwerte wie z. B. Leber- und Nierenwerte, Bluteiweiße, Mineralstoffe, Blutfette und Blutzucker untersucht. Ebenfalls im Blutserum bestimmt man Antikörper zum Nachweis von verschiedenen Infektionskrankheiten, die Spiegel von Medikamenten, Alkohol, Drogen und Giftstoffen.

AUF EINEN BLICK

Vollblut	Blut mit allen darin enthaltenen Bestandteilen
Blutplasma	Vollblut ohne Blutzellen, aber mit Gerinnungsfaktoren sowie mit allen wichtigen Substanzen, die im Blut transportiert werden
Blutserum	Vollblut ohne Blutzellen und Gerinnungsfaktoren

Gesundheitsuntersuchung bzw. Check-up

Häufige (Wohlstands-)Krankheiten und krank machende Risikofaktoren wie etwa Bluthochdruck, Zuckerkrankheit und Fettstoffwechselstörungen kann man bereits erkennen, wenn sie noch nicht zu schweren Folgen wie etwa Herzinfarkt oder Schlaganfall geführt haben. Zu diesem Zweck kann und sollte jeder Mensch ab dem 35. Lebensjahr alle zwei Jahre beim Hausarzt einen sogenannten Check-up durchführen lassen.

Neben einer ausführlichen Befragung zu aktuellen Beschwerden, früheren Krankheiten und Erkrankungen in der Familie sowie einer sorgfältigen körperlichen Untersuchung werden hierbei die Spiegel des → Nüchternblutzuckers, der → Blutfette (Seite 29), der → Harnsäure und des → Kreatinins bestimmt sowie eine → Urinuntersuchung (Seite 13) durchgeführt. Mit diesen Maßnahmen kann man zahlreiche Erkrankungen frühzeitig diagnostizieren und sie durch geeignete Therapiemaßnahmen an ihrem Fortschreiten hindern.

Kontrolluntersuchung

Eine einzige Blutuntersuchung reicht nur selten aus, um eine Krankheit zu erkennen. Meist lässt der Arzt einen von der Norm abweichenden Wert durch eine (oder mehrere) Kontrolluntersuchung(en) erneut bestimmen. Aber auch bei bestehenden Krankheiten werden bestimmte Blutwerte in regelmäßigen Abständen kontrolliert, um eine mögliche Verschlechterung frühzeitig zu

Notfall/Operation

In Notfällen geben Blutuntersuchungen rasch Aufschluss über den Zustand des Patienten und erlauben in bestimmten Fällen auch die Diagnose der zugrunde liegenden Krankheit. So weist beispielsweise eine Person im Zuckerkoma eine um das Fünf- bis Zehnfache erhöhte Blutzuckerkonzentration auf, die dann Ursache für die Bewusstlosigkeit ist.
Vor einer Operation oder einem diagnostischen Eingriff müssen zumeist das Blutbild, die Nierenfunktion und die Gerinnungswerte bestimmt werden. Nach einer Operation werden diese und andere Laborwerte mehrmals kontrolliert, um z. B. das Ausmaß einer Blutung und weitere mögliche Komplikationen rasch erkennen und entsprechend behandeln zu können.

Die Urinuntersuchung

Urin ist eine von den Nieren über die Harnwege abgeleitete hell- bis dunkelgelbe Flüssigkeit, über die Stoffwechselendprodukte sowie überschüssiges Wasser, Salz, Säuren, Medikamente und Gifte ausgeschieden werden. Deshalb ist eine Urinuntersuchung nicht nur ein wichtiges diagnostisches Hilfsmittel zur Erkennung von Erkrankungen der Nieren, Harnleiter, Harnblase und Harnröhre, sondern auch der Zuckerkrankheit (Diabetes mellitus).
Für eine differenzierte Urinuntersuchung stehen verschiedene Methoden zur Verfügung. Diese können im Wesentlichen in drei Untersuchungsbereiche eingeteilt werden: die Beurteilung des Urins durch Betrachtung mit dem Auge (makroskopische Urinuntersuchung), die Urinuntersuchung mittels Teststreifen sowie die Begutachtung von Urinbestandteilen unter dem Mikroskop. Die Zusammenfassung der Untersuchungsergebnisse wird als Urinstatus bezeichnet.

Makroskopische Urinbeurteilung

Urinmenge, Farbe, Beschaffenheit und Geruch können bereits erste Hinweise auf eine Erkrankung liefern. So weist etwa die Trübung von frischem Urin auf eine Erkrankung hin, und auch eine abweichende

Urinfärbung (z. B. rot oder bräunlich) kann bereits ein Krankheitszeichen sein. Ist die Wasserbilanz des Organismus z. B. durch eine Nieren- oder Herz-Kreislauf-Erkrankung gestört, kann sich dies durch eine erhöhte, aber auch durch eine verminderte Urinausscheidung bemerkbar machen. Gewöhnlich reichen derartige Auffälligkeiten jedoch für eine exakte Ursachenbestimmung nicht aus, sodass fast immer weitere diagnostische Maßnahmen notwendig sind.

Urin-Streifen-Schnelltest

Zu den einfachsten Untersuchungsverfahren gehört der Urin-Streifen-Schnelltest, mit dem die Konzentration verschiedener Substanzen oder Blutbestandteile im Urin durch Verfärbungen der auf dem Teststreifen aufgebrachten Prüfsubstanzen ermittelt wird. Hierfür wird der Streifen kurz in den Mittelstrahlurin (Seite 16) eingetaucht, sodass alle Testfelder benetzt sind; nach einer kurzen Wartezeit werden die Farben mit der Skala auf dem Behälter verglichen. Zu den nachweisbaren Substanzen gehören v. a. weiße und rote → Blutkörperchen, Bakterien, Eiweiß, Zucker, → Kreatinin sowie die Gallenfarbstoffe → Bilirubin und Urobilinogen; ebenso kann mit dem Teststreifen der Säuregehalt des Urins (pH-Wert) ermittelt werden. Die genannten Stoffe kommen normalerweise nicht oder nur in geringem Maße im Urin vor.

- Befinden sich zu viele weiße Blutkörperchen im Urin (Leukozyturie), ist dies meist ein Hinweis auf eine Entzündung der Nieren und/oder der Harnwege.
- Ebenso weisen erhöhte Nitritwerte im Harn auf eine bakterielle Infektion der ableitenden Harnwege hin.
- Einer erhöhten Zahl von roten Blutkörperchen (Hämaturie) kann ebenfalls eine Entzündung z. B. der Nierenkörperchen (Glomerulonephritis) zugrunde liegen. Aber auch Nieren- oder Blasensteine, ein Niereninfarkt, eine Infektion der Harnwege, in seltenen Fällen auch ein Tumor der Nieren oder der Blase sowie beim Mann eine Entzündung von oder ein Tumor in Prostata oder Samenblasen können eine Hämaturie hervorrufen.
- Zu erhöhten Eiweißkonzentrationen im Urin (Proteinurie) kommt es oft durch eine chronische Schädigung der Nierenkörperchen (Filtereinheiten der Nieren) oder andere Nierenerkrankungen, nach schweren Verletzungen, bei Herzschwäche, Bluthochdruck und Diabetes mellitus sowie bei entzündlichen Erkrankungen der Harnwege. Wenn eine Proteinurie bei Fieber

oder starker körperlicher Belastung auftritt, so ist diese harmlos und geht meist rasch vorüber.
- Zucker bzw. Glukose ist bei einem gesunden Menschen im Urin nicht nachweisbar. Enthält der zu untersuchende Harn Glukose, ist dies ein Hinweis auf einen möglichen Diabetes mellitus, kann aber auch durch andere Erkrankungen verursacht sein.
- Bilirubin, ein Abbauprodukt des roten Blutfarbstoffs (Hämoglobin), wird normalerweise nicht mit dem Urin ausgeschieden. Erst bei einer erhöhten Konzentration im Blutserum enthält auch der Urin Bilirubin – dies ist der Fall, wenn eine Funktionsstörung der Leber und Galle vorliegt. Ein Hinweis für einen erhöhten Bilirubinspiegel ist die dunkelrote bis bräunliche Färbung des Urins und der gelbliche Schaum nach Schütteln des Urins.
- Da der pH-Wert auch von der Ernährung abhängig ist, sind Verschiebungen in den sauren oder basischen Bereich vollkommen normale Erscheinungen. Allerdings kann ein veränderter pH-Wert im Urin auf Störungen des Säure-Basen-Haushalts (Seite 34) und ein erhöhter pH-Wert auf eine Harnwegsinfektion hinweisen.

24-STUNDEN-SAMMELURIN

Eine 24-Stunden-Sammlung beginnt nach dem ersten morgendlichen Toilettengang und schließt den Morgenurin des Folgetages ein. Soweit möglich, sollten Medikamente mindestens drei Tage vor der Urinsammlung abgesetzt werden, um zu vermeiden, dass Störungen der Analysen zu falschen Ergebnissen führen.

Bakteriologische Urinuntersuchungen

Da die Aussagekraft von Urin-Streifen-Schnelltests begrenzt ist, sind zur Sicherung der Diagnose meist weitere Urinuntersuchungen notwendig. So kann man zum Nachweis von Bakterien spezielle Nährböden (z. B. Urikult®-Test) in eine frische Urinprobe eintauchen. Nach einer Bebrütung in einem Inkubator zeigen sich bei einem keimhaltigen Urin ca. 24 Stunden später Bakterienkolonien; die Anzahl der Keime gibt Aufschluss über das mögliche Vorliegen einer Harnwegsinfektion.
Mit dem Anlegen einer Urinkultur kann zum einen der ursächliche Krankheitserreger einer Harnwegsinfektion identifiziert, zum anderen aber auch die Wirksamkeit eines bestimmten Antibiotikums

gegen die vorhandene Bakterienkolonie ermittelt werden. Hierzu wird der frische Urin auf bestimmten Nährböden ausgestrichen, bebrütet und die Bakterien eventuell mit chemischen Methoden weiter differenziert. Anschließend werden die krankheitsverursachenden Bakterien nochmals auf einem Nährboden ausgestrichen, auf den verschiedene Antibiotika gegeben werden. Wachsen die Keime in einem genau definierten Umkreis des Antibiotikums nicht, gilt dieses Antibiotikum als wirksam.

SO GEWINNEN SIE DEN MITTELSTRAHLURIN

- Zur Harnanalyse eignet sich am besten der Morgenurin.
- Es sollte stets der Mittelstrahlurin verwendet werden, da die erste Harnportion noch Keime aus dem Bereich der äußeren Genitalien enthält. Das heißt, es wird die erste Harnportion in die Toilette gelassen, die zweite ohne Unterbrechung mit dem Uringefäß aufgefangen und der restliche Harn dann wieder in die Toilette entleert.
- Für das Auffangen des Urins sollten nur Gefäße verwendet werden, die in der Apotheke gekauft wurden oder die der Arzt dem Patienten mitgegeben hat; ausgespülte Gläser oder Becher könnten verunreinigt sein oder Spülmittelreste aufweisen.

Urinsediment-Untersuchung

Auch die mikroskopische Auswertung des Urinsediments, d. h. des nach Zentrifugieren des Urins übrig bleibenden Bodensatzes, lässt Rückschlüsse auf bestimmte Erkrankungen (insbesondere Entzündungen, Steine und Tumoren in Nieren und Harnwegen) zu. Zur mikroskopischen Untersuchung dieser Bestandteile wird ein Tropfen des Urinsediments auf einen Objektträger aufgetragen.

- Der Nachweis von roten Blutkörperchen deutet auf eine Entzündung, eine Infektion oder einen Tumor der Nieren oder Harnwege bzw. auf das Vorhandensein von Harnsteinen hin.
- Eine erhöhte Menge an weißen Blutkörperchen ist ein Hinweis auf eine Nierenbecken- oder Harnwegsinfektion und kommt auch bei einer Entzündung der Prostata vor.
- Eine größere Anzahl von sogenannten Zylindern im Urinsediment weist immer auf eine Erkrankung der Nieren hin. Zylinder sind stabförmige Gebilde, die durch Ausgelieren von Eiweiß in den Harnkanälchen der Niere entstehen.

- Bei einer Harnwegsinfektion finden sich meist zahlreiche abgeschilferte Schleimhautzellen (Epithelien) im Sediment.
- Bakterien, Pilze und Parasiten sind beim Gesunden nicht im Urin zu finden und sind somit Anzeichen einer Infektion.
- Bestimmte Kristalle können Hinweise auf Harnsteine geben.

Die Stuhluntersuchung

Als Endprodukt der Verdauung kann der Stuhl wertvolle Hinweise auf verschiedene Erkrankungen des Verdauungssystems liefern. Beschaffenheit, Farbe, Gewicht und Geruch geben darüber Aufschluss, ob eine Störung oder Erkrankung des Magen-Darm-Trakts, der Leber, der Gallenwege oder der Bauchspeicheldrüse besteht.

- So wird etwa ein heller, schlecht geformter Stuhl häufig durch einen Verschluss des Gallengangs (z. B. infolge eines Gallensteins) hervorgerufen: Die Galle gelangt nicht mehr in den Darm, wodurch der Stuhl seine typische gelbbraune Farbe verliert.
- Eine graue Färbung hat der Stuhl, wenn er zu viel Fett enthält. Zudem sind Fettstühle lehmartig, glänzend, klebrig und säuerlich bis scharf riechend. Vermehrtes Fett im Stuhl weist auf eine verminderte Fettverdauung etwa infolge einer Funktionsstörung der Bauchspeicheldrüse hin. Oder es liegt eine andere Aufnahmestörung im Darm vor, bei der das Fett der Nahrung aus dem Darm nicht aufgenommen wird.
- Schwarzer oder »Teerstuhl« ist oft – aber keinesfalls immer – Folge von Blutungen im oberen Magen-Darm-Trakt.

Eine mikrobiologische Untersuchung des Stuhls wird durchgeführt, um Krankheitskeime (z. B. Salmonellen, Shigellen), aber auch Wurmeier oder Parasiten im Stuhl nachzuweisen. Wichtig ist, dass die Probengewinnung und -einsendung möglichst kurz nach Beginn der Infektion erfolgt.

SO WIRD DIE STUHLPROBE GEWONNEN

Vom Arzt erhält der Patient ein Plastikröhrchen, an dessen Verschluss sich innen ein kleiner Plastiklöffel befindet. Mit diesem entnimmt er eine etwa haselnussgroße Stuhlprobe und gibt sie in das Röhrchen, das er gut verschließt. Dieses Röhrchen wird für die mikrobiologischen Untersuchungen ins Labor geschickt.

Test auf verborgenes Blut

Der Test auf okkultes, mit dem bloßen Auge nicht sichtbares Blut im Stuhl gehört zur gesetzlichen Früherkennung von Dickdarmkrebs. Seit April 2017 kommt ein Stuhltest-Verfahren zum Einsatz, das verborgenes Blut im Stuhl nicht mehr auf chemischem (enzymatischem), sondern auf immunologischem Weg nachweist. Dieser Test kann Darmkrebs und seine Vorstufen besser erkennen und ist zudem weniger störanfällig als der früher übliche Test. Auch ist es nicht mehr notwendig, vor Durchführung des Tests auf bestimmte Lebensmittel zu verzichten. Frauen sollten mit der Testdurchführung allerdings bis drei Tage nach Abklingen der Regelblutung warten. Das Stuhlproben-Entnahmeset erhält man vom Arzt. Eine Anleitung erklärt genau, wie die Stuhlprobe entnommen und in ein Röhrchen mit Pufferlösung gegeben wird. Nach Abgabe in der Arztpraxis wird das Röhrchen von dort aus in ein Labor zur Auswertung geschickt. Weist der Test Blut nach, muss es nicht unbedingt von einem Tumor stammen. Auch gutartige Dickdarmpolypen, Hämorrhoiden oder harmlose Verletzungen der Afterschleimhaut können Blutungsquellen sein. Aufschluss kann eine Darmspiegelung geben.

Funktionstests

Funktionstests werden eingesetzt, um biologische Wechselbeziehungen zu überprüfen, die in einem einfachen Bluttest nicht feststellbar sind. Während Funktionstests früher v. a. zur Beurteilung von Funktionen des Verdauungssystems eingesetzt wurden, spielen sie heute auch in der Diagnostik von hormonellen Störungen eine wichtige Rolle. Häufig angewandte Funktionstests sind:

^{13}C-Harnstoff-Atemtest bei Verdacht auf Helicobacter-pylori-Befall

Grundsätzlich sollte bei Verdacht auf Helicobacter-pylori (Hp)-Befall der Magenschleimhaut eine Magenspiegelung (Gastroskopie) durchgeführt werden. Hierbei lassen sich die Helicobacter-pylori-Bakterien, die für Schleimhautentzündungen und Geschwüre von Magen und Zwölffingerdarm verantwortlich gemacht werden und zudem die Entstehung von Magenkrebs begünstigen, in Gewebeproben direkt nachweisen. Außerdem erlaubt die Magenspiegelung die genaue Beurteilung des oberen Verdauungstraktes. Deshalb wird der ^{13}C-Harnstoff-Atemtest derzeit nur als Kontrolluntersuchung nach Behandlung eines Hp-Befalls sowie zur Erstdiagnostik bei Kindern von den gesetzlichen Krankenkassen finanziert. Abgesehen von den oben beschriebenen Vorteilen der Magenspiegelung ist der Atemtest ein einfacher, sehr exakter, jedoch teurer Test zum Nachweis von Hp-Bakterien in der Magen- und Zwölffingerdarmschleimhaut. Bei dem Test muss der Patient zunächst langsam über ein Röhrchen in einen Beutel (oder ein Röhrchen) ausatmen. Danach trinkt er ein Glas Saft, in dem radioaktiv markierter Harnstoff aufgelöst wurde. 30 Minuten später atmet er noch einmal über ein Röhrchen langsam in einen anderen Beutel (ein anderes Röhrchen) aus. Hp-Bakterien spalten den radioaktiven Harnstoff, wobei radioaktives Kohlendioxid freigesetzt wird, das dann in der Atemluft erscheint und den Befall der Schleimhaut mit Hp-Bakterien nachweist. Befinden sich keine Bakterien im Magen, wird auch kein radioaktives Kohlendioxid ausgeatmet. Bei dem radioaktiven ^{13}C-Harnstoff handelt es sich um ein stabiles, ungefährliches Isotop.

Xylose-Belastungstest

Xylose ist ein Kohlenhydrat, das im oberen Dünndarm ins Blut aufgenommen wird. Der Xylose-Belastungstest wird bei Verdacht auf Verdauungsstörungen im oberen Dünndarm eingesetzt, wie sie v. a. bei Zöliakie/Sprue (Glutenallergie) auftreten. Dabei dient der Test in erster Linie der Therapiekontrolle einer Zöliakie/Sprue, da sich bei Meiden aller glutenhaltigen Nahrungsmittel die Verdauungsstörung zurückbildet. Bei dem Test trinkt der Patient nach vorheriger Entleerung der Blase einen halben Liter Wasser oder Tee, worin zuvor 25 g Xylose aufgelöst wurden. Anschließend nimmt er noch einen halben Liter Wasser oder Tee zu sich. Danach sammelt er über fünf Stunden seinen Urin, in dem die Ausscheidung der Xylose gemessen wird. Liegt die Xylose-Ausscheidung im Urin über 16 Prozent der verabreichten Menge, beweist dies eine Aufnahmestörung für Xylose im Dünndarm.

ACTH-Simulationstest (Wasserharnruhr)

ACTH wird von der Hypophyse gebildet und veranlasst die Nebennierenrinde bei Bedarf zur Ausschüttung von → Cortisol (Seite 73/74). Deshalb gehört bei Verdacht auf eine Schwäche der Nebennierenrinde (etwa bei Addison-Krankheit, Adrenogenitalem Syndrom) meist auch der ACTH-Stimulationstest zur Diagnostik: Man erhält über die Vene synthetisches ACTH, um zu prüfen, ob der Cortisolspiegel im Blut angemessen ansteigt. Begonnen wird mit einer Blutentnahme zur Bestimmung des Cortisol-Ausgangswerts, dann erfolgt die Gabe von ACTH. Danach wird erneut Blut abgenommen, um die jeweilige Cortisol-Konzentration zu ermitteln. Bleibt ein Anstieg aus oder ist er nur gering ausgeprägt, ist eine Nebennierenrindenschwäche sehr wahrscheinlich, insbesondere, wenn bereits der erste gemessene (basale) Cortisolwert bereits erniedrigt war. Mit dem Test lässt sich aber auch ermitteln, ob der Mangel eher durch eine Störung der Nebennieren selbst oder die Hypophyse bedingt ist.

Allergiediagnostik

Wenn bestimmte, immer wiederkehrende Symptome den Verdacht auf eine Allergie nahelegen, kann man mithilfe der Allergiediagnostik den Stoff oder die Stoffe nachweisen, welche die allergische Reaktion auslösen (Allergene). Dafür werden entweder Hauttests durchgeführt oder spezielle Abwehrstoffe des Körpers (Immunglobuline der Klasse E, IgE-Antikörper) im Blutserum bestimmt.

Hauttests zur Diagnose von allergischen Atemwegserkrankungen

Bei Verdacht auf Heuschnupfen, allergisches Asthma bronchiale, eine allergische Bindehautentzündung, Nesselsucht oder eine Insektengiftallergie werden folgende Hauttests durchgeführt:

Pricktest

Der Pricktest ist der am häufigsten angewandte allergologische Hauttest. Dabei werden Allergenextrakte auf die Innenseite der Unterarme aufgetragen und mit einer Nadel (Pricklanzette) oberflächlich in die Haut eingebracht. Zur Kontrolle wird gleichzeitig ein Tropfen Kochsalzlösung (Negativkontrolle) sowie eine Histaminlösung (Positivkontrolle) aufgetragen. Nach etwa 15 Minuten wird die Hautreaktion auf die Testsubstanzen mit den Hautreaktionen der Negativ- und Positivkontrolle verglichen.
Eine Variante des Pricktests ist der Ritztest (Scratchtest): Mit einer Lanzette wird die Haut leicht angeritzt und dann eine Lösung mit dem Allergen (z. B. Tierhaare, Medikamente, Kosmetika) aufgetragen. Der weitere Testablauf entspricht dem des Pricktests.

Intrakutantest

Dieser Test erfolgt im Prinzip wie der Pricktest, allerdings wird er auf dem Rücken des Patienten durchgeführt, wo die Testsubstanz mit einer dünnen Nadel flach in die Haut (intrakutan) gespritzt wird. Der Intrakutantest hat zum einen eine höhere Sensitivität, zum anderen können mit ihm auch gelegentlich auftretende allergische Spätreaktionen ermittelt werden, die dann etwa acht bis zehn Stunden später einsetzen.

Reibtest

Dies ist der einfachste, aber zugleich am wenigsten empfindliche allergologische Hauttest. Meist wird er herangezogen, wenn die zu testenden Allergene, wie z. B. das Haar eines bestimmten Haustiers, nicht als fertige Testallergenextrakte zur Verfügung stehen. Hierbei werden die Allergene auf ein begrenztes Hautareal an der Innenseite des Unterarms aufgerieben.

Epikutantest

Besteht der Verdacht, dass bestimmte Stoffe ein allergisches Hautekzem hervorrufen, führt man einen Epikutantest durch. Hierbei werden Pflaster auf den Rücken oder Oberarm geklebt, die mit verschiedenen Kontaktallergenen versehen sind. Die Pflaster bleiben für 24 oder 48 Stunden, manchmal auch länger, auf der Haut. Zeigen sich in der Hautregion unter einem Allergen eine Rötung und eventuell Bläschen, ist der Befund positiv.

Allergologische Laboruntersuchungen

Die einfachste Blutuntersuchung bei Verdacht auf eine Allergie ist der Nachweis eines erhöhten Spiegels von Immunglobulin E (IgE) im Blutserum. Allerdings ist dieser Spiegel bei allergischen Krankheiten nicht immer erhöht, außerdem können auch Infektionen mit Würmern und anderen Parasiten, eine Neurodermitis und bestimmte Blutkrankheiten zu einer Erhöhung von IgE führen. Deshalb versucht man, bei Verdacht auf eine bestimmte Allergie spezifische IgE-Antikörper im Blutserum nachzuweisen, die sich gegen dieses spezielle Allergen richten. Die Aussagekraft des Nachweises spezifischer IgE-Antikörper, z. B. mithilfe des Radio-Allergo-Sorbent-Tests (RAST), ist höher als die eines erhöhten Gesamt-IgE-Spiegels, allerdings beweist auch dies nicht immer eine Allergie.

Provokationstest

Um zweifelsfrei zu klären, ob die geschilderten Beschwerden auf eine allergische Erkrankung zurückzuführen sind, muss in schwierigen Fällen zusätzlich ein Provokationstest durchgeführt werden. Dabei werden die Allergene in niedriger Konzentration direkt an das Organ gebracht, an dem sich die allergische Reaktion bemerkbar macht. Bei allergischem Heuschnupfen beispielsweise wird das Allergen auf die Nasenschleimhäute aufgetragen. Treten die typischen allergischen Symptome auf, ist die Allergie nahezu sicher bewiesen. Da es bei diesen Provokationstests auch zu schweren allergischen Reaktionen bis hin zum allergischen Schock kommen kann, müssen sie grundsätzlich vom Arzt überwacht werden.

Genetische Untersuchungen

Genetische Untersuchungen zielen darauf ab, mögliche Krankheitsanlagen des Erbguts noch vor Ausbruch der Symptome bzw. einer Übertragung auf die Nachkommen zu erkennen. Genetische Untersuchungen sind in allen Proben möglich, die Zellkerne enthalten, also in Vollblut, Sperma und Gewebeproben, denn die gesamte Information über Bau und Funktion unseres Körpers ist auf den Chromosomen in den Zellkernen gespeichert. Die Chromosomen wiederum bestehen aus zwei langen Strängen von Desoxyribonukleinsäure (DNS), die umeinander gedreht vorliegen.
Eine Reihe von Erkrankungen ist durch eine Störung der Erbanlagen bedingt, wie etwa durch die Mutation eines einzelnen oder mehrerer Gene. Daneben gibt es zahlreiche andere Formen genetischer Veränderungen, die Krankheiten auslösen können. Außerdem sind viele Krankheiten Folge eines Zusammenwirkens von genetischen Störungen und Umweltfaktoren. So tragen zwar die meisten Menschen mit einem Typ-2-Diabetes mellitus eine genetische Veranlagung für diese Krankheit in sich, sie tritt aber fast nur dann in Erscheinung, wenn der Betroffene durch Überernährung übergewichtig wird.

Anlass der Untersuchung

Genetische Untersuchungen werden v. a. dann durchgeführt, wenn in der Familie bereits **genetisch bedingte Krankheiten** aufgetreten sind. So können Paare vor der Familiengründung genetische Untersuchungen durchführen lassen, wenn das Risiko besteht, dass eine bei den Vorfahren aufgetretene Erbkrankheit möglicherweise an die Kinder weitergegeben wird.

- Daneben steht mit der **Fruchtwasserpunktion** (→ Amniozentese, Seite 27) eine Untersuchung zur Verfügung, die der Abklärung von möglichen (genetisch bedingten) Erkrankungen des ungeborenen Kindes dient.
- Darüber hinaus werden Familienangehörige genetisch untersucht, wenn eine Krankheit in ihrer Familie auftaucht und man diese Krankheit besonders im **Frühstadium** gut behandeln kann. Dies ist z.B. beim familiären C-Zell-Karzinom der Schilddrüse der Fall. Fällt der Gentest bei einem Angehörigen positiv aus, kann man ihn durch frühzeitige Entfernung der Schilddrüse vor dieser Form des Schilddrüsenkrebses schützen.
- Weiterhin wird der sogenannte **Vaterschaftstest** mithilfe genetischer Untersuchungsmethoden (DNS-Fingerprint-Methode) durchgeführt. Auch bei der Suche nach Gewaltverbrechern wird dieses Verfahren heute häufig eingesetzt.

Was kann der Nachweis eines Gendefekts oder einer genetischen Störung bedeuten?

Der Nachweis einer Genmutation kann bedeuten, dass der Betroffene gefährdet ist, die Krankheit zu entwickeln, die durch den entsprechenden Gendefekt begünstigt wird. Allerdings bedeutet ein positiver Gentest nicht in jedem Fall, dass ein Mensch an dieser Krankheit auch tatsächlich leiden wird. So mag z.B. die Bestimmung des sogenannten Brustkrebsgens eine Frau eher verunsichern, denn es gibt keine klaren Aussagen über die Erkrankungswahrscheinlichkeit.

Ist eine Familiengründung geplant, kann es durchaus sinnvoll sein, sich vor der Schwangerschaft einer genetischen Untersuchung zu unterziehen. Stellvertretend sei auf Mukoviszidose (zystische Fibrose) verwiesen, die mittlerweile die häufigste genetisch bedingte Stoffwechselerkrankung in Europa ist. Der Gendefekt führt zu einer Schädigung von Haut-, Schleimhaut- und Drüsenzellen. Dadurch produziert der Organismus zähflüssige Sekrete, die auf Dauer v.a. an Lunge und Bauchspeicheldrüse Schäden verursachen. Die Erkrankung tritt nur dann bei einem Kind auf, wenn es das veränderte Gen von beiden Eltern erbt. In Deutschland ist derzeit jeder Dreißigste Träger des Mukoviszidosegens und kann damit die Erkrankung potenziell auf seine Nachkommen übertragen.

Weitere Laboruntersuchungen

Neben dem Blut oder den Körperausscheidungen Urin und Stuhl können auch andere Körperflüssigkeiten oder Sekrete sowie Körpergewebe zu Untersuchungszwecken herangezogen werden.

Abstrich

Als Abstrich bezeichnet man die Entnahme von Haut- und Schleimhautbelag mithilfe eines Abstrichspatels oder -tupfers zum Ausschluss oder Nachweis von Krankheitserregern (z. B. Bakterien, Parasiten) oder zur Begutachtung von körpereigenen Zellen im Hinblick auf ihre Gut- oder Bösartigkeit. Besteht der Verdacht auf eine Infektion, kann ein Abstrich von infizierten Haut- oder Schleimhautarealen Aufschluss über die Krankheitsursache bzw. über die Art der Krankheitserreger geben. Dabei wird das gewonnene Zellmaterial auf einer Glasplatte ausgestrichen und nach Fixierung und Färbung direkt unter dem Mikroskop ausgewertet, oder die Identifikation der Krankheitserreger erfolgt mittels Anzucht auf geeigneten Nährböden oder -lösungen.

Mit dieser Methode kann eine Infektion der Scheide (z. B. Pilzinfektion oder eine Geschlechtskrankheit), des Auges (z. B. bakterielle Bindehautentzündung) oder des Rachens (z. B. zur Diagnosesicherung von Diphtherie) nachgewiesen werden.

KREBSFRÜHERKENNUNG MITTELS ABSTRICH

Der zytologische Abstrich dient der Früherkennung von Zellveränderungen und spielt v. a. in der gynäkologischen Gebärmutterhalskrebsvorsorge eine wichtige Rolle. Hierfür entnimmt der Arzt mit einem flachen Holzspatel oder einem Wattestäbchen einen Zellabstrich vom Muttermund und vom Gebärmutterhalskanal.

Auswurfuntersuchung

Die Untersuchung des Auswurfs ist ein wichtiges Verfahren in der Diagnostik von akuten und chronischen Lungenerkrankungen. Gewonnen wird der zu untersuchende Auswurfschleim durch Abhusten in ein Gefäß. Der in dem Gefäß aufgefangene Schleim wird im Labor auf Krankheitserreger untersucht, etwa um abzuklären, welche Erreger eine Lungenentzündung ausgelöst haben oder ob eine Tuberkulose vorliegt.

Aber auch bei nichtinfektiösen Lungenerkrankungen kann die Untersuchung wertvolle Hinweise geben. So enthält der Auswurf z. B. bei Asthma bronchiale spezielle Schleimspiralen. Bei Verdacht auf ein Bronchialkarzinom werden die Zellen im Auswurf unter dem Mikroskop begutachtet. Abnorme Zellen können auf Tumoren hinweisen, die im Röntgenbild (noch) nicht darstellbar sind.

Entnahme von Körpergewebe (Biopsie)

Eine Biopsie wird an Körpergeweben bei unterschiedlichen Fragestellungen durchgeführt, wie bei unklaren Lebererkrankungen (Leberbiopsie), bei chronischer Nierenentzündung (Nierenbiopsie) oder bei Herzmuskelentzündung (Herzmuskelbiopsie).

Wertvolle Dienste leistet eine Biopsie auch in der Diagnostik von Krebserkrankungen: Ob eine verdächtige Veränderung an einem Organ (z. B. eine vergrößerte Prostata, ein Knoten in der Brust oder in der Schilddrüse) gut- oder bösartig ist, kann mit letzter Sicherheit nur durch die mikroskopische Untersuchung einer Gewebeprobe aus dem betroffenen Bezirk beurteilt werden.

Für die Gewinnung einer Gewebeprobe stehen verschiedene Verfahren zur Verfügung; welches davon im Einzelfall geeignet ist, hängt von dem zu untersuchenden Organ, von der Gewebeart und von der Größe des verdächtigen Befunds ab. So kann die Gewebeentnahme mit speziellen Handinstrumenten zum Schaben oder Auskratzen (Hohlnadel, Stanze, Skalpell, Zange oder Kürette) erfolgen.

- Mit einer Nadelbiopsie werden Gewebeproben aus der Schilddrüse, Leber oder Prostata gewonnen. Gewebeproben aus Magen, Darm oder Blase werden mit einer Biopsiezange, die sich am Endoskop befindet, unter Sichtkontrolle entnommen.
- Für die Knochenmarkbiopsie wird die Knochenmarkentnahme meist mittels einer Stanze am Brustbein (Sternalpunktion) oder am Beckenkamm vorgenommen.

Je nach Menge und Beschaffenheit des Untersuchungsmaterials kommen drei Untersuchungsmethoden zum Einsatz: Entweder wird das entnommene Gewebe direkt auf einem Objektträger ausgestrichen, fixiert, gefärbt und anschließend unter dem Mikroskop beurteilt. Oder aber das Gewebestückchen wird – v. a. dann, wenn es sich um solides Gewebe handelt – tiefgefrostet bzw. nach Einbettung in Paraffin in dünne Scheiben geschnitten; diese werden einzeln gefärbt und unter dem Mikroskop begutachtet. Zunehmend wird das Gewebe auch mit molekulargenetischen Techniken auf Mutationen, Tumorzellen oder Infektionserreger untersucht.

Entnahme von Körperflüssigkeiten (Punktion)

Auch die diagnostische Entnahme von Körperflüssigkeiten (Punktion) dient der Gewinnung von Untersuchungsmaterial, um wertvolle Hinweise auf die Krankheitsursache zu erhalten. Für den Eingriff wird meist unter örtlicher Betäubung und unter Sichtkontrolle (z. B. mittels Ultraschall) eine spezielle Hohlnadel in ein Organ, eine Körperhöhle oder ein Gefäß eingebracht; mittels dieser Punktionskanüle wird dann die Flüssigkeit steril entnommen und in einer aufgesetzten Spritze gesammelt. Anschließend wird das gewonnene Material (Punktat) einer umfassenden Laboranalyse unterzogen. Zu den wichtigsten diagnostischen Punktionen gehören:

Liquorpunktion

Eine Gewinnung von Gehirn-Rückenmarksflüssigkeit (Liquor) zu diagnostischen Zwecken erfolgt meist als Lumbalpunktion. Das heißt, die Entnahme findet über einen Einstich in den Rückenmarkskanal des Lendenwirbelsäulenbereichs statt. Der Eingriff wird v. a. bei Verdacht auf eine Hirnhautentzündung (Meningitis) und andere entzündliche Erkrankungen des Gehirns durchgeführt; ebenso wird das Verfahren zur Abklärung von Blutungen im Gehirn, Tumorerkrankungen oder Multipler Sklerose herangezogen. Anhand von möglichen Blutbeimengungen, der Zahl der weißen Blutkörperchen, des Eiweiß- und Zuckergehalts oder des Nachweises von Bakterien kann festgestellt werden, welche Ursache der Erkrankung zugrunde liegt.

Pleurapunktion

Durch eine Verletzung sowie durch bestimmte Erkrankungen (z. B. Lungenentzündung, Bauchspeicheldrüsenentzündung, Herzinsuffizienz oder Leberzirrhose) kann sich in der Pleurahöhle – das ist der spaltförmige Raum zwischen dem Lungenfell und dem Rippenfell bzw. zwischen dem Lungenfell und dem Zwerchfell – Flüssigkeit ansammeln (Pleuraerguss). Eine Laboranalyse der entnommenen Flüssigkeit kann Aufschluss über die Krankheitsursache geben. Bei der Pleurapunktion wird (meist unter örtlicher Betäubung sowie unter Ultraschallkontrolle) im hinteren, seitlichen, unteren

Brustkorbbereich eine Punktionsnadel durch Haut, Fett und Muskulatur bis zum Pleuraspalt vorgeschoben. Anschließend wird die entnommene Flüssigkeit im Labor auf Zellen, Eiweiß, Zucker, Bakterien, Viren und andere Bestandteile untersucht.

Bauchpunktion (Aszitespunktion)

Verschiedene Erkrankungen der Leber (z. B. Leberzirrhose, Pfortaderthrombose) und des Herzens (z. B. Herzinsuffizienz), aber auch Tumorerkrankungen im Bauchraum (z. B. der Eierstöcke) oder Entzündungen des Bauchfells bzw. der Bauchspeicheldrüse können eine abnorme Flüssigkeitsansammlung in der freien Bauchhöhle hervorrufen. Um Aufschluss über die Ursache dieser Bauchwassersucht (Aszites) zu erhalten, wird eine Bauchpunktion nach einer örtlichen Betäubung durch die Bauchdecke durchgeführt. Anschließend wird die Aszitesflüssigkeit im Labor auf Bakterien, Zellen, Eiweiß und andere Parameter untersucht.

Gelenkpunktion

Eine Gelenkpunktion zu diagnostischen Zwecken wird durchgeführt, wenn sich in einem Gelenk infolge einer Verletzung, einer Infektion oder einer anderen Gelenkerkrankung (z. B. Rheuma, Gicht) Flüssigkeit gebildet hat (Gelenkerguss), die eigentliche Krankheitsursache jedoch unklar ist. Dabei wird die Flüssigkeit über eine dünne Hohlnadel, die in das betroffene Gelenk eingeführt wird, entnommen. Die anschließende Laboranalyse des gewonnenen Materials gibt Aufschluss über die Krankheitsursache.

Fruchtwasserpunktion (Amniozentese)

Die Fruchtwasserpunktion dient der Abklärung möglicher schwerer Erkrankungen oder Fehlbildungen des ungeborenen Kindes, insbesondere ob das Kind von einem Down-Syndrom (früher: Mongolismus), von einer Erbkrankheit oder einer angeborenen Spaltbildung der Wirbelsäule (Spina bifida) betroffen ist.
Hierfür wird meist zwischen der 16. und 18. Schwangerschaftswoche mit einer Nadel unter Ultraschallkontrolle durch die Bauchdecke der Schwangeren eine Fruchtwasserprobe aus der Fruchtblase entnommen. Danach werden die im Fruchtwasser enthaltenen fetalen Zellen einer Chromosomenanalyse sowie verschiedenen biochemischen Analysen unterzogen. Im Allgemeinen wird eine Fruchtwasserpunktion empfohlen, wenn die Schwangere älter als 35 Jahre ist oder in der Familie bereits Erbkrankheiten aufgetreten sind.

Medizinische Fachbegriffe kurz erklärt

Im Folgenden werden die wichtigsten labormedizinischen Grundbegriffe – in alphabetischer Reihenfolge – erklärt.

Antigene/Antikörper

Antikörper (Immunglobuline, Ig) sind Eiweißverbindungen, die nach Kontakt mit einer körperfremden Substanz (Antigen) wie z. B. Viren, Bakterien oder Pilzen von den B-Lymphozyten des Immunsystems gebildet und dann ins Blut abgegeben werden. Dort binden sie sich an das Antigen, wodurch eine Antigen-Antikörper-Reaktion stattfindet und die Ausschaltung des Antigens eingeleitet wird. Jedes Antikörpermolekül besitzt einen einzigartigen Bestandteil, an den sich genau dasjenige spezifische Antigen bindet, gegen das der Antikörper gebildet wurde.
So können Antikörper diejenigen Antigene, mit denen sie schon einmal Kontakt hatten, bei einem erneuten Kontakt wiedererkennen und sofort bekämpfen. Deshalb erwerben Menschen, die z. B. eine Infektion überstanden haben, speziell gegen diese Infektion Immunität, sodass sie fortan gegen die entsprechende Krankheit geschützt sind. Diese Fähigkeit des Immunsystems wird auch bei den Schutzimpfungen genutzt, bei denen Antikörper gespritzt werden oder aber die Antikörper-Produktion in Gang gebracht wird.

Bakterien

Bakterien sind mikroskopisch kleine, im Allgemeinen sehr widerstandsfähige, einzellige Lebewesen, die über keinen festen Zellkern verfügen und sich durch einfache Querteilung fortpflanzen. Einige von ihnen brauchen zum Überleben Sauerstoff (aerobe Bakterien), andere nicht (anaerobe Bakterien), und wieder andere können unter beiden Bedingungen existieren. Ihre Grundformen sind kugel- (Kokken), stäbchen- und spiralförmig. Der weitaus größte Teil der

Bakterien ist für Menschen von Nutzen und leistet große Dienste.
Z. B. bilden verschiedene Bakterienarten die natürliche Darmflora;
andere siedeln auf unserer Haut und in den Schleimhäuten.
Dennoch kommt es vor, dass Bakterien der normalen Flora ihr
natürliches Umfeld verlassen und dann Infektionen in anderen
Organen oder Geweben auslösen. So können Darmbakterien gelegentlich Harnwegsinfektionen hervorrufen. Ebenso ist es möglich,
dass normalerweise unschädliche Bakterien Krankheiten verursachen, wenn die Abwehrkräfte geschwächt sind. Hinzu kommen
Bakterienarten, die Menschen als Krankheitserreger oder Parasiten
befallen. Manche Bakterien bilden außerdem extrem giftige Substanzen (Toxine), wie etwa Tetanus- oder Diphtherie-Erreger.
Anders als → Viren (Seite 36) können Bakterien (z. B. im Wund-
oder Bronchialsekret) direkt durch das Mikroskop erkannt werden.
Dabei wird zur Differenzierung von Bakterien oft die sogenannte
Gram-Färbung angewendet. Hierfür werden die Bakterien mit
einer speziellen Lösung angefärbt. Je nach Struktur ihrer Zellwand
zeigen viele Bakterien ein unterschiedliches Färbeverhalten, wobei
zwei Gruppen unterschieden werden: Bakterien, die als grampositiv
(erscheinen in Blau) klassifiziert werden, und Bakterien, die sich als
gramnegativ (erscheinen in Rot) zeigen.
Daneben gibt es eine Reihe weiterer Färbemethoden. Meist muss
man zur genauen Diagnose eines Krankheitserregers die Bakterien
zusätzlich auf speziellen Nährböden oder in einem flüssigen Nährmedium (Bouillon) anzüchten (Bakterienkultur) und sie anschließend mit chemischen Methoden differenzieren.
Bei Bakterien, die sehr langsam wachsen, wendet man zur raschen
Diagnose heute u. a. die Polymerase-Kettenreaktion an, mit deren
Hilfe man bakterienspezifische Erbsubstanzen nachweisen und
damit den Krankheitserreger identifizieren kann. Einige bakterielle
Infektionen lassen sich auch durch den Nachweis von Antikörpern
gegen die sie verursachenden Krankheitserreger diagnostizieren.

Blutfette/Fettstoffwechsel

Unter Blutfetten versteht man die im Blut enthaltenen Neutralfette
(→ Triglyzeride) sowie Cholesterin (→ Gesamtcholesterin). Sowohl
die Triglyzeride als auch Cholesterin werden einerseits vom Körper
selbst gebildet und andererseits durch die Nahrung aufgenommen.
Der Körper benötigt Triglyzeride in erster Linie als Energieträger

und zum Aufbau von Fettgewebe, während Cholesterin v. a. als Baustein für Zellhüllen, Hormone und Gallensäuren dient. Der Fett- und Cholesterinstoffwechsel umfasst die Aufnahme, den Transport und die Verwertung von Triglyzeriden und Cholesterin. Beide gelangen nach Resorption im Darm über die Lymphbahnen in den Blutkreislauf. Da Triglyzeride und Cholesterin im Blut nicht löslich sind, werden sie an bestimmte Eiweißkörper gebunden. Diese Lipid-Protein-Komplexe (Lipoproteine) ermöglichen nun den Transport der Fette im Blut. Während die Triglyzeride v. a. von Lipoproteinen mit einer sehr geringen Dichte (VLDL) sowie von sogenannten Chylomikronen transportiert werden, sind das → LDL-Cholesterin sowie das → HDL-Cholesterin die wichtigsten Transportmittel des Cholesterins. Weniger der Gesamtcholesteringehalt, sondern vor allem diese beiden cholesterinhaltigen Fraktionen sind wichtige Faktoren für die Beurteilung des Cholesterinstoffwechsels. Chronisch hohe LDL-Cholesterinspiegel gelten als Hauptrisikofaktor für Arteriosklerose und deren Folgeerkrankungen; dagegen wird HDL-Cholesterin auch als »Schutzlipoprotein« bezeichnet, weil ein hoher HDL-Spiegel die Gefäßwände vor Cholesterinablagerungen schützt. Auch erhöhte Triglyzeridspiegel begünstigen Gefäßverkalkungen und daraus resultierende Herz-Kreislauf-Erkrankungen.

Eiweiße

Eiweiße (Proteine) sind vollständig oder überwiegend aus Aminosäuren bestehende organische Verbindungen, die für zahlreiche Körperstrukturen sowie für die verschiedensten Funktionen des Organismus wie z. B. die Bildung von → Hormonen (Seite 32) oder → Enzymen (Seite 31) lebensnotwendig sind. Fast 90 % der zellulären Enzyme, aber auch alle Antikörper, Gerinnungsfaktoren sowie → Albumin, das wichtigste Transportmittel des Blutplasmas, sind Eiweiße. Albumine machen mit 60 % die größte Gruppe der Eiweiße aus; die restlichen 40 % entfallen auf die ebenfalls im Blut vorkommenden → Globuline, die sich wiederum in mehrere Untergruppen aufteilen lassen. Die verschiedenen Eiweiße im Blut kann man mithilfe der → Eiweißelektrophorese voneinander differenzieren. Bei einer Reihe von Krankheiten (z. B. Nierenerkrankungen, Leberzirrhose, Entzündungen, Tumoren) ist das Verhältnis der einzelnen Eiweiße zueinander auffällig verändert.

Elektrolyte/Elektrolythaushalt

Als Elektrolyte bezeichnet man chemische Verbindungen, die in Flüssigkeiten wie z. B. dem Blut oder der Gewebsflüssigkeit in elektrisch geladene Ionen zerfallen. Die wichtigsten Elektrolyte sind Natrium, Kalium, Kalzium, Magnesium, Chlorid und Phosphat. Die Menge und Verteilung der Elektrolyte im Körper fasst man unter dem Begriff Elektrolythaushalt zusammen. Der Elektrolythaushalt steht in engem Zusammenhang mit dem Wasser- und dem → Säure-Basen-Haushalt (Seite 34). Die richtige Menge und Zusammensetzung der Elektrolyte im Blut, anderen Körperflüssigkeiten, dem Zwischenzellraum und im Zellinneren ist die Grundlage für sämtliche Körperfunktionen. Kommt es z. B. zum Ausgleich eines starken Elektrolytverlustes – hervorgerufen durch heftiges Erbrechen des Patienten – zu Verschiebungen der Elektrolyte aus dem Zellinneren in den Zwischenzellraum, können verschiedene Krankheitssymptome wie Muskelkrämpfe, Herzrhythmusstörungen bis hin zu Bewusstseinsverlust die Folge sein.

Enzyme

Enzyme sind Eiweißkörper und werden auch Biokatalysatoren genannt, weil sie generell beschleunigend auf biochemische Prozesse wirken, ohne sich durch die jeweilige Reaktion zu verändern. Dabei ist jedes Enzym prinzipiell nur an einer bestimmten biochemischen Reaktion beteiligt, deren Ablauf es beschleunigt.
Enzyme, von denen es Tausende im Körper gibt, können frei in Körpersäften vorkommen oder fest an bestimmte Strukturen (z. B. Zellmembran) gebunden sein. Außerdem haben sie die unterschiedlichsten Aufgaben. Sie kommen als Verdauungsenzyme im Saft der Bauchspeicheldrüse vor, sind an der Spaltung von Nahrungsbestandteilen beteiligt oder versorgen die Zellen des Herzmuskels mit lebensnotwendigen Stoffen.
Viele Enzyme können ihre Wirkung nur mithilfe einer weiteren Substanz (Coenzym) entfalten, die meist mit Vitaminen gebildet wird. Ein angeborener oder erworbener Enzymmangel kann schwere Stoffwechselstörungen nach sich ziehen.
Bei zahlreichen Laboruntersuchungen wird der Spiegel von Enzymen gemessen, die sich in bestimmten Organen befinden und bei Schädigung dieser Organe vermehrt ins Blut gelangen. So lässt sich

z. B. ein → Herzinfarkt (neben typischen Beschwerden und EKG-Veränderungen) durch den Anstieg der Spiegel verschiedener »Herzenzyme« im Blut diagnostizieren.

Gerinnung

Die Blutgerinnung ist eine Schutzmaßnahme des Körpers, um den Blutverlust durch verletzte Gefäße zu stoppen. Zum Verschluss einer Wunde wird ein »Blutpfropf« gebildet. Diesem gehen zunächst zwei Reaktionsabläufe voran: die Gefäßverengung, die bereits unmittelbar nach der Verletzung einsetzt, und die Anlagerung von → Blutplättchen an die verletzte Gefäßwand. Gleichzeitig aktivieren die Blutplättchen die überwiegend aus Eiweißstoffen bestehenden Gerinnungsfaktoren, wodurch die sogenannte Blutgerinnungskaskade in Gang gesetzt wird. Dabei kommt es zu verschiedenen enzymatischen Reaktionen, die das lösliche Plasmaprotein Fibrinogen in unlösliches Fibrin umwandeln. Unter Beteiligung der roten → Blutkörperchen und anderer fester Blutbestandteile entsteht schließlich der Blutpfropf. Die einzelnen Blutgerinnungsfaktoren dienen jedoch nicht allein dem Schutz vor Verblutung; manche von ihnen (z. B. → Antithrombin) lösen Blutpfropfe zum Schutz vor Gefäßverschlüssen auch wieder auf. Bestimmte Faktoren können die Gerinnungsfähigkeit des Blutes herauf- oder herabsetzen. Wenn eine gesteigerte Gerinnungstendenz besteht, können sich Thrombosen entwickeln. Dagegen ist die Bluterkrankheit durch eine stark eingeschränkte Gerinnungsfähigkeit gekennzeichnet.

Hormone

Hormone sind körpereigene Botenstoffe, die in der Regel von Drüsen, aber auch von anderen Organen gebildet und dann in die Blutbahn abgegeben werden, um in bestimmten Organen wirksam zu werden. Hormone regeln bereits in geringen Mengen wichtige Stoffwechselvorgänge und beeinflussen zudem das Wachstum und die Fortpflanzung. Dabei unterliegen sie selbst bestimmten Kontroll- bzw. Regelungsmechanismen, die wiederum von übergeordneten Zentren (Hypothalamus und Hypophyse) gesteuert werden. Hormone werden v. a. in der Leber abgebaut. Um ihre Wirkung zu entfalten, müssen sie sich an Hormonrezeptoren binden, die sich auf der Zelloberfläche anderer Organe oder innerhalb der Zellen befinden. Die Bezeichnung der verschiedenen Hormone leitet sich davon ab, wo sie gebildet werden, welche chemische Struktur sie haben und wo sie wirken. Bereits der Mangel oder Überschuss eines bestimmten Hormons kann zu einer Regulationsstörung von Stoffwechselvorgängen und damit zu ernsthaften Gesundheitsstörungen (z. B. Schilddrüsenüber- oder -unterfunktion) führen.

Liquor

Als Liquor wird die klare, farblose Flüssigkeit bezeichnet, die in den Hohlräumen des Gehirns enthalten ist und das Gehirn sowie das Rückenmark umspült. Der Liquor bzw. die (Gehirn- und) Rückenmarksflüssigkeit schützt das Gehirn vor Stößen, Druck oder Verformung. Zur Untersuchung im Labor wird der Liquor in der Regel durch eine Lumbalpunktion (Seite 26) gewonnen. Farbe, Beschaffenheit, Zellvorkommen sowie die Zellanzahl können Auskunft über mögliche Erkrankungen (z. B. Hirnhautentzündung) des Gehirns und Rückenmarks geben.

Mineralstoffe

Mineralstoffe sind anorganische Stoffe, die der Körper nicht selbst herstellen kann, die aber lebensnotwendig für ihn sind, u. a. für den Aufbau von Körpersubstanzen, für die Zellfunktion oder für die verschiedenen Stoffwechselprozesse. So ist z. B. Kalzium wichtig für die Stabilität von Knochen und Zähnen, Natrium spielt eine große Rolle beim Elektrolyt- bzw. Wasserhaushalt, beim Säure-Basen-Haushalt oder für die Enzymaktivität. Magnesium stellt Energie für die Muskeln bereit und beugt Krämpfen vor. Die übrigen essenziellen Mineralstoffe sind Kalium, Chlorid, Phosphat und Schwefel. Mineralstoffe, die im Körper nur in kleinsten Mengen vorkommen, werden als → Spurenelemente (Seite 35) bezeichnet.
Mineralstoffe werden über die Nahrung bzw. über das Trinkwasser aufgenommen und über die Nieren wieder ausgeschieden. Bestimmte Erkrankungen, aber auch starker Flüssigkeitsverlust sowie eine Fehl- oder Mangelernährung können den Mineralstoffhaushalt des Körpers aus dem Lot bringen und damit schwerwiegende Regulationsstörungen zur Folge haben.

Parasiten

Parasiten sind Lebewesen, die einem fremden Organismus (Wirt) auf einseitige Weise Nahrung entziehen und diesen damit schädigen. Obwohl auch Bakterien und Viren im weiteren Sinn als Parasiten bezeichnet werden können, bezieht sich der Begriff im medizinischen Sprachgebrauch in erster Linie auf pflanzliche und tierische Parasiten wie Würmer und Insekten.

Parasiten können sich auf oder im Körper des Wirts aufhalten, außerdem wechseln einige Parasiten regelmäßig von einer Wirtsart auf die andere (Wirtswechsel). Vor allem die Parasiten mit Wirtswechsel sind medizinisch von Bedeutung, so etwa Bandwürmer, die über den Verzehr von rohem oder halbgarem Rind- und Schweinefleisch oder Fisch in den menschlichen Magen-Darm-Trakt gelangen, Fadenwürmer, die u. a. die weit verbreitete Madenwurmkrankheit auslösen, und viele andere Wurmarten. Eine wichtige Bedeutung haben auch tierische einzellige Organismen (Protozoen) wie z. B. die Malaria verursachenden Plasmodien.

Pilze

Pilze bilden eine große Gruppe von Organismen, die sich geschlechtlich oder ungeschlechtlich fortpflanzen können, jedoch auf andere Organismen angewiesen sind, um die für sie wichtigen Nährstoffe zu erhalten. Generell wird unterschieden zwischen Pilzarten, die von Menschen verzehrt werden können, Nutzpilzen, deren Stoffwechseleigenschaften u. a. zur Herstellung von Nahrungs- oder Arzneimitteln herangezogen werden können (z. B. Hefe- oder Schimmelpilze), und jenen, die Krankheiten auslösen können (z. B. die verschiedenen Formen von Hautpilz). Insbesondere bei einer Schwächung des Immunsystems können einige Pilze beim Menschen Erkrankungen hervorrufen. Ebenso können einige Pilze eine allergische Reaktion verursachen, so etwa die Stoffwechselprodukte einer bestimmten Schimmelpilzart bei einer Penicillinallergie.

Säure-Basen-Haushalt

Mit dem Begriff Säure-Basen-Haushalt werden sämtliche Vorgänge im Körper bezeichnet, die für ein ausgeglichenes Verhältnis von

Säure- und Basenanteilen im Organismus sorgen. Der physiologische pH-Wert in Blut und Gewebe liegt zwischen 7,37 und 7,45. Damit der pH-Wert konstant bleibt, müssen die im Stoffwechsel anfallenden sauren Substanzen sowie ein Überschuss an Basen ständig neutralisiert werden. Dies wird über verschiedene Puffersysteme des Blutes und über die Ausscheidungsfunktionen von Lungen und Nieren erreicht.

Bei schweren Erkrankungen, aber auch bei starkem Elektrolytverlust durch Erbrechen oder Durchfall, kommt es gelegentlich zu Störungen im Säure-Basen-Haushalt, die durch natürliche Mechanismen nicht mehr ausgeglichen werden können und dann weitere Krankheitssymptome verursachen. Ein vermehrter Anfall von sauren Substanzen führt zu einer Übersäuerung (Azidose), die mit Atemstörungen, Schwäche bis hin zu Bewusstseinsverlust einhergeht. Eine zu große Menge an basischen Substanzen hat eine Alkalose zur Folge, die Atemstörungen, Muskelkrämpfe, Herzrhythmusstörungen und Bewusstseinsstörungen verursachen kann. Störungen des Säure-Basen-Haushalts werden mithilfe einer → Blutgasanalyse und einer pH-Wert-Bestimmung des Blutes aufgedeckt.

Spurenelemente

Spurenelemente sind Mineralstoffe, die im Körper in nur sehr geringen Mengen vorkommen, aber wie die Mineralstoffe und Vitamine für die Regulationsmechanismen des Körpers unentbehrlich sind und ebenfalls von außen zugeführt werden müssen. So sind viele Spurenelemente Bestandteil von Hormonen oder Enzymen. Allerdings gilt es zu unterscheiden zwischen den lebenswichtigen Spurenelementen wie Eisen, Zink, Jod, Fluor, Kupfer und Selen und solchen, die für den menschlichen Organismus schädlich sind und sogar tödlich sein können. Dazu gehören z. B. Blei, Arsen oder Quecksilber. Aber auch für die Mehrzahl der wichtigen Spurenelemente gilt, dass sie v. a. bei einer anhaltenden Überdosierung auf Dauer Gesundheitsschäden nach sich ziehen können. Demgegenüber kann eine längerfristige Unterversorgung mit lebenswichtigen Spurenelementen zu gravierenden Mangelerscheinungen führen, so z. B. Blutarmut (Anämie) infolge eines Eisenmangels oder eine Schilddrüsenunterfunktion bzw. ein Kropf als Folge eines Jodmangels. Auch Wachstumsstörungen können durch einen Mangel an Spurenelementen bedingt sein.

Viren

Viren sind Krankheitserreger, die vom Schnupfen bis hin zu lebensgefährlichen Infektionen die unterschiedlichsten Erkrankungen hervorrufen können. Es handelt sich bei Viren um organische Strukturen, die kleiner und einfacher gebaut sind als Bakterien, keinen eigenen Stoffwechsel haben und deshalb eine Wirtszelle benötigen, um sich fortzupflanzen. Dabei befallen die meisten Viren nur bestimmte Wirtszellen, so greifen etwa die Grippeviren allein die Schleimhautzellen der oberen Atemwege an.
Da Viren lebende Zellen zur Vermehrung brauchen, ist die Anzucht von Viren im Labor – um ihr Vorhandensein nachzuweisen – wesentlich schwieriger als bei Bakterien. Manche Viren sind überhaupt nicht anzüchtbar, so etwa die Hepatitis-B-Viren. Zahlreiche Virusarten, wie z. B. Grippe- und Pockenviren, lassen sich in bebrüteten Hühnereiern anzüchten, bei einigen gelingt die Anzucht auf tierischen oder menschlichen Zellkulturen. Da die Züchtung jedoch zeitaufwändig und nicht bei allen Virenarten möglich ist, geht man immer häufiger dazu über, sie mithilfe von immunologischen Methoden (durch Bestimmung von Virusantigenen oder der gegen diese Antigene gebildeten Antikörper) oder durch Vervielfältigung ihres Erbmaterials nachzuweisen (z. B. in der Polymerase-Kettenreaktion).

Vitamine

Vitamine sind organische Verbindungen, die im Körper lebenswichtige Funktionen haben, aber von ihm nicht oder nicht ausreichend gebildet werden. Deshalb müssen sie über die Nahrung aufgenommen werden. Verschiedene Vitamine übernehmen jeweils spezielle Funktionen im Organismus; meist entfalten sie ihre Wirkung als aktivierende Cofaktoren von Enzymen (Coenzyme). Es gibt fettlösliche Vitamine (A, D, E, K) und wasserlösliche Vitamine (C und alle B-Vitamine).
Wasserlösliche Vitamine wirken in allen wasserhaltigen Zonen des Körpers, so etwa im Blut. Die fettlöslichen Vitamine halten sich dagegen vorwiegend in einigen Organen und Geweben wie z. B. der Zellmembran auf. Bei einer gesunden, ausgewogenen Ernährung ist der Vitaminbedarf des Menschen im Allgemeinen ausreichend gedeckt. Unter- oder Mangelernährung sowie Resorptionsstörungen

können jedoch einen Vitaminmangel hervorrufen und damit verschiedene Krankheiten auslösen (z. B. Skorbut bei anhaltendem, schwerem Vitamin-C-Mangel). Aber auch eine zu hohe Zufuhr von Vitaminen kann schädlich sein. Da die fettlöslichen Vitamine – im Gegensatz zu den meisten wasserlöslichen – im Körper v. a. in der Leber gespeichert werden, kann eine Überdosierung mit ebenfalls gesundheitsschädlichen Folgen entstehen.

Zellen, Gewebe und Organe

Zellen sind die kleinsten isoliert noch lebensfähigen Bauteile des Körpers. Ein Verband von Zellen mit einem gemeinsamen Aufbau und gleicher Funktion wird als Gewebe bezeichnet. Zu den Geweben zählen Haut und Schleimhäute, Nerven, Binde- und Stützgewebe, Muskeln und auch das Blut. Organe sind hingegen aus bestimmten Zellen und Geweben zusammengesetzte Körperteile, die eine Einheit bilden und eine spezifische Funktion haben. Die Entnahme von Proben aus Geweben und Organen des Körpers (→ Biopsie, Seite 25) ist eine wichtige diagnostische Methode, mit deren Hilfe Veränderungen von Zellen, insbesondere hinsichtlich ihrer Gutartigkeit oder Bösartigkeit beurteilt werden können.

Zucker/Zuckerstoffwechsel

Traubenzucker (Glukose) ist der wichtigste Energielieferant für den Körper. Die mit der Nahrung aufgenommenen und verwertbaren Kohlenhydrate werden im Körper zu Glukose umgewandelt, die mit dem Blut zu allen Organen und Geweben transportiert und dort mithilfe des Hormons Insulin in die Zellen geschleust wird. In der Zelle wird die Glukose mithilfe von Sauerstoff über verschiedene chemische Prozesse in Energie umgewandelt.
Glukose, die der Körper nicht sofort zum Energieverbrauch benötigt, wird in der Leber und in den Muskeln in Speicherzucker (Glykogen) umgewandelt bzw. zu Fett weiterverarbeitet und im Fettgewebe gespeichert. Die Höhe des Blutzuckerspiegels kann im Blutserum, aber auch – besonders zur Selbstkontrolle – im Kapillarblut bestimmt werden. Die häufigste Störung des Zuckerstoffwechsels ist der Diabetes mellitus (Seite 198), bei dem es aufgrund eines relativen oder absoluten Insulinmangels zum Anstieg des Blutzuckers kommt.

Laborwerte von A–Z

Zum Umgang mit den Tabellen

Die in diesem Kapitel aufgeführten Tests gehören zu den am häufigsten vorgenommenen Laboruntersuchungen in der Arztpraxis. In den Tabellen wird erklärt, wann bzw. zu welchen diagnostischen Zwecken die jeweiligen Untersuchungen vom Haus- oder Facharzt durchgeführt werden und welche Rückschlüsse er aus den ermittelten Ergebnissen auf den Gesundheitszustand seines Patienten ziehen kann. Ausgehend von dem für die jeweilige Testmethode und für eine bestimmte Personengruppe (z. B. Erwachsene oder Kinder, Frauen oder Männer) festgelegten Norm- bzw. Referenzbereich wird bei jedem Laborwert erläutert, was Abweichungen nach oben (»erhöhter Wert«) bzw. nach unten (»niedriger Wert«) bedeuten und welche Faktoren den Wert beeinflussen können (»Das beeinflusst die Werte«). Zur raschen Orientierung sind die Laboruntersuchungen alphabetisch gegliedert. Dabei werden in der Regel die (derzeit) gebräuchlichsten Bezeichnungen verwendet. Die Erläuterung der verwendeten Abkürzungen und Maßeinheiten finden Sie im Anhang ab Seite 243.

Adrenalin (Epinephrin)

- → Hormone (Seite 32)
- Lebenswichtiges »Stresshormon«, das v. a. im Nebennierenmark sowie im sympathischen Teil des vegetativen Nervensystems gebildet wird
- Es dient in Stresssituationen der raschen Bereitstellung von Energie und erhöht Puls, Blutdruck und Atemfrequenz.

Wo messbar?
- V. a. im 24-h-Sammelurin; bei einem krisenhaften Anstieg des Blutdrucks auf Werte über 230/130 mmHg (Blutdruckkrise) auch im Blutplasma

Anlass der Untersuchung
- In erster Linie Suche nach einem Phäochromozytom (gutartiger Tumor im Nebennierenmark, der Adrenalin und/

oder → Noradrenalin produziert) als seltene Ursache für einen Bluthochdruck

Norm-/Referenzwerte
- Blutplasma: 3,6–81,8 ng/l (0,02–0,45 nmol/l)
- 24-h-Urin: bis 0,11 µmol/24 h

Was kann ein erhöhter Wert bedeuten?
- Meist Phäochromozytom
- Selten bösartige Wucherung von (Nor-)Adrenalin produzierenden Zellen des vegetativen Nervensystems (Neuroblastom)

Was kann ein niedriger Wert bedeuten?
- Möglicher Hinweis auf Funktionsausfall der Nebennieren

Das beeinflusst die Werte
- Medikamente wie z. B. L-Dopa, MAO-Hemmer (eine Woche vor der Untersuchung absetzen); sportliche Aktivität, Alkohol-, Kaffee- und Nikotingenuss unmittelbar davor

AFP (alpha-Fetoprotein)

- Wird normalerweise im Magen-Darm-Trakt bzw. in der Leber des ungeborenen Kindes gebildet, beim Erwachsenen nur noch in geringen Mengen
- Ab der vierten Schwangerschaftswoche (SSW) ist AFP in Fruchtwasser und Blut der Mutter nachweisbar.
- Hat klinische Bedeutung einerseits als → Tumormarker bei Nichtschwangeren und Männern sowie andererseits als Parameter in der pränatalen Diagnostik

Wo messbar?
- Im Blutserum, im Fruchtwasser (Seite 27)

Anlass der Untersuchung
- Bei Nichtschwangeren/Männern: Tumormarker
- In der Pränataldiagnostik zur Früherkennung v. a. von Neuralrohr- und Bauchwanddefekten, Down-Syndrom

Norm-/Referenzwerte
- Nichtschwangere/Männer: bis ca. 7 IU/ml (bis 10 µg/l)
- Schwangere: 16. SSW um 69 IU/ml, 21. SSW um 141 IU/ml

Was kann ein erhöhter Wert bedeuten?
- Bei Nichtschwangeren und Männern: möglicher Hinweis auf ein Leberzellkarzinom oder auf Keimzelltumoren (v. a. in Hoden oder Eierstock), gelegentlich auch auf → Hepatitis (Seite 209), Leberzirrhose, Bronchialkarzinom und Magen-Darm-Tumoren
- Pränataldiagnostik: Im Blutserum kann ein erhöhter Wert Hinweis auf einen Neuralrohr- (z. B. Spina bifida) bzw. Bauchwanddefekt und andere Missbildungen beim ungeborenen Kind sein. Zweimalig erhöhte Serum-AFP-Werte, deren Ursache im Ultraschall nicht zu klären ist, erfordern die AFP-Bestimmung im Fruchtwasser.

Was kann ein niedriger Wert bedeuten?
- Bei Nichtschwangeren und Männern: ohne Krankheitswert
- Pränataldiagnostik: mögliches Zeichen eines Down-Syndroms; nach der 10. SSW Hinweis auf eine irreversible Störung der Schwangerschaft, nach der 32. SSW auf eine mögliche Plazentainsuffizienz

Das beeinflusst die Werte
- Erhöhte Werte z. B. durch Mehrlingsschwangerschaft

ALAT → GPT

Albumin

- → Eiweiße (Seite 30)
- Haupteiweißbestandteil des Blutplasmas
- Wird in der Leber aus Aminosäuren gebildet
- Dient der Aufrechterhaltung des kolloidosmotischen Drucks, der die Flüssigkeitsverteilung im Körper regelt
- Sorgt u. a. für den Transport von freien Fettsäuren, Hormonen, Bilirubin und Medikamenten im Blut

Wo messbar?
- Im Blutserum, Urin (Teststreifen), 24-h-Sammelurin, Liquor (Seite 33)

Anlass der Untersuchung
- Blutserum: akute und chronische Leber- und Nierenerkrankungen, Klärung von Wassereinlagerungen im Gewebe

- Urin: v. a. Nierenerkrankungen (z. B. Verdacht auf Nierenschädigung infolge Zuckerkrankheit oder Bluthochdruck)
- Liquor: Verdacht auf eine Blutung im Gehirn oder eine Störung der Blut-Hirn-Schranke

Norm-/Referenzwerte
- Blutserum: bis 60 Jahre 35-53 g/l, über 60 Jahre: 34-48 g/l, über 70 Jahre 33-47 g/l
- 24-h-Sammelurin: < 30 mg/l (3,0 mg/dl)
- Liquor: bis 35 mg/dl

Was kann ein erhöhter Wert bedeuten?
- Blutserum: Eine echte Erhöhung der Albuminkonzentration im Blutserum kommt nicht vor, kann aber durch Erniedrigung des Flüssigkeitsgehaltes im Körper vorgetäuscht werden.
- Urin: Nierenerkrankung (z. B. Nephropathie infolge einer Zuckerkrankheit)
- Liquor: Störung der Blut-Hirn-Schranke (z. B. durch akute Hirnhaut- oder Gehirnentzündung bzw. Rückenmarktumor)

Was kann ein niedriger Wert bedeuten?
- Blutserum: Leberzirrhose, Nierenerkrankungen (v. a. nephrotisches Syndrom, chronische Niereninsuffizienz, Glomerulonephritis), kommt bei Verbrennungen, schweren Ödemen und Aszites (Bauchwassersucht) vor, kann Hinweis auf eine Entzündung oder ein Plasmozytom sein oder auf eine Eiweißmangelernährung hindeuten.
- Urin: ohne Krankheitswert
- Liquor: ohne Krankheitswert

Das beeinflusst die Werte
- Erhöhte Werte durch Fieber, körperliche Belastung, Medikamente (z. B. Glukokortikoide)
- Erniedrigte Werte in der Schwangerschaft und durch Medikamente (z. B. Phenytoin)

Aldosteron

- Hormon (Mineralkortikoid), das in der Nebennierenrinde gebildet wird
- Regelt zusammen mit dem Enzym → Renin und dem Gewebshormon Angiotensin im Rahmen des Renin-Angio-

tensin-Aldosteron-Systems die Natrium- und Kaliumkonzentration in Blut und Gewebe und ist an der Steuerung des Wasserhaushalts sowie des Blutdrucks beteiligt.

Wo messbar?
- Im Blutserum (oder -plasma) sowie im 24-h-Sammelurin

Anlass der Untersuchung
- Suche nach einem Hyperaldosteronismus als seltene Ursache für einen Bluthochdruck, Abklärung von Wasseransammlungen (Ödemen)

Norm-/Referenzwerte
- Blutserum: liegend 29–145 ng/l (80–400 pmol/l), in aufrechter Körperhaltung 65–285 ng/l (180–790 pmol/l)

Was kann ein erhöhter Wert bedeuten?
- Conn-Syndrom (primärer Hyperaldosteronismus), meist durch gutartige, Aldosteron produzierende Tumoren der Nebennierenrinde bedingt
- Verengung der Nierenarterie
- Schwerer »maligner« Bluthochdruck, Nierenerkrankung mit der Folge eines Bluthochdrucks (renale Hypertonie)
- Natrium- und Flüssigkeitsmangel, z. B. bei Missbrauch von Abführ- oder Entwässerungsmitteln
- Bartter-Syndrom (eine seltene genetisch bedingte Funktionsstörung der Nieren, die eine erhöhte Ausscheidung von Natrium, Chlorid, Wasser und Kalzium im Urin verursacht und mit einem Kaliummangel einhergeht)
- Ausgeprägte Wassereinlagerungen im Gewebe

Was kann ein niedriger Wert bedeuten?
- Addison-Krankheit (»Bronzehautkrankheit«), hier besteht gleichzeitig ein Mangel an → Cortisol
- Zuckerkrankheit
- Einnahme von Medikamenten, wie z. B. ACE-Hemmern, bestimmten Schmerzmitteln, Langzeitbehandlung mit Heparin

Das beeinflusst die Werte
- Erhöhte Werte können durch Schwangerschaft, Austrocknung (Dehydratation), Magersucht bedingt sein.
- Erniedrigte Werte können bei übermäßigem Konsum von Lakritze (etwa 500 g pro Tag) auftreten.

DAS SOLLTE BEI DER ALDOSTERONBESTIMMUNG BEACHTET WERDEN

- Eine Woche vor der Probenentnahme sollten abgesetzt werden: harntreibende Medikamente (Diuretika), Abführmittel, Kortikoide, Antidepressiva, Medikamente mit blutdrucksenkender Wirkung (z. B. ACE-Hemmer), Anti-Baby-Pille, Kaliumpräparate
- Drei Tage vor der Probenentnahme: jeweils pro Tag mindestens 12 g Kochsalz und 1 g Kalium zu sich nehmen
- Vor der Blutentnahme für mindestens zwei Stunden liegen

alpha-Amylase (Pankreasamylase)

- Verdauungsenzym, das v. a. in Bauch- und Mundspeicheldrüse gebildet wird
- Ist an der Verdauung von Kohlenhydraten beteiligt

Wo messbar?
- Im Blutserum, Blutplasma, Urin, 24-h-Sammelurin, Pleuraerguss, Aszites (Seite 27)

Anlass der Untersuchung
- Abklärung unklarer Oberbauchbeschwerden
- Nachweis einer akuten oder chronischen → Bauchspeicheldrüsenentzündung (Seite 189)
- Nachweis einer Entzündung der Ohrspeicheldrüse, Mumps

Norm-/Referenzwerte
- Blutserum: 30–110 U/l (Vitros-Methode, 37 °C)
- Urin: < 640 U/l (Vitros-Methode, 37 °C)

Was kann ein erhöhter Wert bedeuten?
- Akute Bauchspeicheldrüsenentzündung oder akuter Schub einer chronischen Bauchspeicheldrüsenentzündung
- Erkrankung der Speicheldrüsen (Parotitis, Mumps)
- Alkoholismus
- Bösartige Tumoren (z. B. der Bauchspeicheldrüse, des Darms, des Eierstocks etc.)
- Eingeschränkte Nierenfunktion (chronische Niereninsuffizienz)
- Akutes Oberbauchsyndrom (z. B. Durchbruch eines Magengeschwürs, Darmverschluss)

Was kann ein niedriger Wert bedeuten?
- Keine klinische Bedeutung

Das beeinflusst die Werte
- Bestimmte Arzneimittel (z. B. Kortison, Anti-Baby-Pille) und Drogen (Heroin, Morphium)
- Falsch positive Erhöhungen finden sich bei sogenannten Makroamylasämien, die durch Komplexbildung der Serumanalyse z.B. mit Eiweißen oder Kohlenhydraten entstehen.
- Eine familiär auftretende Erhöhung des Amylasewertes hat meist keinen Krankheitswert.

ALT → GPT, AST → GOT, Aluminium

- Die Bestimmung von Aluminium dient der Abschätzung einer Aluminiumbelastung des Organismus.
- Aluminium ist ein weit verbreitetes Spurenelement, das bereits in Mengen ab 5 g für den Organismus größere gesundheitsschädliche Folgen hat.
- In hohen Dosen (z. B. durch den Missbrauch aluminiumhaltiger Medikamente) kann es zu einer Aluminiumeinlagerung in das Nerven- und Knochengewebe kommen.
- Möglicherweise führt eine chronische Aluminiumbelastung zu einer fehlerhaften Proteinsynthese im Gehirn. Deshalb wird ein Zusammenhang zwischen einer Aluminiumbelastung und der Entstehung der Alzheimer-Krankheit diskutiert.

Wo messbar?
- Im Blutplasma, 24-h-Sammelurin

Anlass der Untersuchung
- Verdacht auf eine akute oder bereits chronische Aluminiumvergiftung

Norm-/Referenzwerte
- Blutplasma: ‹ 7,5 µg/l (0,28 µmol/l)
- 24-h-Sammelurin: ‹ 60 µg/24 h (2,2 µmol)
  300–500 µg/24 h (11–19 µmol)
  nach Belastung

Was kann ein erhöhter Wert bedeuten?
- Akute oder chronische Aluminiumvergiftung

Was kann ein niedriger Wert bedeuten?
- Ohne Krankheitswert

Das beeinflusst die Werte
- Die exakte Bestimmung einer Aluminiumbelastung mit den herkömmlichen labordiagnostischen Methoden gilt als schwierig; falsch positive Werte kommen relativ häufig vor.

Ammoniak

- Hauptabbauprodukt der Eiweiße, das in der Leber zu → Harnstoff umgewandelt und dann mit dem Urin ausgeschieden wird

Wo messbar?
- Im Blutplasma

Anlass der Untersuchung
- Bei Erwachsenen: Nachweis bzw. Verlaufskontrolle von schweren Lebererkrankungen (v. a. Leberzirrhose im Endstadium)

Norm-/Referenzwerte
- Erwachsene: 27–90 µg/dl (16–53 µmol/l)

Was kann ein erhöhter Wert bedeuten?
- Leberzirrhose im Endstadium (Leberkoma)
- Schwere Verlaufsform einer akuten Virushepatitis
- Schwere Vergiftung (z. B. Knollenblätterpilzvergiftung)
- Stark eingeschränkte Nierenfunktion

Was kann ein niedriger Wert bedeuten?
- Keine klinische Bedeutung

Das beeinflusst die Werte
- Äußere Einflussfaktoren haben keine klinische Bedeutung.

Antinukleäre Antikörper

- Gruppe von → Autoantikörpern, die sich gegen verschiedene Bestandteile der Zellkerne richten, was zu Störungen der Zellfunktion führen kann (→ Rheumafaktoren).

Wo messbar?
- Im Blutserum

Anlass der Untersuchung
- Verdacht auf eine entzündlich-rheumatische Erkrankung bzw. Kollagenose (Seite 214); je nach Krankheitsbild werden meist noch weitere Autoantikörper bestimmt

Norm-/Referenzwerte
- Bei einem speziell entwickelten Suchtest zum Nachweis von Antikörpern gelten bei Erwachsenen Titer ab ≥ 1:320, bei jungen Erwachsenen ab 1:80 bzw. 1:100 als positiv.

Was kann ein erhöhter Wert bedeuten?
- Systemischer Lupus erythematodes, Lupus erythematodes der Haut, systemische Sklerose, Poly- oder Dermatomyositis, Sjögren-Syndrom, Mischkollagenosen, Myasthenia gravis, chronisch-aktive Hepatitis, rheumatoide Arthritis und viele andere rheumatische Erkrankungen

Was kann ein niedriger Wert bedeuten?
- Erniedrigte Werte kommen nicht vor.

Das beeinflusst die Werte
- Die Messergebnisse variieren z. T. erheblich von Labor zu Labor. Auch bei Gesunden, insbesondere über 60-Jährigen, findet man in bis zu 30 % der Fälle einen niedrigen Gehalt (Titer) von antinukleären Antikörpern im Blut, ohne dass dies einen Krankheitswert hätte.

Antistreptolysin-Titer (ASL-/ASO-Titer)

- → Rheumafaktoren
- Vom Immunsystem nach einer Streptokokkeninfektion gebildete Antikörper zur Neutralisierung des Bakteriengifts Streptolysin O, das die roten Blutkörperchen zerstört

Wo messbar?
- Im Blutserum

Anlass der Untersuchung
- Nachweis oder Verlaufskontrolle einer Streptokokkeninfektion, insbesondere des Hals-Nasen-Rachen-Raums
- Bei Streptokokkeninfektionen der Haut ist häufiger die Anti-Desoxyribonukleotidase B (anti-DNAse B) erhöht, die in diesem Fall bevorzugt bestimmt werden sollte.

Norm-/Referenzwerte
- Erwachsene: ≤ 200 IU/ml
- Kinder (< 6 Jahre): ≤ 150 IU/ml

Was kann ein erhöhter Wert bedeuten?
- Akute Racheninfektion (Streptokokkenangina) oder andere Infekte der Atemwege durch Streptokokken, Scharlach, Streptokokkenendokarditis; rheumatisches Fieber, akute Glomerulonephritis, Chorea minor (selten) als Folge einer Streptokokkeninfektion

Was kann ein niedriger Wert bedeuten?
- Keine klinische Bedeutung

Das beeinflusst die Werte
- Eine Hepatitis kann einen falsch positiven Befund ergeben.

ASL-TITER MEHRFACH BESTIMMEN

Eine leichte bis mittlere Erhöhung des ASL-Titers sollte nach zwei bis drei Wochen überprüft werden, da ein einzelner mäßig erhöhter Wert kein sicheres Anzeichen einer Streptokokkeninfektion ist.

Antithrombin (AT, früher Antithrombin III, AT III)

- In der Leber gebildeter Eiweißstoff mit einem Kohlenhydratanteil (Glykoprotein)
- Inaktiviert Gerinnungsfaktoren (→ Gerinnung, Seite 32)

Wo messbar?
- Im Blutplasma

Anlass der Untersuchung
- Abklärung unklarer und v. a. wiederholter Thrombosen und Embolien, insbesondere bei Patienten unter 45 Jahren
- Nachweis, Verlaufs- und Therapiekontrolle einer Verbrauchskoagulopathie (schwere diffuse Gerinnselbildung)
- Unwirksamkeit einer Behandlung mit Heparin

Norm-/Referenzwerte
- Aktivität: 80–130 %
- Konzentration: 220–350 mg/dl

Was kann ein erhöhter Wert bedeuten?
- Antikoagulanzientherapie (gerinnungshemmende Therapie)
- Gallenstauung (Cholestase)

Was kann ein niedriger Wert bedeuten?
- Angeborener Antithrombin-Mangel mit Auftreten von Thrombosen und Embolien bereits im jüngeren Lebensalter
- Schwere Leberschäden mit verminderter Bildung von AT, nephrotisches Syndrom mit starkem Eiweißverlust (auch von AT) über die Niere
- Verbrauchskoagulopathie
- Große Wunden, Verbrennungen, schwere Operationen
- Schwere Blutvergiftung
- Heparintherapie
- Behandlung mit Östrogenen

Das beeinflusst die Werte
- Antithrombin sollte immer im Plasma und nicht im Serum bestimmt werden, da sonst falsch niedrige Werte gemessen werden.

AP (Alkalische Phosphatase)

- Wird in nahezu allen Geweben gebildet, wie z. B. in der Leber, den Gallenwegen und den Knochen, aber auch in der Plazenta, der Dünndarmschleimhaut und den Nieren.
- Die Gesamt-AP besteht aus einer Gruppe von ähnlichen Enzymen (Isoenzymen), die bei einigen Krankheiten auch getrennt bestimmt werden können. In den meisten Fällen genügt jedoch die Bestimmung der Gesamt-AP.
- Setzt bei alkalischem pH-Wert des Blutes Phosphate aus Verbindungen mit anderen Substanzen frei

Wo messbar?
- Im Blutserum oder -plasma

Anlass der Untersuchung
- Nachweis von bestimmten Knochenerkrankungen, Leber- und Gallenerkrankungen

Norm-/Referenzwerte
Gemäß Deutscher Gesellschaft für Klinische Chemie und Laboratoriumsmedizin / Verband der Diagnostica-Industrie

- Frauen über 18 Jahre 55–105 U/l
- Männer über 18 Jahre 40–130 U/l

Was kann ein erhöhter Wert bedeuten?
- Knochenerkrankungen, die mit einer vermehrten Aktivität der knochenbildenden Zellen (Osteoblasten) einhergehen: Paget-Krankheit, Knochentumoren, -metastasen, Osteomalazie, Rachitis, Nebenschilddrüsenüberfunktion (Hyperparathyreoidismus), Heilungsphase von Knochenbrüchen, multiples Myelom, Akromegalie, Sarkoidose, Knochentuberkulose, Schilddrüsenüberfunktion, eingeschränkte Nierenfunktion
- Leber- und Gallenerkrankungen, wie z. B. Lebertumoren oder -metastasen, Leberabszesse, Virushepatitis, Gallenstauung (Cholestase)

Was kann ein niedriger Wert bedeuten?
- Niedrige Werte sind sehr selten und kommen z. B. bei der seltenen angeborenen Hypophosphatasämie vor.

Das beeinflusst die Werte
- Erhöhte Werte ohne Krankheitswert findet man beim Knochenwachstum bei Kindern (Knochen-AP) sowie im letzten Drittel einer Schwangerschaft (Plazenta-AP). Auch Medikamente wie z. B. Antiepileptika, Allopurinol, Verapamil und einige Antibiotika können die AP erhöhen; die Anti-Baby-Pille kann die AP vermindern.

ASAT → GOT

Autoantikörper

- → Antigene/Antikörper (Seite 28)
- Bildung von Antikörpern gegen körpereigene Zellen, Gewebe oder Organe infolge einer Fehlsteuerung des Immunsystems
- Zu den Autoantikörpern gehören u.a. → antinukleäre Antikörper, → Schilddrüsenantikörper, → Rheumafaktoren, antithrombozytäre Antikörper, Skelettmuskelantikörper und vieles mehr.

Wo messbar?
- Im Blutserum

Anlass der Untersuchung
- Verdacht auf eine Autoimmunkrankheit
- Wirksamkeitsnachweis einer medikamentösen Therapie gegen eine Autoimmunkrankheit

Norm-/Referenzwerte
- Je nach Autoantikörper verschieden

Was kann ein erhöhter Wert bedeuten?
- Nachweis für die entsprechende Autoimmunkrankheit
- Gibt Aufschluss über die Ursache bereits bestehender Symptome bzw. über die genaue Art der Erkrankung; anhand der Höhe der Autoantikörperkonzentration kann die Schwere der Krankheit beurteilt werden.

Was kann ein niedriger Wert bedeuten?
- Keine Autoantikörper beim gesunden Erwachsenen

Das beeinflusst die Werte
- Medikamente, die die körpereigene Abwehr unterdrücken (z. B. die langfristige Einnahme hoher Dosen Kortison oder von Medikamenten gegen Krebs)

Bilirubin/Urobilinogen

- Abbauprodukt v. a. des roten Blutfarbstoffes (→ Hämoglobin)
- Das wasserunlösliche Bilirubin (unkonjugiertes oder indirektes Bilirubin) wird in der Leber an Glucuronsäure gebunden und dadurch in eine wasserlösliche Form überführt (konjugiertes oder direktes Bilirubin). Dann gelangt es mit der Galle in den Darm, wo es erneut umgebaut und dann als bräunlicher Stuhlfarbstoff ausgeschieden wird; ein geringer Anteil wird über die Niere ausgeschieden. Bei Anstieg des Bilirubinspiegels über die Norm kommt es zur Gelbfärbung von Haut, Schleimhäuten und der Lederhaut des Auges (→ Hepatitis, Seite 209).
- Das im Blut an häufigsten bestimmte Gesamtbilirubin besteht sowohl aus dem unkonjugierten, indirekten und dem konjugierten, direkten Bilirubin sowie dem an das Transporteiweiß → Albumin gebundenen Bilirubin.
- Das direkte Bilirubin wird zusätzlich bestimmt, um die Ursache einer Gelbsucht zu ermitteln.

Wo messbar?
- Im Blutserum und -plasma, Urin

Anlass der Untersuchung
- Bei Erwachsenen: Nachweis, Ursachensuche und Verlaufskontrolle einer Gelbsucht
- Bei Neugeborenen: zur Verlaufskontrolle einer länger bestehenden Gelbsucht

Norm-/Referenzwerte
- Gesamtbilirubin im Blutserum:
  1. Lebenstag: bis 8,7 mg/dl (150 µmol/l)
  4.–6. Lebenstag: 0,1–12,6 mg/dl (2–216 µmol/l)
  Kinder › 1 Monat: 0,2–1,0 mg/dl (3–17 µmol/l)
  Erwachsene: 0,1–1,2 mg/dl (2–21 µmol/l)
- Direktes (konjugiertes) Bilirubin im Blutserum:
  bis 0,1 mg/dl (bis 2 µmol/l)
- Urobilinogen im Urin: negatives Testergebnis (d. h. bei gesunden Menschen nicht vorhanden)

Was kann ein erhöhter Wert bedeuten?
- Akute Leberentzündung (Virushepatitis)
- Chronische Leberfunktionsstörung (z. B. Leberzirrhose, Leberzellkrebs)
- Abstoßungsreaktion nach einer Lebertransplantation
- Schwangerschaftsgelbsucht (z. B. als Begleiterscheinung unstillbaren Erbrechens im 1. Schwangerschaftsdrittel oder einer Eklampsie im letzten Schwangerschaftsdrittel)
- Stauung der Gallenflüssigkeit infolge einer Entzündung oder eines Abflusshindernisses in den Gallengängen (Gallensteine oder Tumor, Seite 204)
- Übermäßiger Abbau von roten Blutkörperchen (hämolytische → Anämien, Seite 183)
- Angeborene Bilirubinausscheidungsstörungen wie Meulengracht-Syndrom (häufig, meist bei Männern)

Was kann ein niedriger Wert bedeuten?
- Keine klinische Bedeutung

Das beeinflusst die Werte
- Erhöhte Werte ohne Krankheitswert findet man bei Neugeborenen in den ersten Lebensstunden (Neugeborenen-Gelbsucht).

- Bestimmte Medikamente, die in der Leber abgebaut werden, können den Bilirubingehalt erhöhen.

Blei

- Dient der Abschätzung der Bleibelastung des Organismus z. B. bei Personen, die beruflich mit dem Schwermetall Blei arbeiten, oder bei Anwohnern stark befahrener Verkehrsstraßen
- Zu den Hauptquellen für eine Bleibelastung gehören u. a. Autoabgase und Wasserleitungen in Altbauten.

Wo messbar?
- Im Vollblut, 24-h-Sammelurin

Anlass der Untersuchung
- Verdacht auf eine akute oder chronische Bleivergiftung
- Abklärung verdächtiger Symptome (z. B. Krampfanfälle, graufahle Haut, »Bleisaum« am Zahnfleisch, Anämie)

Norm-/Referenzwerte
- Blut: < 0,5 µmol/l (< 100 µg/l),
  Indiz für Bleibelastung < 0,72 µmol/l (< 150 µg/l),
  Akute Vergiftung > 800 µg/l
- 24-h-Sammelurin: < 0,72 µmol/l (< 150 µg/l),
  Indiz für Bleibelastung > 2,9 µmol/l (> 600 µg/l)

Was kann ein erhöhter Wert bedeuten?
- Mäßig erhöhte Bleiwerte bestätigen zunächst lediglich eine vermehrte Bleiaufnahme, sie beweisen aber noch keine Bleivergiftung; hierfür sind weitere Blutuntersuchungen notwendig.
- Sehr hohe Werte bei gleichzeitig bestehenden Symptomen: akute oder chronische Bleivergiftung

Was kann ein niedriger Wert bedeuten?
- Ohne Krankheitswert

Das beeinflusst die Werte
- Störfaktoren wie eine unvollständige Urinsammlung, die Ablagerung von Bleisalzen im Urin oder die Anlagerung von Blei an der Wand des Sammelgefäßes führen häufig zu fehlerhaften Messungen.

Blut im Stuhl

- Kann durch Verletzungen oder bestimmte Magen-Darm-Erkrankungen hervorgerufen werden
- Blutbeimengungen bzw. -auflagerungen des Stuhls können sichtbar oder verborgen (okkult) sein: Ab 50 bis 54 Jahren ist der Stuhltest jährlich, ab 55 Jahren alle zwei Jahre eine Kassenleistung.

Wo messbar?
- Nachweis von okkultem Blut im Stuhl mittels immunologischen Stuhltests (iFOBT)

Anlass der Untersuchung
- Bei Verdacht auf einen unbemerkten Blutverlust aus dem Magen-Darm-Trakt (z. B. zur Anämie-Diagnostik)
- Bei Verdacht auf eine Magen-Darm-Erkrankung
- V. a. im Rahmen der Darmkrebsvorsorge

Norm-/Referenzwerte
- Negativer Befund in drei verschiedenen Stuhlproben

Was kann ein erhöhter Wert bedeuten?
- Gutartige Dickdarmpolypen, Divertikel, bösartige Dickdarmtumoren, chronisch-entzündliche Darmerkrankungen (z. B. Colitis ulcerosa), Hämorrhoiden oder (kleine) Verletzungen der Afterschleimhaut

Was kann ein niedriger Wert bedeuten?
- Ohne Krankheitswert, aber kein sicherer Ausschluss einer Magen-Darm-Erkrankung

Das beeinflusst die Werte
- Hoch dosiertes Vitamin C (mehr als 500 mg), Eisen, bestimmte Medikamente, tierisches Hämoglobin
- Bestimmte Medikamente, z.B. Protonenpumpenhemmer, Gerinnungshemmer

WIE ZUVERLÄSSIG IST DER HAEMOCCULT-TEST®?

Der Haemoccult-Test® ist einfach und billig, aber nicht allzu zuverlässig. Man sollte vorher keine Vitamin-C- und Eisenpräparate sowie salicylsäurehaltige Medikamente (z. B. Aspirin®) einnehmen. Auch auf den Verzehr größerer Mengen Fleisch und Wurst bzw. einiger roher Gemüse ist vor der Probenentnahme zu verzichten, da sonst falsch positive Testergebnisse auftreten können.

Blut im Urin

- Mit bloßem Auge erkennbare oder erst mittels → Urin-Streifen-Schnelltest (Seite 14) bzw. im Mikroskop erkennbare vermehrte Ausscheidung von roten Blutkörperchen im Urin (Hämaturie oder Erythrozyturie)

Wo messbar?
- Im Urin

Anlass der Untersuchung
- Diagnose und Verlaufskontrolle von Erkrankungen der Niere und der Harnwege

Norm-/Referenzwerte
- Bis drei rote Blutkörperchen/ml Urin

Was kann ein erhöhter Wert bedeuten?
- Entzündliche, infektiöse und andere Erkrankungen von Nieren oder Harnwegen
- Tumoren (z. B. Blasenkarzinom, Nierenkrebs)
- Harnsteine
- Verletzung von Blase oder Nieren
- Bei Männern auch Erkrankungen der Prostata

Was kann ein niedriger Wert bedeuten?
- Keine klinische Bedeutung

Das beeinflusst die Werte
- Vermehrte Blutbeimengung im Urin während der Menstruation sowie bei Einnahme gerinnungshemmender Medikamente, nach körperlicher Belastung, Fieber und Austrocknung

Blutbild

- Eine der häufigsten Blutuntersuchungen, dient zur Bestimmung der zellulären Zusammensetzung des Blutes
- Kleines Blutbild: Es werden die festen Bestandteile des Blutes gezählt (→ Blutkörperchen, rote, → Blutkörperchen, weiße, → Blutplättchen); außerdem werden die Menge des roten Blutfarbstoffes (→ Hämoglobin) pro Volumen, der prozentuale Anteil aller Blutzellen im Gesamtvolumen (→ Hämatokrit) sowie die verschiedenen Indizes der roten Blutkörperchen (→ MCH, → MCHC, → MCV) bestimmt.

- Großes Blutbild: Kleines Blutbild und → Differenzialblutbild ergeben zusammen das große Blutbild.

Wo messbar?
- Im Vollblut

Anlass der Untersuchung
- Meist Teil einer ausführlichen körperlichen Untersuchung
- Verlaufskontrolle zahlreicher Erkrankungen
- Vor allen operativen und mehreren diagnostischen Eingriffen (insbesondere Probebiopsien)
- Bei Verdacht auf eine Infektion oder eine Bluterkrankung (z. B. → Anämie, → Leukämie)

Norm-/Referenzwerte
- Siehe bei den jeweiligen Einzelwerten

Was kann ein erhöhter/niedriger Wert bedeuten?
- Siehe bei den jeweiligen Einzelwerten

Das beeinflusst die Werte
- Siehe bei den jeweiligen Einzelwerten

Blutgase, Blut-pH, Bicarbonat und Basenüberschuss

- Sauerstoff und Kohlendioxid werden im Blut an Hämoglobin gebunden von der Lunge zu den Geweben und Organen hin- bzw. zurücktransportiert. Die im Blut enthaltenen Atemgase werden v. a. in Form von Partialdrucken gemessen.
- Die Sauerstoffsättigung gibt den Anteil des mit Sauerstoff beladenen Hämoglobins im Verhältnis zum Gesamthämoglobin an.
- Der pH-Wert ist das Maß für die Konzentration freier Wasserstoff-Ionen im Blut. Der Blut-pH-Wert wird von verschiedenen Systemen ständig in einem kleinen Normalbereich gehalten. Fallen im Körper Säuren in größeren Mengen als Basen an, so werden sie entweder von der Lunge abgeatmet oder von der Niere ausgeschieden.
- Bicarbonat ist das wichtigste Puffersystem im Blut, das Säuren neutralisieren kann.
- Als Basenüberschuss bezeichnet man die Abweichungen der Pufferbasen vom Normalwert.

Wo messbar?
- Im frischen arteriellen Blut oder Kapillarblut

Anlass der Untersuchung
- Diagnose von Lungenfunktionsstörungen sowie von Störungen des → Säure-Basen-Haushaltes (Seite 34)
- Überwachung von schweren Kreislaufstörungen, Schock

Norm-/Referenzwerte
- Im arteriellen Blut:
  - pO_2: 71–104 mmHg (9,5–13,9 kPa)
  - pCO_2: Frauen 32–43 mmHg (4,3–5,7 kPa)
    Männer 35–46 mmHg (4,7–6,1 kPa)
  - Sauerstoffsättigung: 95–98,5 %
  - pH: 7,37–7,45
  - Standardbicarbonat: 21–26 mmol/l
  - Basenüberschuss: −2 bis +3 mmol/l

Das können veränderte Werte bedeuten:
- Erniedrigter pO_2-Wert: Störungen der Sauerstoffaufnahme ins Blut, z. B. bei Lungenentzündung, schwerer chronischer Bronchitis, Asthma bronchiale, Lungenemphysem, nach Verschlucken eines Fremdkörpers, bei Vergiftungen, Schlaganfall, Lungenödem, Lungenembolie und vielem mehr
- Erniedrigte pO_2- und pCO_2-Werte: schwere Einschränkung der Atemfunktion
- Erhöhter pO_2-Wert: z. B. bei Hyperventilation, Sauerstoffbeatmung
- Erniedrigter pH-Wert (Azidose = Übersäuerung): Eine metabolische Azidose entsteht durch vermehrte Bildung oder Zufuhr von Säuren, den Verlust von Basen oder gestörte Ausscheidung von Säuren über die Niere. Eine respiratorische Azidose wird durch verminderten Gasaustausch in den Lungenbläschen verursacht.
- Erhöhter pH-Wert (Alkalose = vermehrter Anfall an Basen): Eine metabolische Alkalose ist häufig Folge von Säureverlust durch Erbrechen oder vermehrte Bicarbonatzufuhr (durch Infusionen). Eine respiratorische Alkalose entsteht durch zu schnelle Atmung, z. B. als Folge psychischer Erregung.

Das beeinflusst die Werte
- Mit zunehmendem Alter nimmt der pO_2-Wert ab.

Blutgruppen

- → Antigene/Antikörper (Seite 28)
- Die Einteilung der Blutgruppen erfolgt nach – erblich festgelegten – spezifischen Strukturen von Blutbestandteilen (Blutgruppenantigenen); diese Blutgruppenantigene können, wenn sie in einen fremden Organismus gelangen (z. B. durch Bluttransfusion), die Bildung von Antikörpern auslösen. Dadurch kann es beispielsweise bei einer Bluttransfusion, bei der Blut einer nicht passenden Blutgruppe verabreicht wird, zu schweren Komplikationen (Blutgruppenunverträglichkeit) kommen.
- Als Blutgruppen im engeren Sinne gelten die Blutgruppenantigene auf der Oberfläche von roten Blutkörperchen, die man mit den Buchstaben A, B und der Zahl 0 bezeichnet: Blutgruppe A (nur Merkmal A), B (nur Merkmal B), AB (beide Merkmale) oder 0 (keines der Merkmale); ein weiteres Blutgruppensystem ist das ebenfalls auf roten Blutkörperchen befindliche Rhesussystem (→ Rhesusfaktor). Daneben gibt es zahlreiche weitere Blutgruppensysteme, die sich u. a. auf weißen Blutkörperchen und Blutplättchen befinden oder im Blutplasma gelöst vorkommen.

Wo messbar?
- Im Vollblut

Anlass der Untersuchung
- Ermittlung der wichtigsten Blutgruppenantigene zur Vermeidung einer Blutgruppenunverträglichkeit (Transfusionszwischenfall), z. B. vor einer Bluttransfusion

Blutkörperchen, rote (Erythrozyten)

- Runde, scheibenförmige Gebilde ohne Zellkern, die den größten Anteil an den zellulären Blutbestandteilen stellen
- Vorläuferzellen der reifen Erythrozyten sind die Normoblasten, die einen Zellkern besitzen, und die kernlosen → Retikulozyten.
- Werden beim Embryo in Leber und Milz, bei Kindern und Erwachsenen im Knochenmark von Brustbein, Hüftknochen und den großen Röhrenknochen aus den Stammzellen gebildet

- Wichtigster funktioneller Bestandteil ist der rote Blutfarbstoff (→ Hämoglobin), an den gebunden die Erythrozyten Sauerstoff aus der Lunge zu den Geweben und Organen und Kohlendioxid zurück zur Lunge transportieren.
- Rote Blutkörperchen können nicht nur aufgrund ihrer Anzahl im Blut, sondern auch in Bezug auf ihre Größe, ihren Gehalt an Hämoglobin und ihr Erscheinungsbild von der Norm abweichen. Deshalb werden üblicherweise auch Hämoglobin, → Hämatokrit, → RDW und die Erythrozytenindizes → MCV, → MCH und → MCHC bestimmt.

Wo messbar?
- Im Vollblut aus der Vene (oder Kapillarblut aus der Fingerbeere)

Anlass der Untersuchung
- Diagnose, Verlaufs- und Therapiekontrolle von Anämien und Polyglobulien (Vermehrung der roten Blutkörperchen)

Norm-/Referenzwerte
- Frauen: 4,1–5,4 Mio. Erythrozyten/µl
- Männer: 4,4–5,9 Mio. Erythrozyten/µl

Was kann ein erhöhter Wert bedeuten?
- Schwere chronische Lungen- oder Herzleiden
- Einige Nierenerkrankungen, insbesondere Zystennieren
- Tumoren (z. B. Hypernephrom, Ovarialkarzinom, Kleinhirntumoren und Leberzellkarzinom)
- Cushing-Syndrom (krankhaft erhöhte Bildung von Cortisol in einer der beiden Nebennieren), Bartter-Syndrom
- Autonom vermehrte Produktion von roten (und anderen) Blutkörperchen im Knochenmark (Polyzythämie)

Was kann ein niedriger Wert bedeuten?
- Alle Formen der → Anämie (Seite 183)

Das beeinflusst die Werte
- Erhöhte Werte: kurzzeitiger Sauerstoffmangel z. B. infolge eines Aufenthalts im Hochgebirge, Therapie mit Androgenen, starker Flüssigkeitsmangel (z. B. durch Erbrechen, Durchfall), Einnahme von harntreibenden Medikamenten (Diuretika), Fettsucht, regelmäßiger Nikotin- und/oder Alkoholkonsum
- Erniedrigte Werte: Überwässerung

Blutkörperchen, weiße (Leukozyten)

- Gruppe unterschiedlicher weißer Blutzellen (z. B. → Granulozyten, → Lymphozyten, Monozyten, → Differenzialblutbild), die zusammen mit den im Blut gelösten Abwehrstoffen und den lymphatischen Organen (z. B. Milz, Lymphknoten, Thymus) das Immunsystem bilden
- Haben die Aufgabe, Krankheitserreger oder andere fremde Stoffe abzuwehren und überalterte oder kranke Körperzellen zu eliminieren
- Bei erhöhter oder erniedrigter Leukozytenanzahl im kleinen → Blutbild meist zusätzliche Durchführung eines Differenzialblutbildes. Eine erhöhte Leukozytenzahl ist fast immer durch eine Erhöhung der Granulozyten oder Lymphozyten bedingt.

Wo messbar?
- Im Vollblut, Urin, Liquor

Anlass der Untersuchung
- Blut: Diagnose, Verlaufs- und Therapiekontrolle von Infektionen, Entzündungen, Gewebezerstörungen, Vergiftungen, Blut- bzw. Knochenmark- oder Tumorerkrankungen, Kollagenosen, schweren Stoffwechselstörungen, Verbrennungen
- Urin: Bei Verdacht auf Erkrankungen der Nieren oder der Harnwege
- Liquor: v. a. Diagnose und Differenzierung einer Hirnhautentzündung; Diagnose und Verlaufskontrolle von Tumoren, Hirnblutungen

Norm-/Referenzwerte
- Vollblut: Frauen 4,0-11,2 ng/l, Männer 3,9-10,1 ng/l
- Urin: im → Urin-Streifen-Schnelltest (Seite 14) negativer Befund, Urinsediment bis 10 Leukozyten/µl
- Liquor: Neugeborene bis 15 Leukozyten/µl, ältere Kinder und Erwachsene bis 5 Leukozyten/µl

Was kann ein erhöhter Wert bedeuten?
- Blut: Infektionen, v. a. bakterieller Natur, entzündliche Erkrankungen, wie z. B. rheumatoide Arthritis, rheumatisches Fieber, Bauchspeicheldrüsenentzündung, Kollagenosen, chronische Leukämien, Myelofibrose, Herzinfarkt, Lungeninfarkt, Verbrennungen, fortgeschrittenes Stadium einer

Tumorerkrankung, akuter Blutverlust, schwere Verletzungen, schwere Stoffwechselentgleisungen, wie z. B. Zuckerkoma, Zustand nach Milzentfernung
- Urin: entzündliche, infektiöse oder bösartige Erkrankungen der Niere oder Harnwege sowie der Prostata beim Mann
- Liquor: Meningitis, Tumoren, Verletzungen, akute Durchblutungsstörungen, Hirnblutungen, Multiple Sklerose

Was kann ein niedriger Wert bedeuten?
- Blut: Erkrankungen des Knochenmarks, akute Leukämien mit Verdrängung von gesunden weißen Blutkörperchen im Knochenmark, maligne Lymphome, Typhus, Brucellose, Influenza, Masern, Röteln u. a. Viruserkrankungen, Krebstherapie (v. a. Bestrahlungen und Chemotherapie), Vergrößerung der Milz, Leberzirrhose, aplastische → Anämie (Seite 183)
- Urin und Liquor: ohne Krankheitswert

Das beeinflusst die Werte
- Erhöhte Werte: Rauchen, körperlicher und seelischer Stress, Medikamente (z. B. Kortisonpräparate, Lithium, Sulfonamide, Mittel gegen Epilepsie)
- Erniedrigte Werte: Medikamente (z. B. Mittel gegen Schmerzen oder rheumatische Erkrankungen, Chloramphenicol)

Blut-Kohlendioxid → Blutgase

Blutkultur

- Mikrobiologische Untersuchung zur Anzüchtung und Bestimmung von Krankheitserregern (Bakterien und Pilze) aus einer Blutprobe. Hierfür wird das entnommene Blut in Blutkulturflaschen mit Nährlösungen gemischt und dann auf verschiedenen Nährböden bebrütet. Bei Verdacht auf eine Infektion mit anaeroben Bakterien (Seite 28) bzw. bei unklarer Blutvergiftung gibt man das Blut meist in zwei Kulturflaschen, von denen die eine Sauerstoff enthält und die andere nicht.
- Weil die Krankheitserreger meist nicht kontinuierlich, sondern schubweise ins Blut übertreten, wird die Blutentnahme für eine Blutkultur, wenn möglich, im Fieberanstieg und zu Beginn eines Schüttelfrostes vorgenommen.

- Zum Nachweis von Bakterien im Blut im Rahmen einer septischen Erkrankung müssen mindestens zwei bis drei Blutkulturen untersucht werden.
- Um die Gefahr eines falsch positiven Ergebnisses zu minimieren, sind besonders sorgfältige Hygienemaßnahmen sowohl während der Blutentnahme als auch beim Ansetzen der Blutkultur unerlässlich.

Wo messbar?
- Im Vollblut

Anlass der Untersuchung
- Bei Verdacht auf eine Blutvergiftung (Sepsis) oder einen septischen Schock
- Nachweis einer schweren bakteriellen oder durch Pilze verursachten Infektionskrankheit, bei der die Krankheitserreger ins Blut übertreten können
- Kontrolluntersuchung in der Intensivmedizin, Abklärung von Fieber unklarer Ursache oder nach einer Fremdkörperimplantation, Verdacht auf eine systemische Pilzinfektion, Verdacht auf einen Erregerwechsel während der Therapie

Norm-/Referenzwerte
- Kein Nachweis von Bakterien oder Pilzen

Was kann ein erhöhter Wert bedeuten?
- Jeder Nachweis von Bakterien (oder Pilzen) im Blut ist – bei entsprechenden Symptomen – ein Hinweis auf eine Blutvergiftung bzw. auf eine schwere Infektionserkrankung mit zeitweisem Übertritt von Bakterien ins Blut (Bakteriämie), was oft vorkommt v. a. bei Hirnhautentzündung, Lungenentzündung, Herzinnenhautentzündung, akuter Knochenmarksentzündung (Osteomyelitis), fieberhaften Abszessen, schwerer Nierenbeckenentzündung, eitriger Arthritis, Epiglottitis bei Kindern, systemischer Pilzinfektion.

Was kann ein niedriger Wert bedeuten?
- Ein negativer Befund gilt als Normbefund; allerdings schließt dies bei entsprechenden Symptomen nicht aus, dass zeitweilig Bakterien ins Blut übertreten.
- Negative Blutkulturen nach einem vorangegangenen Bakteriennachweis im Blut können anzeigen, dass die eingeleitete Behandlung erfolgreich ist.

Das beeinflusst die Werte
- Unzureichende Hygienemaßnahmen (z. B. nicht korrekt ausgeführte Hautdesinfektion) führen zu einem falsch positiven Befund und einem falschen Erregernachweis.
- Während einer Behandlung mit Antibiotika oder Antipilzmitteln (Antimykotika) kommt es zu einem negativen Befund.

Blut-pH → Blutgase

Blutplättchen (Thrombozyten)

- Kleine, scheibchenförmige Blutbestandteile, die keinen Zellkern haben und deshalb nicht zu den »echten« Zellen gerechnet werden; zerfallen beim Kontakt mit Luft
- Werden im Knochenmark gebildet und in der Milz abgebaut
- Spielen eine wichtige Rolle bei der Blutgerinnung (→ Gerinnung, Seite 32) bzw. bei der Gewebereparatur nach einer Gefäßverletzung oder Entzündung
- Zur Klärung (dauerhaft) erniedrigter Blutplättchen-Zahlen sind weitere Untersuchungen notwendig, wie z. B. die Bestimmung von Antikörpern gegen Thrombozyten und eine Knochenmarksuntersuchung.

Wo messbar?
- Im Vollblut

Anlass der Untersuchung
- Abklärung unklarer Blutungen, Ausschluss einer Blutungsneigung
- Bei Verdacht auf Knochenmarkserkrankungen
- Zur Kontrolle einer Krebstherapie (Bestrahlungen und Chemotherapie)

Norm-/Referenzwerte (je nach Methode, Gerät)
- Neugeborene, Kleinkinder, Schulkinder, Jugendliche und Erwachsene: 140 000–360 000/µl (140–360 x 10^9/l)
  - 500 000–700 000/µl mild erhöht
  - 700 000–900 000/µl moderat erhöht
  - › 900 000/µl stark erhöht
  - ‹ 100 000/µl mild erniedrigt
  - ‹ 50 000/µl schwer erniedrigt

Was kann ein erhöhter Wert bedeuten?
- (Eitrige) Infektionen (v. a. der Atemwege und der Harnwege, Hirnhautentzündung, Blutvergiftung oder Abszesse), Tuberkulose
- Nach einer großen Verletzung, Operation, Blutung
- Fortgeschrittene Krebserkrankungen
- Leukämie (v. a. chronisch-myeloische) und andere Knochenmarkserkrankungen
- Vorübergehend nach einer Milzentfernung

Was kann ein niedriger Wert bedeuten?
- Autoantikörper gegen Blutplättchen, z. B. durch eine Virusinfektion, andere Krankheiten oder Medikamente ausgelöst
- Chemotherapie
- Knochenmarkserkrankungen bzw. -schädigungen, Leukämien, Karzinommetastasen
- Vitamin-B_{12}- oder Folsäuremangel
- Selten angeborener Mangel an Blutplättchen
- Milzvergrößerung, Leberzirrhose
- Künstliche Herzklappen

Das beeinflusst die Werte
- Kurz nach körperlicher Anstrengung steigt die Zahl der Blutplättchen um bis zu 50 % an.

Blutsauerstoff → Blutgase

BSG (Blutkörperchensenkungsgeschwindigkeit, Blutsenkung)

- Geschwindigkeit, mit der die roten → Blutkörperchen nach Zugabe eines gerinnungshemmenden Stoffs in einer senkrechten Röhre nach unten sinken. Nach einer bzw. zwei Stunden erfolgt die Messung der Strecke, die die Blutkörperchen in der Röhre zurückgelegt haben.
- Eine Beschleunigung der BSG kann immer nur ein Hinweis auf eine bestehende Erkrankung sein, nicht aber Aufschluss über die genaue Ursache und den Ort der Erkrankung geben.

Wo messbar?
- Im Vollblut

Anlass der Untersuchung
- Teil des Basisprogramms einer Blutuntersuchung
- Unspezifisches Suchverfahren bei Verdacht auf entzündliche Prozesse im Körper bzw. zur Verlaufskontrolle bei der Therapie

Norm-/Referenzwerte
- Frauen: unter 50 Jahre 6-20 mm (1. Stunde)
  über 50 Jahre 6-30 mm (1. Stunde)
- Männer: unter 50 Jahre 3-10 mm (1. Stunde)
  über 50 Jahre 3-20 mm (1. Stunde)

Was kann ein erhöhter Wert bedeuten?
- Akute und chronische Entzündungen und Infektionen
- Fortgeschrittene bzw. metastasierte bösartige Tumoren
- Autoimmunkrankheiten, insbesondere Polymyalgia rheumatica, Riesenzellarteriitis
- Subakute Schilddrüsenentzündung de Quervain
- Anämien, Leukämien, Hämolyse
- Nephrotisches Syndrom

Was kann ein niedriger Wert bedeuten?
- Vermehrung von roten Blutkörperchen oder von Bluteiweißen

Das beeinflusst die Werte
- Leichter Anstieg im Alter sowie bei Einnahme der Anti-Baby-Pille, kurz vor der Menstruation (prämenstruell) und in der Schwangerschaft

CA-Werte (CA 125, CA 19–9, CA 15–3)
→ Tumormarker

Calcitonin (CT)

- Hormon, das in bestimmten Zellen (C-Zellen) der Schilddrüse gebildet wird
- Sorgt für einen normal hohen Kalziumspiegel im Blut, indem es bei niedrigem Spiegel Kalzium aus den Knochen mobilisiert bzw. bei erhöhtem Spiegel den Kalziumabbau aus den Knochen hemmt sowie die Kalziumaufnahme in die Knochen fördert

Wo messbar?
- Im Blutserum

Anlass der Untersuchung
- Abklärung von kalten Knoten, die auf ein medulläres Schilddrüsenkarzinom hinweisen können.
- → Tumormarker zur Verlaufskontrolle eines medullären Schilddrüsenkarzinoms
- Abklärung nicht behandelbarer Durchfälle, unklarer → CEA-Erhöhung
- Screening bei erblichem medullären Schilddrüsenkarzinom
- Verlaufskontrolle anderer bösartiger Tumoren, sofern sie Calcitonin bilden (siehe unten)

Norm-/Referenzwerte
- Erwachsene: unter 15 ng/l

Nach Stimulation der Calcitoninausschüttung mit Pentagastrin (eine synthetisch hergestellte Substanz, die dem körpereigenen Hormon Gastrin sehr ähnlich ist):
- Erwachsene: unter 30 ng/l

Was kann ein erhöhter Wert bedeuten?
- Medulläres Schilddrüsenkarzinom (10 % aller Krebserkrankungen der Schilddrüse)
- Eventuell andere bösartige Tumoren, wie z. B. kleinzellige Bronchialkarzinome, Insulinome, Karzinoide, VIPome, die das Darmhormon VIP (vasoaktives intestinales Polypeptid) im Übermaß produzieren, etc.

Was kann ein niedriger Wert bedeuten?
- Ohne Krankheitswert

Das beeinflusst die Werte
- Patienten mit Niereninsuffizienz oder einer Hashimoto-Thyreoiditis haben höhere basale Calcitonin-Werte. Erhöhte Werte auch durch Alkoholismus, Rauchen, Kalziumtabletten, bestimmte Medikamente wie Protonenpumpenhemmer, Lachscalcitonin

KEIN HINWEIS AUF SCHILDDRÜSENKREBS

Die Bestimmung der Schilddrüsenhormonwerte (→ Thyroxin, → TSH, → Trijodthyronin, T3) liefert keine Anhaltspunkte für ein eventuell vorhandenes Schilddrüsenkarzinom, sondern gibt ausschließlich Informationen über die Funktion der Schilddrüse.

CEA (Carcino-embryonales Antigen)

- Normaler Bestandteil der Schleimhaut von Dick- und Mastdarm; dient als → Tumormarker von Brust- und Darmkrebs

Wo messbar?
- Im Blutserum oder -plasma

Anlass der Untersuchung
- Therapiekontrolle nach operativer Entfernung von Karzinomen des Dick- und Mastdarms, nicht sinnvoll als diagnostische Methode
- Eventuell Differenzierung von gut- und bösartigen Lebertumoren

Norm-/Referenzwerte
- Obergrenze (je nach Methode): 1,5–5,0 µg/l

Was kann ein erhöhter Wert bedeuten?
- Bösartiger Tumor des Dick- oder Mastdarms, insbesondere erneutes Wachstum eines bereits entfernten Tumors oder Bildung von Metastasen
- Medulläres Schilddrüsenkarzinom
- Fortgeschrittenes Stadium eines Mammakarzinoms bzw. eines Magen-, Bauchspeicheldrüsen-, Bronchial-, Ovarial- und Gebärmutterhalskarzinoms

Was kann ein niedriger Wert bedeuten?
- Ohne Krankheitswert

Das beeinflusst die Werte
- Erhöhte Werte treten auch bei entzündlichen Lebererkrankungen, alkoholischer Leberzirrhose, Bauchspeicheldrüsenentzündung, Colitis ulcerosa, Divertikulitis und entzündlichen Lungenkrankheiten auf.

WANN IST VON EINEM BÖSARTIGEN TUMOR AUSZUGEHEN?

- Vierfacher Anstieg über die Obergrenze: Ein bösartiger Tumor ist wahrscheinlich.
- Achtfacher Anstieg über die Obergrenze oder Zunahme des Wertes: Ein bösartiger Tumor ist nahezu sicher.

ChE (Cholinesterase)

- In der Leber gebildetes Enzym, das an Nervenendigungen den Botenstoff Acetylcholin spaltet und dadurch den Nervenimpuls auf das Organ weiterleitet

Wo messbar?
- Im Blutserum oder -plasma; Fruchtwasser

Anlass der Untersuchung
- Lebererkrankungen mit eingeschränkter Leberfunktion
- Pestizidvergiftung; arbeitsmedizinische Überwachung Pestizid-exponierter Landarbeiter
- Vor Narkosen bei Verdacht auf einen genetisch bedingten verzögerten Abbau eines muskelentspannenden Narkosemittels
- In der Pränataldiagnostik zum Ausschluss/Nachweis eines Neuralrohrdefektes

Norm-/Referenzwerte
- Kinder ab 6 Jahren, Frauen ab 40 Jahren, Männer: 4,62–11,5 kU/l
- Junge Frauen (16–39 Jahre): 3,93–10,8 kU/l
- Schwangere Frauen bzw. während Einnahme der Anti-Baby-Pille: Abfall der ChE-Aktivität um 20–30 %.

Was kann ein erhöhter Wert bedeuten?
- Diabetes mellitus, koronare Herzkrankheit, Fettstoffwechselstörungen, Fettleber, nephrotisches Syndrom
- Erhöhte Aktivität im Fruchtwasser: Verdacht auf einen Neuralrohrdefekt

Was kann ein niedriger Wert bedeuten?
- Leberzirrhose, akute Hepatitis mit schwerem Verlauf, chronische Hepatitis, ausgedehnte Lebertumoren und -metastasen
- Schwere Vergiftungen (Verdacht auf eine Knollenblätterpilzvergiftung), Belastung/Vergiftung mit Pestiziden
- Genetisch bedingte ChE-Aktivität

Das beeinflusst die Werte
- Verschiedene Medikamente senken die ChE-Aktivität, z. B. Penicilline, Hormone, Anti-Baby-Pille, einige Psychopharmaka und Mittel zur Erweiterung der Bronchien.

Chlorid

- → Mineralstoffe (Seite 33)
- Elektrolyt (negativ geladenes Anion), Chlorid ist der Gegenspieler der positiv geladenen Kationen → Natrium und → Kalium, befindet sich zu 88 % im Extrazellulärraum, zu 12 % im Zellinneren
- Die Chloridkonzentration verläuft meist parallel zur Natriumkonzentration.
- Große Mengen Chlorid finden sich im Magensaft.
- Im Dünndarm aufgenommen; von der Niere ausgeschieden

Wo messbar?
- Im Blutserum und -plasma; 24-h-Urin

Anlass der Untersuchung
- Störungen des Säure-Basen-Haushaltes
- Störungen des Natrium- und Wasserhaushaltes
- Kontrolluntersuchung in der Intensivmedizin

Norm-/Referenzwerte
- Blut: 95–105 mmol/l
- 24-h-Urin: 110–250 mmol/l

Was kann ein erhöhter Wert bedeuten?
- Blutserum: renal tubuläre Azidose und andere Formen der Azidosen (Abfall des Blut-pH)
- Urin: Bartter-Syndrom (Seite 42)

Was kann ein niedriger Wert bedeuten?
- Blutserum: Verlust von chloridhaltiger Magensäure durch heftiges Erbrechen, Magenfisteln, Magensaftableitung etc., Krankheiten, die zu einem Anstieg des Blut-pH führen (Alkalosen), Bartter-Syndrom
- Urin: ohne Krankheitswert, wenig Kochsalzzufuhr

Das beeinflusst die Werte
- Blutserum: erniedrigte Chloridkonzentration durch Behandlung mit stark wirksamen Entwässerungsmitteln; vorgetäuschte Erhöhung durch Bromid- oder Jodid-haltige Medikamente
- Urin: Die Chloridausscheidung ist stark abhängig von der Kochsalzzufuhr.

Cholesterin → Gesamtcholesterin

Chrom

- Dient der Abschätzung eines Chrommangels, insbesondere bei Patienten mit Diabetes mellitus sowie bei älteren Menschen
- Chrom ist ein lebenswichtiges Spurenelement, das im Organismus v. a. als 3-wertiges Element physiologische Aufgaben erfüllt. Unnatürliches 6-wertiges Chrom, das z. B. in Wasserinstallationen vorkommt, ist dagegen für den Menschen giftig.
- Chrom ist u. a. Bestandteil des sogenannten Glukosetoleranzfaktors (GTF) und spielt dementsprechend eine wichtige Rolle im Kohlenhydratstoffwechsel; außerdem ist es u. a. am Eiweißstoffwechsel sowie an der Zellteilung beteiligt.
- Chrommangel hat eine Insulinresistenz zur Folge.

Wo messbar?
- Im Blutserum, 24-h-Sammelurin

Anlass der Untersuchung
- Verdacht auf eine Chrommangelerscheinung, oft im Zusammenhang mit (insulinpflichtigem) Diabetes mellitus

Norm-/Referenzwerte
- Blutserum: < 0,5 µg/l (< 10 nmol/l)
- 24-h-Sammelurin: < 0,7 µg/l (< 13 nmol/l)

Was kann ein erhöhter Wert bedeuten?
- Erhöhte Konzentrationen des 3-wertigen Chroms im Blut oder Urin ohne Krankheitswert

Was kann ein niedriger Wert bedeuten?
- Chrommangel
- Bei gleichzeitig bestehendem Diabetes mellitus Hinweis auf schlechte Einstellung der Zuckerkrankheit

Das beeinflusst die Werte
- Nach einer Insulinstimulation, z. B. durch den Verzehr von süßen Speisen, steigen die Chromwerte in Blut und Urin vorübergehend um das 2- bis 3-Fache an.
- Ältere Menschen haben oft niedrigere Chromwerte.
- Zink und Vanadium beeinträchtigen die Chromresorption.

Chymotrypsin

- In der Bauchspeicheldrüse gebildetes und in den Dünndarm abgegebenes Verdauungsenzym, das Eiweiße spaltet

Wo messbar?
- Im Stuhl

Anlass der Untersuchung
- Verdacht auf eingeschränkte Bauchspeicheldrüsenfunktion
- Abklärung von Verdauungsstörungen

Norm-/Referenzwerte
- 6 U/g Stuhl

Was kann ein erhöhter Wert bedeuten?
- Ohne Krankheitswert

Was kann ein niedriger Wert bedeuten?
- Eingeschränkte Funktion der Bauchspeicheldrüse
- Mukoviszidose
- anderer Verdauungsstörungen, Zustand nach Magenoperation

Das beeinflusst die Werte
- Erniedrigte Werte durch Abführmittel und Medikamente, die Bauchspeicheldrüsenenzyme ersetzen; (fünf Tage vor der Untersuchung absetzen). Niedrige Werte treten auch bei großen Stuhlmengen und Fasten auf.
- Eine empfindlichere Untersuchung ist die Bestimmung von → Elastase 1 im Stuhl.

CK (Kreatinkinase)

- In den Zellen vieler Organe, wie z. B. im Herzen und Gehirn, und im Gewebe (insbesondere der Muskulatur) befindliches Enzym, das eine wichtige Rolle bei der Bereitstellung von Energie für die Zellen spielt
- Ist aus den Untereinheiten M, B und Mi zusammengesetzt, CK-MB kommt v. a. im Herzmuskel, CK-MM vornehmlich im Skelettmuskel und CK-BB v. a. im Gehirn vor. CK-MiMi ist an die Hülle von Mitochondrien gebunden.
- Ist einer der wichtigsten Laborwerte zur Diagnostik von Herz- und Muskelerkrankungen.

Wo messbar?
- Im Blutserum oder -plasma

Anlass der Untersuchung
- Diagnose, Verlaufs- und Therapiekontrolle eines akuten Herzinfarktes und anderer Herzerkrankungen, insbesondere einer Herzmuskelentzündung
- Diagnose von Muskelerkrankungen

Norm-/Referenzwerte
- Gesamt-CK: Frauen bis 170 U/l, Männer bis 190 U/l (bei 37 °C)
- CK-MB: < 10 µg/l (Herstellerabhängig)

Was kann ein erhöhter Wert bedeuten?
Erhöhung der Gesamt-CK:
- Herzinfarkt (akuter), Herzmuskelentzündung, nach Herzoperation, Herzprellung (Anteil der CK-MB > 6 %), oder auch andere Herzerkrankung
- Muskelerkrankung (Anteil der CK-MB < 6 %)
- Schilddrüsenunterfunktion
- Bösartige Tumoren
- Vergiftungen, Alkoholismus
- Schwere Bauchspeicheldrüsenentzündung, Leberzerfall
- Nach Operation, schwerer Verletzung, Spritze in den Muskel
- Nach starker körperlicher Anstrengung
- Nach epileptischem Anfall, Entbindung oder Wiederbelebung
- Nach arterieller Embolie Erhöhung der CK-MB > 6 % und < 20 % der Gesamt-CK:
- CK-MB > 20 % der Gesamt-CK oft bei CK-BB-Erhöhung oder Makro-CK (siehe unten)

Was kann ein niedriger Wert bedeuten?
- Ohne Krankheitswert

Das beeinflusst die Werte
- CK-MB kann sich an Immunglobuline binden (ohne Krankheitswert), oder es lagern sich mehrere CK-MiMi-Moleküle (häufig zu finden bei bösartigen Tumoren und auch bei schweren Lebererkrankungen) zu großen CK-Molekülen aneinander, die lange im Blut verweilen und eine CK-MB-Erhöhung vortäuschen.

Coeroluplasmin (Cp)

- In der Leber gebildetes Eiweiß mit Kohlenhydratanteil
- Dient dem Transport von → Kupfer im Blut, oxidiert zweiwertiges zu dreiwertigem Eisen und wirkt als Antioxidans

Wo messbar?
- Im Blutserum

Anlass der Untersuchung
- Verdacht auf eine Störung des Kupferstoffwechsels, insbesondere auf Wilson-Krankheit (angeborene vermehrte Kupferspeicherung, die zu Leberschäden, neurologischen und psychiatrischen Symptomen führt)

Norm-/Referenzwerte
- Männer: 22–40 mg/dl
- Frauen: 25–60 mg/dl
- Schwangere: bis 130 mg/dl
- Frauen unter Einnahme der Anti-Baby-Pille: 27–66 mg/dl
- Frauen > 50 Jahre unter Östrogentherapie: 30–50 mg/dl

Was kann ein erhöhter Wert bedeuten?
- Ohne größere Bedeutung, z. B. bei bakteriellen Infektionen

Was kann ein niedriger Wert bedeuten?
- Wilson-Krankheit
- Angeborener Coeruloplasmin-Mangel
- Verminderte Kupferaufnahme z. B. bei Verdauungsstörungen

Das beeinflusst die Werte
- Einnahme von Östrogenen führt zu erhöhten Cp-Werten.

CO-Hb → Hämoglobin

Coombs-Test (Antiglobulin-Test)

- Test zum Nachweis von inkompletten Antikörpern, die sich gegen die Oberfläche von roten Blutkörperchen richten
- Direkter Coombs-Test: Roten Blutkörperchen aus dem Blut des Patienten werden Test-Antikörper (Antiglobuline) zugesetzt, im positiven Fall verklumpen danach die roten Blutkörperchen. Dient dem Nachweis von Antikörpern, die sich bereits an die Oberfläche der roten Blutkörperchen geheftet haben.

- Indirekter Coombs-Test: Zum Blutserum des Patienten werden Test-Erythrozyten, die mit Antikörpern beladen sind, hinzugefügt, woraufhin im positiven Fall die roten Blutkörperchen verklumpen. Dient dem Nachweis von Antikörpern, die im Blut des Patienten zirkulieren.

Wo messbar?
- Im Vollblut

Anlass der Untersuchung
- Indirekter Coombs-Test: vor Bluttransfusion, um festzustellen, ob das fremde Blut für den Patienten verträglich ist; zur Antikörpersuche bei rhesusnegativen Schwangeren
- Direkter Coombs-Test: Antikörpersuche bei hämolytischen → Anämien (Seite 183)

Norm-/Referenzwerte
- Negativer Befund (Antikörper nicht nachweisbar)

Was kann ein erhöhter Wert bedeuten?
- Blutgruppenunverträglichkeit
- Immunhämolytische oder autoimmunhämolytische Anämie
- Immunhämolytische Anämie des Neugeborenen infolge einer Blutgruppen- oder Rhesusunverträglichkeit

Was kann ein niedriger Wert bedeuten?
- Kommt nicht vor; negativer Test: Antikörper fehlen

Das beeinflusst die Werte
- Ein positiver Test kann durch unspezifische Reaktionen oder irrelevante Kälteantikörper vorgetäuscht werden und hat daher allein noch keine Aussagekraft.

Cortisol

- In der Nebennierenrinde gebildetes, zu den Glukokortikoiden zählendes Hormon, dessen Abgabe ins Blut einem zirkadianen Rhythmus folgt (höchste Konzentration zwischen 6 und 8 Uhr morgens, niedrigste gegen 24 Uhr)
- Größtenteils an Transporteiweiße gebunden, nur das freie Cortisol (etwa 3 % des Gesamtcortisols) ist biologisch aktiv
- Cortisol hat zahlreiche Wirkungen: Bereitstellung von Glukose aus Eiweißen und andere Stoffen, Bereitstellung von

Fetten durch vermehrten Fettabbau u. a., entzündungs- und wachstumshemmende Wirkung, antiallergische und abwehrunterdrückende Wirkung.

Wo messbar?
- Im Blutserum und -plasma, Speichel (mit Wattetupfer über 5 Minuten gesammelt) sowie 24-h-Urin (gekühlt gesammelt)

Anlass der Untersuchung
- Diagnose von Mangel oder Überproduktion von Cortisol

Norm-/Referenzwerte
- Gesamtcortisol in Blutserum oder -plasma:
  8 Uhr: 5–25 µg/dl, 24 Uhr: bis 5 µg/dl
- Freies Cortisol im Speichel: 6–9 Uhr: 0,2–1,7 µg/dl,
  23 Uhr: > 0,23 µg/dl
- Freies Cortisol im 24-h-Urin: < 62 µg/24 h

Was kann ein erhöhter Wert bedeuten?
- Cushing-Syndrom (durch bei Erwachsenen meist gutartige Cortisol produzierende Nebennierenrindentumoren)
- Tumoren des Hypophysenvorderlappens mit vermehrter ACTH-Produktion, wodurch die Cortisol-Bildung in der Nebenniere angeregt wird.
- Lungentumoren mit Cortisol-Produktion

Was kann ein niedriger Wert bedeuten?
- Funktionsschwäche der Nebennierenrinde, insbesondere durch Addison-Krankheit, seltener durch Karzinommetastasen, Infektionen, Blutungen etc.
- Funktionsschwäche des Hypophysenvorderlappens oder Hypothalamus
- Adrenogenitales Syndrom
- Langzeitbehandlung mit Kortisonpräparaten

Das beeinflusst die Werte
- Erhöhte Cortisol-Werte treten häufig bei durcheinander geratenem Tag-Nacht-Rhythmus auf, auch bei starkem Stress, insbesondere schweren Krankheiten und Operationen, akuten Psychosen, Über- oder Untergewicht, Alkoholismus, unter Östrogentherapie und in der Schwangerschaft.

C-Peptid → Insulin

Cross-links → Pyridinium Cross-links

CRP (C-reaktives Protein)

- In der Leber durch Interleukin 6 gebildetes Eiweiß, dessen Produktion bei einer akuten Entzündung oder Infektion um ein Vielfaches erhöht ist
- Lebensnotwendiger Abwehrstoff; bindet an Krankheitserreger und an verbrauchte oder kranke körpereigene Zellen und fördert deren Zerstörung bzw. Abbau
- CRP steigt innerhalb von wenigen Stunden bei einer bakteriellen Entzündung an und fällt nach Abklingen rasch wieder ab, daher empfindlicherer Parameter als Blutkörperchensenkungsgeschwindigkeit (→ BSG, Seite 63).

Wo messbar?
- Im Blutserum oder -plasma

Anlass der Untersuchung
- Diagnose eines akuten oder chronischen entzündlichen Prozesses, insbesondere einer bakteriellen Infektion
- Rasche Diagnose von Komplikationen nach Operationen
- Unterscheidung zwischen bakteriellen und viralen Infektionen
- Kontrolle einer Antibiotikatherapie

Norm-/Referenzwerte
- Empfohlener oberer Grenzwert für ältere Kinder und Erwachsene: ≤ 5,0 mg/l
- leichte Erhöhung: bis 40 mg/l
- moderate Erhöhung: 40–100 mg/l
- starke Erhöhung: > 100 mg/l

Was kann ein erhöhter Wert bedeuten?
- Bakterielle Infektion, wie z. B. bakterielle Lungenentzündung, Nieren(becken)entzündung, Hirnhautentzündung, Blutvergiftung (bei viralen Infektionen steigt das CRP meist nicht bzw. nur leicht und selten über 40 mg/l an)
- Bei parasitären Infektionen liegt der CRP-Wert meist ebenfalls unter 40 mg/l
- Komplikationen nach Operationen (z. B. Infektionen, Gewebezerfall, Blutergüsse, Thrombosen)
- Entzündlich-rheumatische Erkrankungen

- Herzinfarkt, tiefe Beinvenenthrombose, entzündliche Darmerkrankungen, Bauchspeicheldrüsenentzündung
- Bösartige Tumoren

Was kann ein niedriger Wert bedeuten?
- Ohne Krankheitswert

Das beeinflusst die Werte
- Im Gegensatz zur BSG wird der CRP-Spiegel nicht durch eine Schwangerschaft oder andere Faktoren beeinflusst.

Differenzialblutbild

- Bestimmung der Anzahl der verschiedenen Untergruppen der weißen → Blutkörperchen, Untersuchung auf qualitative Veränderungen aller Blutzellen im Blut sowie auf mögliche andere Bestandteile, wie z. B. Malariaerreger
- Zur Unterscheidung werden die verschiedenen Blutzellen mit einem speziellen Farbstoff angefärbt, zunächst automatisch gezählt und bei Abweichungen von der Norm noch einmal unter dem Mikroskop differenziert.

Wo messbar?
- Im Vollblut

Anlass der Untersuchung
- Abklärung von erhöhten oder erniedrigten Zahlen weißer Blutkörperchen
- Diagnose und Verlaufskontrolle von Blutkrankheiten (z. B. → Anämie, Seite 183), Infektionen, → Leukämien (Seite 219) und anderen Krebserkrankungen

Norm-/Referenzwerte
Gesamtzahlen:
- Neutrophile (→ Granulozyten): 1830–7250/µl Blut
- Lymphozyten: 1500–4000/µl Blut, Kleinkinder bis 10 500/µl
- Eosinophile (→ Granulozyten): 80–360/µl Blut

Prozentualer Anteil an der Gesamtzahl der weißen Blutkörperchen:
- Stabkernige Neutrophile: 0–5 %
- Segmentkernige Neutrophile: 30–80 %
- Lymphozyten: 15–30 %

- Eosinophile (→ Granulozyten): 1–5 %
- Basophile (→ Granulozyten): 0–2 %
- Monozyten: 2–12 %

Was kann ein erhöhter Wert bedeuten?

- Neutrophile (→ Granulozyten): v. a. bakterielle Infekte, meist begleitet von einem Anstieg der stabkernigen Neutrophilen (junge Formen von Leukozyten), schwere Hämolysen, chronisch-myeloische Leukämie, Knochenmarkserkrankungen, meist begleitet vom Auftreten von Vorläuferzellen der Blutzellen, entzündliche Erkrankungen, Stoffwechselentgleisungen, Gewebszerfall, nach Milzentfernung, unter verschiedenen Medikamenten, Stress, körperliche Belastung, Schwangerschaft
- Lymphozyten: virale Infektionen, bei Pfeifferschem Drüsenfieber häufig gleichzeitig atypische Lymphozyten, Tuberkulose, Syphilis, Keuchhusten, lymphozytär-eosinophile Heilphase bakterieller Infektionen, chronisch-lymphatische Leukämie
- Eosinophile (→ Granulozyten): lymphozytär-eosinophile Heilphase bakterieller Infektionen, Allergien, Infektionen durch Parasiten, z. B. Würmer, Trichinen, chronische Hautkrankheiten, Hodgkin-Lymphom, Knochenmarkskrankheiten, fortgeschrittene Krebserkrankungen
- Basophile (→ Granulozyten): Infekte, schwere Schilddrüsenüberfunktion, Mastozytose, chronisch-lymphatische Leukämie, Polyzythämie
- Monozyten: monozytäre Überwindungsphase bei bakteriellen Infekten, chronische bakterielle Infektionen, Hodgkin-Lymphom, chronisch-myelomonozytäre Leukämie, Colitis ulcerosa, Leberzirrhose, nach Chemotherapie

Was kann ein niedriger Wert bedeuten?

- Neutrophile (→ Granulozyten): verminderte Bildung im Knochenmark durch Knochenmarkschädigung, Vitamin-B_{12}- oder Folsäuremangel (→ Folsäure), vermehrter Abbau v. a. durch Antikörper gegen Granulozyten, bei Milzvergrößerung, Virusinfektionen, Tumoren, angeboren niedrig
- Lymphozyten: Cushing-Syndrom (Seite 58), Behandlung mit Kortisonpräparaten, Hodgkin-Lymphom, Miliartuberkulose, AIDS, Behandlung mit Zytostatika und Immunsuppressiva, subakute Virusinfekte

- Eosinophile (→ Granulozyten): akute Infektionen, Stress, Cushing-Syndrom, Behandlung mit Kortisonpräparaten; außerdem Erkrankungen, die zu einem Versagen des Knochenmarks führen
- Basophile (→ Granulozyten): Erkrankungen, die zu einem Versagen des Knochenmarks führen
- Monozyten: Erkrankungen, die zu einem Versagen des Knochenmarks führen

Was können qualitative Veränderungen der Erythrozyten bedeuten?

- Im Vergleich zur Norm verkleinerte Zellen (Mikrozyten): Eisenmangel
- Vergrößerte Zellen (Makrozyten): Vitamin-B_{12}- oder Folsäuremangel
- Schwach angefärbte Zellen (hypochrome Erythrozyten): Eisenmangel
- Stark angefärbte Zellen (hyperchrome Erythrozyten): Vitamin-B_{12}- oder Folsäuremangel
- Unterschiedlich große Zellen (Anisozytose; → RDW): Eisenmangel
- Unterschiedlich geformte Zellen (Poikilozytose): Eisenmangel, Hämolyse und nach Bluttransfusion
- Zelleinschlüsse: z. B. nach Milzentfernung, bei Vergiftungen, durch in den Zellen befindliche Parasiten

Spezielle Formveränderungen von Erythrozyten	Hinweis auf Krankheit
Sichelzellen	Sichelzellenanämie
Kugelzellen (Sphärozyten)	Hämolysen, angeborene Kugelzellanämie, Alkohol-Hepatitis, nach Milzentfernung
Ovale Zellen (Elliptozyten)	Vitamin-B_{12}- oder Folsäuremangel, angeborener Elliptozytose
Schießscheibenzellen (Targetzellen)	Häufig nach Milzentfernung, bei Thalassämien und Hämoglobinopathien
Stechapfelzellen (Akanthozyten)	Häufig bei Nierenversagen, Lebererkrankungen, Hämolyse
Tränentropfenzellen (Dakryozyten)	Charakteristisch für Myelofibrose
Fragmentierte Zellen (Schistozyten)	Bei künstlichen Herzklappen, nach Knochenmarktransplantation, Verbrennungen

Was können qualitative Veränderungen der Thrombozyten bedeuten?
- Vergrößerte Blutplättchen (Makrothrombozyten): vermehrte Zerstörung durch Autoantikörper
- Riesenthrombozyten: bei Knochenmarkserkrankungen
- Thrombozyten ohne normale Tüpfelung: bei Knochenmarkserkrankungen und Haarzell-Leukämie

DMPS-Mobilisations-Test

- Test, mit dem der Anstieg der Quecksilberausscheidung bei Verdacht auf eine Quecksilber- bzw. → Amalgambelastung (Seite 182) im Urin gemessen wird
- Soll Auskunft über mögliche Anreicherung von Quecksilber als Folge einer Belastung durch Amalgam (Legierung aus Quecksilber und anderen Metallen) bzw. andere Quecksilberverbindungen im Organismus geben
- Nach intravenöser Verabreichung von DMPS kann es in seltenen Fällen zu Hautreaktionen kommen, die in der Regel nach kurzer Zeit von selbst wieder verschwinden.

Wo messbar?
- Im Spontanurin 30–45 Minuten nach intravenöser oder eine Stunde nach oraler Verabreichung von DMPS (2,3-Dimercaptopropan-1-Sulfonsäure, Natriumsalz)

Anlass der Untersuchung
- Abklärung von Symptomen, für die als Ursache eine Quecksilberbelastung aus Amalgamfüllungen vermutet wird

Norm-/Referenzwerte
- > 50 µg Hg/g Kreatinin

Was kann ein erhöhter Wert bedeuten?
- Akute oder chronische Quecksilbervergiftung, Metallanreicherung aus Amalgamfüllungen im Organismus (Niere)

Was kann ein niedriger Wert bedeuten?
- Keine klinische Bedeutung

Das beeinflusst die Werte
- Kein Einfluss durch klinisch relevante Faktoren

Eisen (Ferrum)

- Eisen ist ein wesentlicher Bestandteil des roten Blutfarbstoffes (→ Hämoglobin), des roten Muskelfarbstoffes (Myoglobin) und von Enzymen des Zellstoffwechsels.
- Eisen wird vom Darm aufgenommen und im Blut an das Transporteiweiß → Transferrin gebunden transportiert. Eisen wird in vielen Organen hauptsächlich in Form von → Ferritin gespeichert.
- Die alleinige Bestimmung des Eisens im Blutserum reicht zur Diagnose eines Eisenmangels nicht aus, der bessere Parameter dafür ist das Ferritin.

Wo messbar?
- Im Blutserum oder -plasma

Anlass der Untersuchung
- Verdacht auf Eisenmangel(-anämie)
- Diagnose einer Eisenüberladung

Norm-/Referenzwerte
- Frauen (25 Jahre): 37–165 µg/dl, 6,6–29,5 µmol/l
- Männer (25 Jahre): 40–155 µg/dl, 7,2–27,7 µmol/l
- Frauen (40 Jahre): 23–134 µg/dl, 4,1–24,0 µmol/l
- Männer (40 Jahre): 35–168 µg/dl, 6,3–30,1 µmol/l
- Frauen (60 Jahre): 39–149 µg/dl, 7,0–26,7 µmol/l
- Männer (60 Jahre): 40–120 µg/dl, 7,2–21,5 µmol/l

Was kann ein erhöhter Wert bedeuten?
- Erbliche Hämochromatose, hämolytische Anämien, gestörte Blutbildung im Knochenmark, nach häufigen Bluttransfusionen, schwere Leberzellschädigung

Was kann ein niedriger Wert bedeuten?
- Eisenmangel (bei gleichzeitig erniedrigtem Ferritin)
- Chronische Entzündungen, Infekte, Tumoren

Das beeinflusst die Werte
- Die Bestimmung von Eisen im Serum ist störanfällig, z. B. treten starke Schwankungen abhängig von der Nahrung, die der Patient zu sich genommen hat, auf.

Eiweiß → Gesamteiweiß

Eiweißelektrophorese

- Wird zur Differenzierung der verschiedenen Eiweiße im Blut in → Albumin, alpha-1-Globuline, alpha-2-Globuline, beta-Globuline, gamma-Globuline (→ Globuline) sowie zur Bestimmung deren jeweiliger Konzentration durchgeführt
- Auftrennung der Bluteiweiße erfolgt je nach Größe und elektrischer Ladung in einem Spannungsfeld
- Nach Auftragen des Serums auf einen Träger (z. B. Filterpapier) und dem Anlegen einer elektrischen Spannung kommt es zur Wanderung der Eiweißmoleküle. Die unterschiedlich schnell wandernden Eiweißfraktionen erscheinen durch Färbung als Banden in unterschiedlicher Farbintensität.
- Heute wird bei Verdacht auf eine bestimmte Erkrankung die Konzentration des dabei veränderten Bluteiweißes direkt bestimmt.

Wo messbar?
- Im Blutserum, Spontanurin

Anlass der Untersuchung
Blutserum:
- Abklärung erhöhter oder erniedrigter Konzentrationen des → Gesamteiweißes im Blut
- Diagnose und Verlaufsbeurteilung von akuten und chronischen Entzündungen sowie von Eiweißverlusten über Niere, Magen-Darm-Trakt u. a., monoklonale Gammopathie (krankhafte Produktion großer Mengen eines Immunglobulins), Plasmozytom

Urin:
- Abklärung einer monoklonalen Gammopathie im Serum
- v. a. bei Verdacht auf Bence-Jones-Myelom (Leichtkettenkrankheit), Amyloidose

Norm-/Referenzwerte
- Albumin: 55,8–66,1 % (35,2–50,4 g/l)
- alpha-1-Globulin: 2,9–4,9 % (1,3–3,9 g/l)
- alpha-2-Globulin: 7,1–11,8 % (5,4–9,3 g/l)
- beta-Globulin: 8,4–13,1 % (5,9–11,4 g/l)
- gamma-Globulin: 11,1–18,8 % (5,8–15,2 g/l)

Was kann ein erhöhter Wert bedeuten?
- → Albumin, → Globuline

Was kann ein niedriger Wert bedeuten?
- → Albumin, → Globuline

Das beeinflusst die Werte
- → Albumin, → Globuline

Elastase 1

- Verdauungsenzym, das in der Bauchspeicheldrüse gebildet wird
- Bleibt während der Darmpassage stabil und reichert sich im Stuhl an; die Menge der im Stuhl gefundenen Pankreas-Elastase 1 gibt daher Aufschluss über die exokrine Funktion der Bauchspeicheldrüse.
- Während akuter Entzündungen der Bauchspeicheldrüse tritt Elastase 1 ins Blut über; bei eingeschränkter Funktion der Bauchspeicheldrüse gelangt weniger Elastase 1 mit dem Verdauungssaft in den Darm.

Wo messbar?
- Im Stuhl, Blutserum

Anlass der Untersuchung
- Blutserum: Verdacht auf eine akute Bauchspeicheldrüsenentzündung oder einen akuten Schub einer chronischen Bauchspeicheldrüsenentzündung
- Stuhl: Verdacht auf eine Funktionsschwäche der Bauchspeicheldrüse

Norm-/Referenzwerte
- Blutserum: ‹ 3,5 ng/ml
- Stuhl: 175–2500 µg/g Stuhl

Was kann ein erhöhter Wert bedeuten?
- Blutserum: akute Bauchspeicheldrüsenentzündung oder akuter Schub einer chronischen Bauchspeicheldrüsenentzündung
- Stuhl: keine klinische Bedeutung

Was kann ein niedriger Wert bedeuten?
- Blutserum: keine klinische Bedeutung
- Stuhl: verminderte Produktion von Verdauungsenzymen infolge einer chronischen Leistungsschwäche der Bauch-

speicheldrüse, die entweder durch eine chronische Bauchspeicheldrüsenentzündung oder – bei Kindern – aufgrund der erblich bedingten Stoffwechselstörung Mukoviszidose verursacht wird

Das beeinflusst die Werte
- Wässriger Stuhl führt zu einem falsch niedrigen Wert im Stuhl; → Bauchspeicheldrüsenentzündung (Seite 189).

Elektrolyte → Chlorid, Kalium, Kalzium, Magnesium, Natrium, Phosphat

Entzündungsparameter → BSG, → CRP

Erythrozyten → Blutkörperchen, rote

Ferritin

- Ferritin ist ein im ganzen Körper vorkommendes Eiweiß, das der Speicherung von → Eisen dient.
- Je mehr Eisen im Körper mithilfe von → Ferritin gespeichert ist, desto höher ist die Ferritinkonzentration im Blut.

Wo messbar?
- Im Blutserum und -plasma

Anlass der Untersuchung
- Verdacht auf Eisenmangel mit oder ohne → Anämie (Seite 183), Abklärung einer Anämie, Verlaufskontrolle einer medikamentösen Eisentherapie, Überwachung von Risikogruppen (z. B. Schwangere, Blutspender, Hämodialysepatienten, Kleinkinder)
- Diagnose einer Eisenüberladung

Norm-/Referenzwerte
- Säuglinge:
  - 0,5 Monate: 90–628 µg/l
  - 1 Monat: 144–399 µg/l
  - 2 Monate: 87–430 µg/l
  - 4 Monate: 37–223 µg/l
  - 6 Monate: 19–142 µg/l
  - 12 Monate: 1–99 µg/l
- Kinder: bis 15 Jahre 9–59 µg/l

- Frauen: 16–18 Jahre 10–63 µg/l
  20–60 Jahre 9–140 µg/l
  über 60 Jahre ≥ 13 µg/l
- Männer: 16–18 Jahre 12–78 µg/l
  20–60 Jahre 18–360 µg/l
  über 60 Jahre ≥ 21 µg/l

Was kann ein erhöhter Wert bedeuten?
- Anämie ohne Eisenmangel
- Genetisch bedingte Eisenspeicherkrankheit (Hämochromatose)
- Eisenüberladung infolge häufiger Bluttransfusionen
- Leberzirrhose, Bauchspeicheldrüsen- oder Bronchialkarzinom

Was kann ein niedriger Wert bedeuten?
- Eisenmangel mit oder ohne Anämie; deutlich verminderte Ferritinwerte beweisen einen Eisenmangel, auch wenn die Eisen- und Transferrinkonzentration im Blut im Normalbereich liegt (→ Transferrin).

Das beeinflusst die Werte
- Verminderte Werte treten bei vegetarischer Ernährung auf, bei der wenig Eisen über die Nahrung aufgenommen wird.

Fibrinogen

- → Gerinnung (Seite 32), → Blutgerinnungsstörungen (Seite 192)
- Ist als Gerinnungsfaktor (Faktor 1) an der Bildung des Blutpfropfes beteiligt und damit ein wesentlicher Bestandteil der Blutstillung
- Wird in der Leber gebildet

Wo messbar?
- Im Blutplasma

Anlass der Untersuchung
- Diagnose eines Mangels oder eines Defekts von Fibrinogen
- Abklärung einer verlängerten Plasmathrombinzeit (→ PTZ)
- Diagnose und Überwachung einer krankhaften Aktivierung der Blutgerinnung (Verbrauchskoagulopathie)
- Überwachung einer Therapie mit Medikamenten, die Gerinnsel auflösen (Fibrinolytika)

- Nachweis einer erhöhten Fibrinogenkonzentration als Risikofaktor für Arteriosklerose

Norm-/Referenzwerte
- 1,4–3,5 g/l (modifizierte Clauss-Methode)

Was kann ein erhöhter Wert bedeuten?
- Akute Entzündungen, nach einem Herzinfarkt, Fettsucht, Diabetes mellitus
- Durch einen genetisch bedingten erhöhten Fibrinogenspiegel steigt das Risiko für Herzinfarkt, Schlaganfall und andere arteriosklerotisch bedingte Krankheiten.
- Als sogenanntes Akute-Phase-Protein kann die Fibrinogenkonzentration bei Entzündungen, Herzinfarkt, Tumoren, schweren Verletzungen, Verbrennungen, nach Bestrahlungen und nach Operationen vorübergehend deutlich erhöht sein. Die Gefahr, dass sich dadurch eine Thrombose bildet, besteht hierbei in der Regel nicht.

Was kann ein niedriger Wert bedeuten?
- Angeborene Fibrinogenbildungsstörung (Hypofibrinogenämie), angeborener Fibrinogendefekt (Dysfibrinogenämie)
- Schwerer Leberschaden, z. B. Leberzirrhose, Knollenblätterpilzvergiftung
- Krankhafte Aktivierung der Blutgerinnung (Verbrauchskoagulopathie)
- Unter einer Therapie mit Medikamenten, die Blutgerinnsel auflösen (Fibrinolytika)

Das beeinflusst die Werte
- Erhöhte Werte treten bei Einnahme der Anti-Baby-Pille, Schwangerschaft und Rauchen auf.

Folsäure

- Lebenswichtiges (essenzielles) Vitamin, das vom Körper nicht selbst hergestellt werden kann und deshalb mit der Nahrung aufgenommen werden muss
- Reichlich in bestimmten Nahrungsmitteln, v. a. in Leber, Salaten sowie in Gemüse vorhanden
- Ist u. a. wesentlich am Eiweißstoffwechsel sowie an der Synthese von DNA beteiligt

- Die Deutsche Gesellschaft für Ernährung (DGE) empfiehlt, täglich 400 µg Folsäure aufzunehmen.
- Frauen mit Kinderwunsch sollten spätestens 4 Wochen vor Beginn der Schwangerschaft täglich 400 µg synthetische Folsäure in Fom von Supplementen einnehmen, um v. a. einem Neuralrohrdefekt beim Ungeborenen vorzubeugen.

Wo messbar?
- Im Blutserum

Anlass der Untersuchung
- Nachweis bzw. Ausschluss eines Folsäuremangels, z. B. bei makrozytärer Anämie, Alkoholismus, chronischen Lebererkrankungen, vor geplanter Schwangerschaft, bei Verdauungsstörungen, unregelmäßiger bzw. ungenügender Ernährung sowie unter einer Behandlung mit Medikamenten (z. B. Antiepileptika), die in den Folsäurestoffwechsel eingreifen
- Ursachensuche bei erhöhtem Homocysteinspiegel, der u. a. durch einen Folsäuremangel bedingt sein kann und als Risikofaktor für die koronare Herzkrankheit gilt

Norm-/Referenzwerte
- Erwachsene (nüchtern): 1,8–9,0 µg/l (4–20 nmol/l) (möglichst zwei Messungen an verschiedenen Tagen)

Was kann ein erhöhter Wert bedeuten?
- Zu hohe Dosierung von Folsäure- bzw. Vitaminpräparaten
- Kann zu Magen-Darm-Problemen, psychischen und Schlafstörungen führen

Was kann ein niedriger Wert bedeuten?
- Makrozytäre Anämie
- Mangelernährung (insbesondere bei alten Menschen), erhöhter Bedarf in Wachstumsphase und Schwangerschaft
- Einnahme der Anti-Baby-Pille
- Behandlung mit Folsäureantagonisten oder Antiepileptika
- Magen-Darm-Erkrankungen mit verminderter Stoffaufnahme, v. a. Colitis ulcerosa, Crohn-Krankheit
- Alkoholismus, chronische Lebererkrankungen
- Kann zu einem Überschuss an Homocystein führen, das als Risikofaktor für die koronare Herzkrankheit gilt

Das beeinflusst die Werte
- Die Folsäurekonzentration ist abhängig von der Ernährung.

FSH (Follikelstimulierendes Hormon)

- Hormon, das im Vorderlappen der Hypophyse gebildet und von Hormonen aus dem Hypothalamus gesteuert wird
- Bewirkt bei der Frau die Heranreifung des Eifollikels im Eierstock und regt die Bildung von Östrogen an
- beim Mann mitverantwortlich für die Spermienproduktion

Wo messbar?
- Im Blutserum oder -plasma

Anlass der Untersuchung
- Frauen: Ursachensuche für eine verzögerte Pubertät, Zyklusstörungen, ungewollte Kinderlosigkeit, Abklärung, ob Hormontherapie während des Klimakteriums notwendig ist
- Männer: Ursachensuche bei gestörter Samenbildung (z. B. bei unerfülltem Kinderwunsch) bzw. bei fehlender Aus- bzw. Rückbildung der primären Geschlechtsmerkmale (Hypogonadismus)

Norm-/Referenzwerte
- Frauen vor den Wechseljahren: 2–20 IU/l
- Frauen nach den Wechseljahren: › 18 IU/l
- Männer: 1–12 IU/l

Was kann ein erhöhter Wert bedeuten?
- Frauen: bei dauerhaft erhöhten FSH-Werten (in Verbindung mit dauerhaft erhöhten LH-Werten) primäre Funktionseinschränkung des Eierstocks, z. B. infolge eines vorzeitigen Einsetzens der Wechseljahre; Menopause oder aufgrund von bestimmten Erbkrankheiten (z. B. Turner-Syndrom)
- Männer: primäre Störung der Spermienbildung, Klinefelter-Syndrom, Hypogonadismus

Was kann ein niedriger Wert bedeuten?
- Frauen: Tumorerkrankungen, erhöhte Prolaktinwerte (gehen oft mit Ausbleiben der Menstruation und/oder des Eisprungs einher)
- Männer: evtl. Hinweis auf eine Störung der Hypophysenfunktion

Das beeinflusst die Werte
- Magersucht, die Einnahme der Anti-Baby-Pille oder auch Anabolika

gamma-GT (gamma-Glutamyltranspeptidase, GGT)

- Enzym auf der Zellhülle vieler Körperzellen, das u. a. die Zellhüllen vor oxidativer Zerstörung schützen soll
- Die im Blutserum gemessene gamma-GT stammt aus der Leber bzw. den Gallengängen.

Wo messbar?
- Im Blutserum oder -plasma

Anlass der Untersuchung
- Diagnose und Verlaufskontrolle von Erkrankungen der Leber und der Gallenwege, meist zusammen mit anderen Leberenzymen (→ GOT, → GPT)

Norm-/Referenzwerte
- Frauen ‹ 40 U/l, Messung 37 °C
- Männer ‹ 60 U/l, Messung 37 °C

Was kann ein erhöhter Wert bedeuten?
- Akute und chronische Virushepatitis (→ Hepatitis, Seite 209), akute Alkoholhepatitis
- Fettleber, Leberzirrhose, Leberstauung bei Herzschwäche
- Lebertumoren und Lebermetastasen
- Chronischer Alkoholmissbrauch
- Gallenstauung, entweder in der Leber oder durch Abflussstörungen der Galle, z. B. bei Steinen in den Gallengängen, Tumor der Bauchspeicheldrüse, Gallengangsentzündung

Was kann ein niedriger Wert bedeuten?
- Ohne Krankheitswert

Das beeinflusst die Werte
- In der Schwangerschaft sowie durch die Anti-Baby-Pille und andere Medikamente (z. B. Mittel gegen Krampfanfälle, rheumatische Erkrankungen, Schilddrüsenüberfunktion und Entwässerungsmittel) kann die GGT erhöht sein.

Gesamtcholesterin

- → Fettstoffwechselstörungen (Seite 202)
- Cholesterin wird im gesamten Körper gebildet und außerdem über die Nahrung zugeführt.

- Wichtiger Bestandteil von Zellhüllen, Lipoproteinen (aus Fetten und Eiweißen zusammengesetzte Moleküle), Ausgangsstoff für Hormone, Gallensäuren und Vitamin D
- Wird aufgrund seiner geringen Wasserlöslichkeit im Blut an Lipoproteine gebunden transportiert, v. a. als → LDL-Cholesterin, in geringeren Mengen als → HDL- oder VLDL-Cholesterin
- Ein erhöhter Cholesterinspiegel gilt als wesentlicher Risikofaktor für die koronare → Herzkrankheit (Seite 213).
- Sollte vor endgültiger Diagnose einer Cholesterinerhöhung (Hypercholesterinämie) mindestens ein weiteres Mal etwa zwei Wochen später bestimmt werden

Wo messbar?
- Im Blutserum oder -plasma

Anlass der Untersuchung
- Basisuntersuchung zur Früherkennung eines erhöhten Risikos für Arteriosklerose und koronare Herzkrankheit
- Kontrolle bei diätetischer oder medikamentöser Behandlung einer Hypercholesterinämie

Norm-/Referenzwerte
- ‹ 200 mg/dl (≤ 5,18 mmol/l)

Was kann ein erhöhter Wert bedeuten?
- Fett- und cholesterinreiche Ernährung
- Angeborene Hypercholesterinämie
- Schilddrüsenunterfunktion, nephrotisches Syndrom, Gallenstauung, Zuckerkrankheit

Was kann ein niedriger Wert bedeuten?
- Reaktive Veränderungen ohne eigenen Krankheitswert bei Schilddrüsenüberfunktion, Hyperparathyreoidismus, nach schweren Verletzungen und Operationen, bei bösartigen Tumoren
- Erkrankungen durch defekte Lipoproteine, wie z. B. Abetalipoproteinämie, Tangier-Krankheit

Das beeinflusst die Werte
- Cholesterinerhöhung in der Schwangerschaft, zu lange Stauung bei Blutabnahme und Abnahme im Stehen, jedoch nicht durch Mahlzeiten vor der Blutabnahme

Gesamteiweiß (Totalprotein, TP)

- Im Blutplasma können mehr als 100 verschiedene Eiweiße nachgewiesen werden, wobei nur etwa von der Hälfte die biologische Funktion bekannt ist.
- Das Gesamteiweiß kann mithilfe der → Eiweißelektrophorese in → Albumin, alpha-1-, alpha-2-, beta- und gamma-Globuline (→ Globuline) aufgetrennt werden.
- Albumine, alpha-1-, alpha-2- und beta-Globuline werden in der Leber hergestellt, während gamma-Globuline von bestimmten Lymphozyten, den Plasmazellen, gebildet werden.

Wo messbar?
- In Blutserum oder -plasma, Urin, Liquor, Punktionsflüssigkeiten

Anlass der Untersuchung
- Blutserum: Verdacht auf eine erhöhte oder verminderte Konzentration von Gesamteiweiß im Blut, Störungen des Wasserhaushaltes
- Urin: Verdacht auf eine vermehrte Eiweißausscheidung
- Liquor: Diagnose und Verlaufskontrolle v. a. von entzündlichen Erkrankungen des zentralen Nervensystems

Norm-/Referenzwerte
- Serum/Plasma: 66–83 g/l
- Urin: bis 0,15 g/l
- Liquor: 0,2–0,4 g/l

Was kann ein erhöhter Wert bedeuten?
- Blutserum: Flüssigkeitsverlust, z. B. bei Durst, schwerem Durchfall, Diabetes insipidus, Fieber; fast immer durch Erhöhung der Immunglobuline bedingt, z. B. bei Erkrankungen mit Produktion großer Mengen eines gleichförmigen Immunglobulins, chronisch-entzündlichen Erkrankungen, Leberzirrhose
- Urin: Eiweißverlust über die Niere, z. B. bei nephrotischem Syndrom, Glomerulonephritis, Kollagenosen, Nierenstauung, diabetische Nierenerkrankungen, Bluthochdruck, Zystennieren, Nieren- und Harnwegsinfektionen, Hämolyse, Tumoren der Niere und Harnwege
- Liquor: v. a. bei Hirnhautentzündung, Multipler Sklerose, Infektionen des zentralen Nervensystems, Zirkulationsstörungen des Liquors, krankhafter Eiweißproduktion im ZNS

Was kann ein niedriger Wert bedeuten?
- Blutserum: Überwässerung, z. B. durch Infusionstherapie, nach starkem Blutverlust; fast immer durch Verminderung des → Albumins bedingt, z. B. bei schweren Leberschäden, Eiweiß-Mangelernährung, verminderter Nährstoffaufnahme aus dem Darm, Eiweißverlusten über die Niere oder den Magen-Darm-Trakt und akuten Blutungen; Antikörpermangelsyndrom
- Urin: ohne Krankheitswert
- Liquor: ohne Krankheitswert

Das beeinflusst die Werte
- In der Schwangerschaft ist die Eiweißkonzentration im Blutserum erniedrigt, nach Gabe von Kontrastmitteln und bei Anstieg des Bilirubinspiegels erhöht.
- Eine vermehrte Eiweißausscheidung im Urin kommt auch bei Stress, Fieber, Hohlkreuz und in großer Kälte vor.

GLDH (Glutamat-Dehydrogenase)

- Enzym, das v. a. in der Leber, in geringeren Konzentrationen aber auch in anderen Organen vorkommt
- Die GLDH wird immer gemeinsam mit anderen Leberenzymen (v. a. → GOT, → GPT) bestimmt. Weil die GLDH nur in den Zellorganellen (Mitochondrien) der Zellen vorhanden ist, steigt die GLDH-Konzentration im Blutserum erst an, wenn Leberzellen zugrunde gehen. Im Gegensatz dazu sind die Leberenzyme GOT und GPT schon bei leichteren Leberschäden erhöht. Deshalb eignet sich die Bestimmung des GLDH-Wertes nicht als alleiniger Parameter für Leber- und Gallenwegserkrankungen.
- Der GLDH-Wert ist ein wichtiges Beurteilungskriterium einer schweren Leberschädigung. So treten sehr hohe GLDH-Werte fast immer bei einer schweren Vergiftung oder einem akuten Rechtsherzversagen, nicht aber bei einer akuten Hepatitis auf. Generell gilt: Ist der GLDH-Wert nur mäßig erhöht (etwa 10- oder 20-fach, z.B. bei einer akuten Virushepatitis), liegt keine schwere Leberschädigung vor.

Wo messbar?
- Im Blutserum oder -plasma

Anlass der Untersuchung
- Zur Differenzialdiagnostik von Leber(zell)schäden

Norm-/Referenzwerte
(Bestimmung gemäß der Deutschen Gesellschaft für Klinische Chemie, bei 37 °C)
- Frauen: bis 5,0 U/l
- Männer: bis 7,0 U/l

Was kann ein erhöhter Wert bedeuten?
- Leicht erhöhte Werte: akute Virushepatitis, Leberzirrhose, Fettleber, Leber, in der sich Metastasen abgesiedelt haben
- Stark erhöhte Werte (bis auf das Zweihundertfache und mehr): schwere Vergiftung z. B. durch Pilze, Lösungsmittel (v. a. Tetrachlorkohlenstoff) oder Narkosegas (Halothan)
- Plötzliche Blutunterversorgung mit Sauerstoffmangel der Leber, oft z. B. infolge eines Versagens der rechten Herzregion (Rechtsherzversagen) oder einer Lungenembolie; sie kann aber auch durch eine Verstopfung der Lebervenen (z. B. durch eine Thrombose) oder der Leberarterie bedingt sein.

Was kann ein niedriger Wert bedeuten?
- Ohne Krankheitswert

Das beeinflusst die Werte
- Keine Faktoren bekannt

Globuline (alpha-, beta-, gamma-)

- Die Bluteiweiße werden mithilfe der Eiweißelektrophorese in → Albumin, alpha-1-, alpha-2-, beta- und gamma-Globuline (→ Immunglobuline) aufgetrennt.
- Neben Erniedrigungen oder Erhöhungen des Gesamteiweißes bzw. einzelner Eiweißfraktionen kommt es bei verschiedenen Erkrankungen zu typischen Verschiebungen der einzelnen Eiweißfraktionen.

Wo messbar?
- Im Blutserum

Anlass der Untersuchung
- Zur Diagnose von Krankheiten, die mit typischen Veränderungen der einzelnen Eiweißfraktionen einhergehen

Norm-/Referenzwerte
→ Eiweißelektrophorese

Veränderungen von Albumin und Globulinen

	Albumin	alpha-1	alpha-2	beta	gamma
Akute Entzündung	(↓)	↑	↑	(↑)	–
Chronische Entzündung	↓	–	–	–	↑
Leberzirrhose	↓	↑	–	–	↑*
Monoklonale Gammopathie	↓	–	–	–	↑↑
Nephrotisches Syndrom	↓↓	–	↑↑	↑↑	↓
Bösartiger Tumor	↓	↑	↑	↑	↑
Antikörpermangelsyndrom	–	–	–	–	↓

↓erniedrigt; ↓↓stark erniedrigt; ↑erhöht; ↑↑stark erhöht;
(↑) kann erhöht sein; (↓) kann erniedrigt sein; – keine wesentlichen Änderungen * oft beta- mit gamma-Globulinen verschmolzen

GOT (Glutamat-Oxalacetat-Transferase, Aspartat-Aminotransferase, ASAT, AST)

- In größeren Mengen in Leber, Herz und Muskeln vorkommendes Enzym, am Eiweißabbau beteiligt (Transaminase)
- Tritt bei Schädigung dieser Organe vermehrt ins Blut über

Wo messbar?
- Im Blutserum oder -plasma

Anlass der Untersuchung
- Diagnose, Verlaufs- und Therapiekontrolle von Erkrankungen der Leber und Gallenwege, einem akuten Herzinfarkt und Krankheiten der Muskulatur

Norm-/Referenzwerte
- Frauen: < 35 U/l, Messung 37 °C
- Männer: < 50 U/l, Messung 37 °C

Was kann ein erhöhter Wert bedeuten?
- Akute und chronische Lebererkrankungen, z. B. infektiöse Leberentzündungen, Leberschaden durch Alkohol/Medikamente, Leberzirrhose, -tumoren und -metastasen, Gallenstauung, v. a. durch Gallengangsverschluss, Mitreaktion der Leber bei Rheuma, Erkrankungen der Lunge, Niere oder Bauchorgane, bei Blutvergiftung und nach Narkosen
- Akuter Herzinfarkt, Herzmuskelentzündung
- Muskelkrankheiten, wie z. B. progressive Muskeldystrophie, Polymyositis, Muskelschädigung bei Schilddrüsenunterfunktion, nach epileptischem Anfall

Was kann ein niedriger Wert bedeuten?
- Ohne Krankheitswert

Das beeinflusst die Werte
- Die GOT kann auch nach schwerer körperlicher Belastung erhöht sein, die Bildung von Komplexen zwischen GOT und Immunglobulinen kann eine GOT-Erhöhung (Makro-GOT) vortäuschen (Nachweis durch Elektrophorese).

GPT (Glutamat-Pyruvat-Transaminase, Alanin-Aminotransferase, ALAT, ALT)

- Enzym, das in größeren Mengen v. a. in der Leber vorkommt, am Eiweißabbau beteiligt (Transaminase)
- Tritt bei Schädigung der Leber vermehrt ins Blut über

Wo messbar?
- Im Blutserum und -plasma

Anlass der Untersuchung
- Diagnose, Verlaufs- und Therapiekontrolle von Erkrankungen der Leber und der Gallenwege

Norm-/Referenzwerte
- Frauen: < 35 U/l, Messung 37 °C
- Männer: < 50 U/l, Messung 37 °C

Was kann ein erhöhter Wert bedeuten?
- Akute und chronische Lebererkrankungen, z. B. infektiöse Leberentzündungen, Leberschaden durch Alkohol/Medikamente, Leberzirrhose, -tumoren und -metastasen, Gallen-

stauung, v. a. durch Gallengangsverschluss, Mitreaktion der Leber bei Rheuma, Erkrankungen der Lunge, Niere oder Bauchorgane, bei Blutvergiftung und nach Narkosen

Was kann ein niedriger Wert bedeuten?
- Ohne Krankheitswert

Das beeinflusst die Werte
- Schwere körperliche Arbeit kann zu GPT-Anstieg führen.

Granulozyten

- Blutkörperchen aus der Gruppe der weißen → Blutkörperchen, bei der Immunabwehr wichtig
- Es wird unterschieden zwischen neutrophilen, eosinophilen und basophilen Granulozyten. Die neutrophilen Granulozyten (»Fresszellen«) können Krankheitserreger abtöten und Zelltrümmer in sich aufnehmen, die eosinophilen Granulozyten können u. a. Histamin inaktivieren und Antigen-Antikörper-Komplexe aufnehmen; die basophilen Granulozyten sind u. a. an allergischen Sofortreaktionen sowie an der Blutgerinnung beteiligt (→ Differenzialblutbild).

Hämatokrit (HCT/Hk/HkT)

- Gibt an, welchen prozentualen Anteil die roten Blutkörperchen in einem Liter Gesamtblut haben
- Der Hämatokritwert ist von der Masse der roten Blutkörperchen, deren mittlerem Zellvolumen und vom Plasmavolumen abhängig.
- Wird meist zusammen mit dem kleinen → Blutbild bestimmt

Wo messbar?
- Im Vollblut

Anlass der Untersuchung
- Diagnose und Verlaufskontrolle von Anämien, Flüssigkeitsverschiebungen und einer abnormen Vermehrung der roten Blutkörperchen im Blut (Polyglobulie)
- Verlaufsbeurteilung der Blutzusammensetzung in Notfallsituationen, in der Transfusionsmedizin und bei der therapeutischen Blutverdünnung (Hämodilution)

Norm-/Referenzwerte
- Frauen: 36–48 Vol%
- Männer: 40–53 Vol%

Was kann ein erhöhter Wert bedeuten?
- Krankhafte Vermehrung der roten → Blutkörperchen, z. B. bei schweren chronischen Herz-, Lungen- und einigen Nierenerkrankungen und bei autonomer Bildung von roten Blutkörperchen im Knochenmark (Polyzythämie)
- Starker Flüssigkeitsverlust bzw. Austrocknung

Was kann ein niedriger Wert bedeuten?
- Akuter Blutverlust (nach 12–36 Stunden)
- Verschiedene Formen der Anämie
- Überwässerung

Das beeinflusst die Werte
- Erhöhte Werte: Flüssigkeitsverlust durch starkes Schwitzen oder Durchfall; geringe Flüssigkeitszufuhr
- Erniedrigte Werte: in der Schwangerschaft, bei Leistungssportlern

Hämoglobin (Hb)

- Roter Blutfarbstoff und Hauptbestandteil der roten → Blutkörperchen
- Eisenhaltiges Eiweiß, transportiert Sauerstoff von der Lunge zu den Geweben; am Säure-Basen-Haushalt beteiligt
- Einerseits kann das gesamte im Blut vorhandene Hämoglobin (HbE) und andererseits nur das in den einzelnen roten Blutkörperchen befindliche Hämoglobin (→ MCH-Wert) bestimmt werden. Zur Klassifizierung einer Anämie bzw. zur Differenzierung einer vermehrten Erythrozytenzahl werden zusätzlich → MCV, MCH, MCHC und RDW bestimmt und weitere Untersuchungen durchgeführt.

Wo messbar?
- Im Vollblut

Anlass der Untersuchung
- Diagnostik und Verlaufskontrolle von → Anämien (Seite 183) und abnormen Vermehrungen von roten Blutkörperchen (Polyglobulien/Polyzythämien).

Norm-/Referenzwerte
- Frauen: 115–160 g/l
- Männer: 135–178 g/l

Was kann ein erhöhter Wert bedeuten?
- Vermehrung der roten Blutkörperchen bei schweren Lungen-, Herz- und einigen Nierenerkrankungen (Polyglobulie), autonome Produktion von roten Blutzellen im Knochenmark (Polyzythämie)

Was kann ein niedriger Wert bedeuten?
- Blutverlust und andere Formen einer Anämie

Das beeinflusst die Werte
- Erhöhte Werte: Rauchen, Aufenthalt in höheren Lagen
- Erniedrigte Werte: in der Schwangerschaft

Haptoglobin (Hp)

- In der Leber gebildetes Transporteiweiß, das ins Blut übertretendes → Hämoglobin aus abgestorbenen roten Blutkörperchen bei krankhaft erhöhtem Zellabbau aufnimmt und zu Milz, Leber und Knochenmark transportiert, wo es weiter zu → Bilirubin abgebaut wird
- Die Bindung von freiem Hämoglobin im Blutplasma an einen großen Eiweißstoff verhindert den Verlust von Eisen über die Niere.
- Gehört zu den Akute-Phase-Proteinen, die bei Entzündungen, Infektionen und auch bei Tumoren in größeren Mengen gebildet werden.

Wo messbar?
- Im Blutserum

Anlass der Untersuchung
- Diagnose und Verlaufskontrolle von hämolytischen Anämien, d. h. von Erkrankungen, die mit einem vermehrten Abbau von roten Blutkörperchen einhergehen

Norm-/Referenzwerte
- 25 Jahre: Frauen 0,49–2,18 g/l, Männer 0,34–2,27 g/l
- 50 Jahre: Frauen 0,59–2,37 g/l, Männer 0,47–2,46 g/l
- 70 Jahre: Frauen 0,65–2,60 g/l, Männer 0,46–2,66 g/l

Was kann ein erhöhter Wert bedeuten?
- Akute und chronische Entzündungen und Infektionen, Gewebszerfall, bösartige Tumoren
- Gallenstauung, Hodgkin-Lymphom, nephrotisches Syndrom, Eisenmangelanämie, Plasmozytom, Amyloidose

Was kann ein niedriger Wert bedeuten?
- Vermehrter Abbau von roten Blutkörperchen (Hämolyse), z. B. bei immunhämolytischer Anämie, Zerstörung der roten Blutkörperchen durch künstliche Herzklappen, Malaria u. a.
- Lebererkrankungen mit verminderter Eiweißproduktion, Krankheiten mit verringerter Eiweißaufnahme aus dem Darm
- Angeborener Haptoglobinmangel

Das beeinflusst die Werte
- Bei Hämolyse und gleichzeitiger entzündlicher Erkrankung kann Haptoglobin im Serum normal sein. Ein Hinweis darauf sind andere Zeichen der Hämolyse und ein erhöhtes → CRP.

Harnsäure

- Abbauprodukt der Purine (Bestandteile von Nukleinsäuren), wird vorwiegend über die Nieren ausgeschieden
- Der Harnsäuregehalt im Körper setzt sich aus der Purinzufuhr über die Nahrung und der körpereigenen Harnsäuresynthese zusammen.
- Eine erhöhte Harnsäurekonzentration im Blut (Hyperurikämie) kann zur Ausfällung von Harnsäurekristallen und damit zu → Gicht (Seite 205) sowie zu Harnsteinen führen.

Wo messbar?
- Im Blutserum oder -plasma, 24-h-Sammelurin

Anlass der Untersuchung
- Blutserum:
  - Abklärung von akuten Gelenkschmerzen (v. a. in einem Großzehengrundgelenk) oder der Neigung zu Harnsteinen
  - Bei Erkrankungen und Situationen, die mit einem vermehrten Harnsäureanfall einhergehen, wie z. B. Fasten, Alkoholismus, Polyzythämie
  - Kontrolle einer medikamentösen Tumortherapie oder einer Bestrahlung

- Urin:
  - Weitere Abklärung einer unklaren Erhöhung oder Erniedrigung der Harnsäure im Blut

Norm-/Referenzwerte
- Blut:
  - Frauen: 2,3–6,1 mg/dl (137–363 µmol/l)
  - Männer: 3,6–8,2 mg/dl (214–488 µmol/l)

  Eine Hyperurikämie besteht bei Werten über 6,5 mg/dl, bei darüber liegenden Harnsäurekonzentrationen können Harnsäurekristalle ausfallen.
- Urin (normale Kost):
  - Bis 800 mg (4,76 mmol)

Was kann ein erhöhter Wert bedeuten?
- Erhöhte Harnsäurekonzentration im Blut (und im Urin) bei primärer Hyperurikämie und Gicht, im Kindesalter bei genetisch bedingter Stoffwechselkrankheit (Lesch-Nyhan-Syndrom), die jedoch nur bei purinreicher Ernährung und Übergewicht in Erscheinung tritt
- Vermehrter Anfall von Harnsäure bei Knochenmarkserkrankungen, Leukämien, Tumoren, insbesondere während einer Strahlen- oder Chemotherapie
- Erhöhter Harnsäurespiegel im Blut bei gleichzeitig verminderter Harnsäureausscheidung über die Nieren bei Schwangerschaftsgestose, Schilddrüsen- und Nebenschilddrüsenüberfunktion, Glykogenspeicherkrankheiten, Akromegalie, Vergiftungen mit Blei, Cadmium und Beryllium

Was kann ein niedriger Wert bedeuten?
- Erniedrigte Werte im Blut (und im Urin): durch Überdosierung von Allopurinol (Medikament zur Behandlung einer Hyperurikämie); schwere Lebererkrankungen; seltene vererbte Stoffwechselstörungen (v. a. Xanthinoxidasemangel)
- Erniedrigte Werte im Blut, erhöhte Werte im Urin: Fanconi-Syndrom, Wilson-Krankheit, Schwermetallvergiftungen

Das beeinflusst die Werte
- Alter und Geschlecht beeinflussen den Harnsäurespiegel. Purinreiche Kost wie Innereien, Sardinen, Fleischextrakte, aber auch Alkoholgenuss und Fasten lassen den Harnsäurespiegel ansteigen.

- Medikamente: harntreibende Mittel, Zytostatika, L-Dopa und Schmerzmittel in niedriger Dosierung erhöhen den Harnsäurespiegel; Kortisonpräparate, gerinnungshemmende Mittel und Schmerzmittel in hoher Dosierung erniedrigen ihn.

AUF PURINARME ERNÄHRUNG ACHTEN

Drei Tage vor der Blutuntersuchung sollte die Ernährung purinarm sein (keine Innereien, Hülsenfrüchte, Heringe, Ölsardinen, Makrelen). Auf Alkohol sollte verzichtet werden. Wenn möglich sollten in dieser Zeit auch alle Medikamente abgesetzt werden.

Harnstoff

- Harnstoff ist das Endprodukt des Eiweißstoffwechsels und wird in der Leber aus → Ammoniak gebildet, ins Blut abgegeben und über die Nieren ausgeschieden.
- Die Harnstoffkonzentration hängt von der täglichen Eiweißzufuhr über die Nahrung, dem Eiweißabbau im Körper und von der Harnstoff-Ausscheidung im Urin ab.
- Die Bestimmung des Harnstoffes im Blut gibt nur bedingt Aufschluss über die Filterfunktion der Nieren (zur Beurteilung der Nierenfunktion: → Kreatininkonzentration bestimmen).

Wo messbar?
- Im Blutserum, Blutplasma, 24-h-Sammelurin

Anlass der Untersuchung
- Verlaufskontrolle einer stark eingeschränkten Nierenfunktion, insbesondere bei drohendem Nierenversagen sowie bei Dialysepatienten

Norm-/Referenzwerte
- Blut: 17–43 mg/dl (2,8–7,2 mmol/l)
- Urin: 20–35 g/Tag

Was kann ein erhöhter Wert bedeuten?
- Schwere chronische Niereninsuffizienz (mindestens 50 % eingeschränkte Nierenfunktion), akutes Nierenversagen

- Verminderte Nierendurchblutung als Folge eines Schocks, Austrocknung (z. B. durch Erbrechen, Durchfall), Fieber, schwere Verletzungen oder Verbrennungen, aber auch Herzinsuffizienz oder ausgeprägter niedriger Blutdruck
- Blockierung des Harnabflusses in den Harnwegen bei Harnsteinen, Tumoren oder einer Prostataentzündung

Was kann ein niedriger Wert bedeuten?
- Seltene angeborene Enzymdefekte, die schon bei Neugeborenen zu bedrohlichen Symptomen führen
- Schwere Lebererkrankungen

Das beeinflusst die Werte
- Erhöhte Werte: bei ausgeprägtem Flüssigkeitsmangel, Durst und Fieber, unter sehr eiweißreicher Kost
- Die Einnahme von Vitamin C, bestimmten blutzuckersenkenden oder harntreibenden Medikamenten, Sulfonamiden und anderen Mitteln kann erhöhte Werte vortäuschen.
- Erniedrigte Werte sind normal bei Kindern und Schwangeren sowie unter eiweißarmer Ernährung.

HbA1c

- Zuckerhämoglobin, das eine Untergruppe des HbA1 bildet und heute bevorzugt zur Langzeitkontrolle des Kohlenhydratstoffwechsels bei → Diabetes mellitus (Seite 197) bestimmt wird. Gemessen wird, wie viel Prozent des roten Blutfarbstoffes (→ Hämoglobin) sich mit Glukose verbunden haben. Die Messergebnisse des Zuckerhämoglobins werden in Prozent des Gesamthämoglobins angegeben.
- Zucker lagert sich auch bei normalen Blutzuckerspiegeln an das Hämoglobin an. Dabei nimmt mit jedem Anstieg der Blutzuckerwerte die »Verzuckerung« des Hämoglobins zu. Für die Verlaufskontrolle eines Diabetes kann anhand der Bestimmung HbA1c-Werts der Grad der »Verzuckerung« des Hämoglobins in den letzten 8–12 Wochen dokumentiert werden (»Blutzuckergedächtnis«).

Wo messbar?
- Im Vollblut

Anlass der Untersuchung
- Kontrolle der Blutzuckereinstellung bei Diabetes mellitus

Norm-/Referenzwerte
- HbA1c: 4,5–5,7 %
- HbA1c: 5,7–6,5 % (Prädiabetes)

(ungefähre Richtwerte, da der Referenzbereich von der verwendeten Analysemethode abhängig ist)
Bewertung der Blutzuckereinstellung anhand des HbA1c-Werts bei diagnostiziertem Diabetes:
- ‹ 6,5 %: gut
- › 7,5 %: schlecht

Was kann ein erhöhter Wert bedeuten?
- Schlecht eingestellte Blutzuckerstoffwechsellage in den letzten 8–12 Wochen.

Was kann ein niedriger Wert bedeuten?
- Möglicher Hinweis auf häufige Unterzuckerungen (Hypoglykämien)
- Anämie mit verkürzter Lebensdauer der Erythrozyten

Das beeinflusst die Werte
- Falsch niedrige Werte bei verkürzter Lebenszeit der roten Blutkörperchen, insbesondere bei hämolytischer Anämie, sowie in der ersten Schwangerschaftshälfte
- Falsch hohe Werte bei Niereninsuffizienz, erhöhten Blutfetten, Alkoholmissbrauch, Anämien mit verlängerter Lebensdauer der Erythrozyten, in der zweiten Schwangerschaftshälfte und in der Stillzeit sowie unter hochdosierter Behandlung mit Salicylaten

HBDH → LDH

HCG (humanes Choriongonadotropin)
→ Tumormarker, → Schwangerschaftstest

HDL-Cholesterin

- HDL (high density lipoprotein) ist ein Transporteiweiß mit hoher Dichte, das wasserunlösliches Cholesterin aus Körperzellen zur Leber transportiert. Dabei nimmt es auch in Arterienwänden abgelagertes Cholesterin auf.
- Ein hoher HDL-Spiegel im Blut gilt als Schutzfaktor vor der Entwicklung einer koronaren Herzkrankheit.

Wo messbar?
- Im Blutserum

Anlass der Untersuchung
- Früherkennung des Arteriosklerose-Risikos bzw. des Risikos für koronare Herzkrankheit
- Therapiekontrolle bei Behandlung einer → Fettstoffwechselstörung (Seite 202) mit lipidsenkenden Medikamenten

Norm-/Referenzwerte
- < 40 mg/dl (1,04 mmol/l) niedrig
  ≥ 60 mg/dl (1,55 mmol/l) hoch

Was kann ein erhöhter Wert bedeuten?
- Schutz vor Arteriosklerose, vor koronarer Herzkrankheit und anderen arteriellen Verschlusskrankheiten

Was kann ein niedriger Wert bedeuten?
- Risikofaktor für koronare Herzkrankheit.

Das beeinflusst die Werte
- Regelmäßige körperliche Aktivität erhöht den HDL-Spiegel.

Helicobacter-pylori-Antigen

- Der Befall der Magenschleimhaut mit Helicobacter-Pylori-Bakterien (HP-Bakterien) kann eine Magenschleimhautentzündung (HP-Gastritis), Magen- und Zwölffingerdarmgeschwüre verursachen und ist vermutlich an der Entwicklung von Magenkrebs beteiligt.
- Die Bakterien werden über den Mund aufgenommen, siedeln sich in der Magenschleimhaut an und werden mit dem Stuhl ausgeschieden. Dort lassen sie sich mithilfe eines Antigen-Tests nachweisen. Die Ergebnisse dieses Tests sind weitaus aussagekräftiger als die Bestimmung von Antikörpern gegen Helicobacter pylori im Blutserum.

Wo messbar?
- Im Stuhl

Anlass der Untersuchung
- Diagnose von durch Helicobacter pylori ausgelösten Magenschleimhautentzündungen oder → Magen-Darm-Geschwüren (Seite 222)

- Therapiekontrolle einer HP-Gastritis oder eines Magen-Darm-Geschwürs bei HP-Befall (HP-positive Ulkuskrankheit)

Norm-/Referenzwerte
- Negativer Befund (Nachweis von Antikörpern)

Was kann ein positiver Wert bedeuten?
- Magenschleimhautentzündung, ein Magen- und/oder ein Zwölffingerdarmgeschwür als Folge einer Infektion mit Helicobacter pylori

Was kann ein negativer Wert bedeuten?
- Ohne klinische Bedeutung

Hepatitis-Antikörper

- → Hepatitis (Seite 209)
- Bestimmung von Antikörpern zum Nachweis einer Hepatitisinfektion

Wo messbar?
- Im Blutserum

Anlass der Untersuchung
- Nachweis einer Virushepatitis und Verlaufskontrolle
- Prüfung einer Immunität gegen Hepatitis nach einer Infektion oder Impfung

Norm-/Referenzwerte
- Abhängig von der Bestimmungsmethode und der Art der diagnostischen Fragestellung

Hepatitisviren und Hepatitisviren-Antigene
→ Hepatitis (Seite 209)

Herzenzyme → CK, CK-MB, LDH, GOT, Troponin T und Troponin I (→ Herzinfarkt, Seite 211)

HIV-Antikörper

- Bestimmung von Antikörpern zum Nachweis einer HIV-Infektion (human immunodeficiency virus). Diese Infektion löst die erworbene Immunschwächekrankheit AIDS (acquired immunodeficiency syndrome) aus.

Wo messbar?
- Im Blutserum

Anlass der Untersuchung
- Verdacht auf eine HIV-Infektion

Norm-/Referenzwerte
- Negativer Befund (keine Antikörper nachweisbar)

Was kann ein positiver Wert bedeuten?
- Der Nachweis von Antikörpern gegen HIV bei Erwachsenen bedeutet, dass eine Infektion stattgefunden hat. Dagegen kann ein Neugeborenes von der infizierten Mutter Antikörper mitbekommen haben, ohne dass deswegen bei ihm eine Infektion vorliegt. In diesem Fall nimmt die Zahl der Antikörper allmählich ab und wird dann nach den ersten Lebensjahren negativ.

Was kann ein negativer Wert bedeuten?
- Ohne Krankheitswert; ein negativer HIV-Test schließt eine Infektion jedoch nicht vollkommen sicher aus.

Das beeinflusst die Werte
- Falsch positive Werte können bei Autoimmunkrankheiten, bei anderen Infektionen, in der Schwangerschaft, nach Transfusionen und Transplantationen auftreten.

KEINE LEICHTFERTIGE DIAGNOSE »HIV-INFEKTION«

Zuerst wird ein einfacher Suchtest (ELISA-Test = enzyme-linked immunosorbent assay) durchgeführt. Ist dieser positiv, wird der Test wiederholt. Ist auch der zweite Test positiv, wird zur endgültigen Bestätigung einer HIV-Infektion ein weiterer Bluttest, der sogenannte Western Blot Test, durchgeführt. Nur wenn alle drei Tests positiv sind, steht die Diagnose »HIV positiv« fest.

HLA (Humane Leukozyten-Antigene)

- → Antigene/Antikörper (Seite 28)
- HLA sind genetisch festgelegte Merkmale, die sich auf der Oberfläche von weißen Blutkörperchen und anderen kernhaltigen Zellen befinden und sie unverwechselbar machen.
- Antikörper gegen HL-Antigene können sich bilden nach Bluttransfusionen, während der Schwangerschaft (im Körper der Mutter gegen evtl. anders geartete HL-Antigene des Vaters) sowie bei Transplantatempfängern.

Wo messbar?
- Im Vollblut und Knochenmark

Anlass der Untersuchung
- Bei Verdacht auf HLA-assoziierte Erkrankungen werden spezifische HL-Antigene bestimmt, z. B. HLA-B27 bei Verdacht auf die Bechterew-Krankheit, HLA-DR3 und -DR4 bei jugendlichem Diabetes mellitus, HLA-B8 bei Sjögren-Syndrom etc.
- Überprüfung der HLA-Ähnlichkeit von Spender und Empfänger vor Knochenmarkspende oder Organtransplantation

Was kann der Nachweis bedeuten?
- Gibt Auskunft, ob das HLA-System von Spender und Empfänger so weit übereinstimmt, dass die Abstoßung eines Transplantats unwahrscheinlich ist
- Der Nachweis spezifischer HL-Antigene ist in einem bestimmten Prozentsatz mit dem Auftreten von Krankheiten assoziiert, wodurch sich deren evtl. noch unsichere Diagnose weiter sichern lässt. In einigen Fällen kann der Nachweis bestimmter HL-Antigene auch ein vermindertes Risiko für bestimmte Krankheiten bedeuten.

Homocystein

- Schwefelhaltige Aminosäure, im Körper unter Beteiligung von verschiedenen Enzymen aus der essenziellen, mit der Nahrung zugeführten Aminosäure Methionin gebildet
- Hauptaufgabe von Homocystein: die Herstellung anderer Aminosäuren, die für den Aufbau von Eiweißen nötig sind
- Gilt als eigenständiger Risikofaktor für Arteriosklerose, Schlaganfall und koronare Herzkrankheit

- Ebenso wurde bei anderen Erkrankungen, wie etwa der Entwicklung von Neuralrohrdefekten (Spina bifida) des Kindes im Mutterleib, aber auch Blutarmut (Anämie) ein Zusammenhang mit erhöhten Homocysteinspiegeln festgestellt. Ob diese Erhöhung Ursache oder Folge dieser Erkrankungen ist, konnte bislang nicht geklärt werden.

Wo messbar?
- Im Blutserum und -plasma

Anlass der Untersuchung
- Früherkennung des Arterioskleroserisikos bzw. des Risikos für eine koronare Herzkrankheit
- Therapiekontrolle bei Behandlung eines Folsäure-, Vitamin-B_6- oder Vitamin-B_{12}-Mangels
- Verdacht auf Hyperhomocysteinämie infolge eines genetisch bedingten Enzymdefekts
- Verdacht auf Neuralrohrdefekt des ungeborenen Kindes

Norm-/Referenzwerte
- Erwachsene: ‹ 10 µmol/l (günstig, Therapieziel)
  10–12 µmol/l (Handlungsbedarf für Patienten mit erhöhtem Risiko)
  › 12–30 µmol/l (Handlungsbedarf für Gesunde und Patienten)

Was kann ein erhöhter Wert bedeuten?
- Stark erhöhte Werte (› 100 µmol/l und mehr): Hinweis auf eine genetisch bedingte Hyperhomocysteinämie
- Mäßig erhöhte Werte (12–30 µmol/l) durch Folsäure-, Vitamin-B_6- und/oder Vitamin-B_{12}-Mangel, wahrscheinlich auch durch Vitamin-B_2-Mangel bedingt
- Erhöhte Werte gelten generell als Risiko für Arteriosklerose, koronare Herzkrankheit, Herzinfarkt bzw. geben Hinweis auf bereits bestehende arteriosklerotische Erkrankungen
- Verschiedene Nierenkrankheiten, Schilddrüsenunterfunktion

Was kann ein niedriger Wert bedeuten?
- Ohne Krankheitswert

Das beeinflusst die Werte
- Übermäßiger Alkoholkonsum, eine protein- und methioninreiche Ernährung sowie bestimmte Medikamente (z. B.

einige Epilepsiemittel) führen zu einer erhöhten Homocysteinkonzentration. Generell haben ältere Menschen einen höheren Homocysteinspiegel.

Immunglobuline (Ig) A, D, E, G, M

- Im Blut sowie in anderen Körperflüssigkeiten und -sekreten gelöste Antikörper, die von B-Lymphozyten (Plasmazellen) nach Kontakt mit einem Antigen (z.B. Viren, Bakterien, Pilzen, Pollen) gebildet werden (→ Antigene/Antikörper, Seite 28).
- Immunglobuline bilden mit dem jeweiligen Antigen Immunkomplexe, die von Fresszellen aufgenommen werden, und sie aktivieren das → Komplementsystem. Sie werden in fünf Gruppen eingeteilt:
- IgA finden sich v. a. in Körpersekreten wie Speichel, Tränen, Darmsekret oder Bronchialschleim als sekretorische IgA und spielen eine wichtige Rolle im Abwehrkampf des Organismus gegen Mikroorganismen, die durch Schleimhäute (v. a. Nase, Auge, Lunge und Verdauungsorgane) eindringen. Sie zirkulieren im Blut und werden in der subakuten Phase von Infektionen sowie bei bestimmten Leber- und Autoimmunerkrankungen gebildet.
- IgD befinden sich zusammen mit IgM auf den B-Lymphozyten und sind vermutlich an deren Aktivierung zur Bildung von Antikörpern beteiligt. Ihre Verteilung im Körper entspricht der von IgM.
- IgE lagern auf der Oberfläche von Mastzellen und basophilen Leukozyten, die nach Kontakt mit einem Antigen Histamin ausschütten und so allergische Reaktionen hervorrufen. Zudem sind sie an der Bekämpfung von Parasiten beteiligt.
- IgG kommen v. a. im Blut und in den Körperflüssigkeiten vor und sind die am meisten verbreitete Antikörperart. Sie werden beim ersten Kontakt mit einem Antigen als Zweitantikörper erst nach IgM, bei erneutem Kontakt mit dem gleichen Antigen aber zuerst gebildet. IgG vermittelt z. B. die Aufnahme von mit IgG beladenen Bakterien sowie von IgG-haltigen Immunkomplexen in Fresszellen.
- IgM: Beim Kontakt mit Antigen gebildet (Frühantikörper), kommen v. a. im Blutserum vor. Auch Blutgruppenantikörper und Rheumafaktoren zählen zu den IgM-Antikörpern.

Wo messbar?
- Im Blutserum

Anlass der Untersuchung
- Ursachensuche für eine erhöhte Infektanfälligkeit, Anämie und Knochenschmerzen, Verdacht auf einen Immundefekt oder eine Allergie, Nachweis von chronischen Infektionen bzw. chronisch-entzündlichen Erkrankungen, Autoimmunerkrankungen
- Abklärung einer unklaren Erhöhung oder Erniedrigung der beta- oder gamma-Globuline in der Elektrophorese

Norm-/Referenzwerte
- IgA: 0,70–5,0 g/l
- IgA sekretorisch: 0,08–0,20 g/l
- IgE: bis 20 U/ml
- IgG: 7,0–16,0 g/l
- IgM: 0,40–2,3 g/l (Frauen); 0,40–2,8 g/l (Männer)

Was kann ein erhöhter Wert bedeuten?
- Infektionen, chronische Lebererkrankungen, Kollagenosen
- Exzessive Vermehrung eines B-Lymphozyten-Klons mit Bildung von großen Mengen eines gleichförmigen Immunglobulins (monoklonale Gammopathie), beispielsweise bei Plasmozytom, Waldenström-Krankheit, Kryoglobulinämie, Schwerkettenkrankheit

Was kann ein niedriger Wert bedeuten?
- Angeborener (primärer) Immunmangel, z. B. Agammaglobulinämie, variables Antikörpermangelsyndrom, Hyper-IgM-Syndrom und vieles mehr
- Sekundärer Immunmangel: bösartige Tumoren, lymphatische Leukämie; Behandlung mit Zytostatika, Immunsupressiva oder Kortisonpräparaten, Bestrahlungstherapie; bestimmte Infektionen wie z. B. Masern, Röteln, Ebstein-Barr-Viren, Zytomegalie, HIV, Tuberkulose; entzündliche Erkrankungen wie systemischer Lupus erythematodes, rheumatoide Arthritis oder Sarkoidose; Eiweißverlust bei Nierenkrankheiten, Verdauungsstörungen und Verbrennungen; Mangelernährung

Das beeinflusst die Werte
- Falsch niedrige Immunglobulinwerte durch Kälteantikörper sind möglich.

Impftiter/Antikörpertiter

- Nach einer Impfung mit abgetöteten oder abgeschwächten Krankheitserregern bzw. Teilen davon produziert der Körper spezifische Antikörper gegen diese Krankheitserreger (→ Antigene/Antikörper, Seite 28).
- Anhand des Impftiters bestimmt man die Menge an Antikörpern gegen einen bestimmten Krankheitserreger, um zu beurteilen, ob ein ausreichender Impfschutz besteht.
- Auch unbemerkt gebliebene Infektionskrankheiten oder Impfungen, an die sich der Patient nicht mehr erinnert, können durch die Impftiterbestimmung abgeklärt werden.

Wo messbar?
- Im Blutserum

Anlass der Untersuchung
- Geplante Erst- oder Auffrischimpfung
- Beurteilung des Impferfolges
- Überprüfung der Immunität – insbesondere gegen Röteln – vor einer Schwangerschaft

Norm-/Referenzwerte
- Je nach Antikörper verschieden

Was kann ein erhöhter Wert bedeuten?
- Ausreichende Immunität gegen die jeweilige Infektion, und zwar entweder, weil die Infektionskrankheit bereits durchgemacht wurde oder weil ausreichender Impfschutz besteht

Was kann ein niedriger Wert bedeuten?
- Impfschutz ist nicht mehr vollständig gewährleistet.

Das beeinflusst die Werte
- Bestimmte Medikamente

INR → Quick

Insulin, C-Peptid, Proinsulin

- In den B-Zellen der Bauchspeicheldrüse gebildetes Hormon, das den Transport von Blutzucker (Glukose) in die Zellen von Muskeln und Fettgewebe fördert und die Bildung von Speicherzucker, Fetten und Eiweißen begünstigt.

- Bei der Bildung von Insulin aus seinen Vorstufen (Proinsulin) wird das sogenannte C-Peptid freigesetzt und zusammen mit Insulin ins Blut abgegeben. Proinsulin gelangt dagegen nur in sehr geringen Mengen ins Blut.
- Eine Zerstörung der B-Zellen in der Bauchspeicheldrüse durch Autoantikörper führt zum → Diabetes mellitus Typ I (Seite 197) mit absolutem Insulinmangel. Ein vermindertes Ansprechen auf Insulin (Insulinresistenz) bei entsprechender genetischer Disposition und Übergewicht ist die wesentliche Ursache des häufigeren Typ-2-Diabetes mellitus, der anfangs mit erhöhten Insulinkonzentrationen im Blut einhergeht und erst später in einen relativen bzw. nach langjähriger Krankheitsdauer schließlich in einen absoluten Insulinmangel mündet.

Wo messbar?
- Im Blutplasma (mit Heparin) und -serum

Anlass der Untersuchung
- Diagnose einer Vorstufe des Diabetes (Prädiabetes): hier ist die Insulinfreisetzung nach Glukosegabe vermindert
- Beurteilung der restlichen Insulinfreisetzung bei Patienten mit bereits (länger) bestehendem Diabetes
- Bei Verdacht auf einen Insulin produzierenden Tumor oder andere Ursachen von Unterzuckerung

Norm-/Referenzwerte
- Insulin, > 6 Stunden nach der letzten Nahrungsaufnahme: 2–23 mU/l (14–165 pmol/l)
- Insulin, ≥ 12 Stunden nach der letzten Nahrungsaufnahme: < 6 mU/l (43 pmol/l)
- Funktionstests, z. B. frühe Insulinfreisetzung nach intravenöser Gabe von Glukose: 50–200 mU/l (360–1430 pmol/l)
- C-Peptid, > 6 Stunden nach der letzten Nahrungsaufnahme: 1,0–2,1 µg/l (0,3–0,7 nmol/l)
- C-Peptid, ≥ 12 Stunden nach der letzten Nahrungsaufnahme: < 0,7 µg/l (0,2 nmol/l)
- C-Peptid, 90 Minuten nach einer Mahlzeit (600 Kilokalorien): 3,6–40 µg/l (0,5–5,5 nmol/l)
C-Peptid wird v. a. dann gemessen, wenn eine Insulinbehandlung oder auch Antikörper gegen Insulin die Insulinkonzentration im Blut verfälschen könnte.

- Proinsulin, › 6 Stunden nach der letzten Nahrungsaufnahme: 17–103 ng/l (1,8–11 pmol/l)

Was kann ein erhöhter Wert bedeuten?
- Erhöhtes Insulin, C-Peptid und Proinsulin: gestörte Glukosetoleranz, metabolisches Syndrom (Syndrom X), Prädiabetes, Typ-2-Diabetes (Anfangsphase); selten bei Insulinom (Insulin produzierender Tumor); bei übergewichtigen Kindern
- Erhöhtes Insulin, erniedrigtes C-Peptid und Proinsulin: Spritzen von Insulin bei Nichtdiabetikern, Bildung von Autoantikörpern gegen Insulin

Was kann ein niedriger Wert bedeuten?
- Typ-1-Diabetes mellitus und fortgeschrittenes Stadium des Typ-2-Diabetes mellitus
- Bereits vor dem echten Krankheitsbeginn kann man anhand einer erniedrigten Insulinfreisetzung nach Stimulation in einem Funktionstest einen Typ-1-Prädiabetes erkennen.

Das beeinflusst die Werte
- Hungern kann zu falsch niedrigen Werten von Insulin, C-Peptid und Proinsulin führen.

Kalium

- → Elektrolyte (Seite 31), → Mineralstoffe (Seite 33)
- Mineralstoff, der als Gegenspieler von → Natrium u. a. den Wasserhaushalt reguliert, das Säure-Basen-Gleichgewicht, die Muskelarbeit sowie die Nervenreizleitung steuert; befindet sich zu 98 % im Zellinneren und nur zu 2 % im Extrazellulärraum
- Zur weiteren Abklärung eines veränderten Kaliumwertes werden gleichzeitig meist die Spiegel anderer Elektrolyte (→ Chlorid, Natrium, Magnesium, Kalzium und Phosphat) bestimmt.

Wo messbar?
- Im Blutserum oder -plasma, 24-h-Sammelurin

Anlass der Untersuchung
- Verlaufskontrolle bei akuter und chronischer Niereninsuffizienz

- Kontrolle des Elektrolytverlustes bei Durchfall und Erbrechen
- Abklärung von Herzrhythmusstörungen
- Diagnose und Verlaufskontrolle von Störungen des Säure-Basen-Haushalts sowie einer Funktionsstörung der Nebennierenrinde
- Kontrolluntersuchung in der Intensivmedizin sowie bei Infusionstherapie
- Kontrolle einer Behandlung mit entwässernden Medikamenten und bei Verdacht auf Abführmittelmissbrauch

Norm-/Referenzwerte
- Blutserum: Frauen › 3,5 mmol/l Männer › 3,5-5,1 mmol/l
- Urin: › 34-126 mmol/Tag (geschlechtsunabhängig)

Was kann ein erhöhter Wert bedeuten?
- Akutes oder chronisches Nierenversagen
- Addison-Krankheit (auch Bronzehaut-Krankheit; Funktionseinschränkung der Nebenniere)
- Kaliumfreisetzung durch massiven Zerfall von Zellen bei großflächigen Verletzungen, Verbrennungen, Hämolyse, Krebstherapie mit Zytostatika, nach Operationen, nach Transfusion kalten Blutes
- Azidose, z. B. bei diabetischer Ketoazidose
- Hyperkaliämische periodische Lähmung

Was kann ein niedriger Wert bedeuten?
- Durchfälle und Erbrechen, Missbrauch von Abführmitteln und harntreibenden Mitteln, schleimbildende Adenome des Dickdarms
- Kaliumverlust bei bestimmten Nierenerkrankungen; renale tubuläre Azidose
- Hyperaldosteronismus
- Magnesiummangel
- Hypokaliämische periodische Lähmung (selten auftretende Erbkrankheit)

Das beeinflusst die Werte
- Erhöhte Konzentration: häufig durch Freisetzung von Kalium aus roten Blutkörperchen in der Blutprobe durch zu lange Stauung oder zu späte Verarbeitung; durch eine einseitige kaliumhaltige Kost; durch Einnahme bestimmter Medikamente (z. B. Kaliumpräparate, ACE-Hemmer)

- Erniedrigte Konzentration: exzessiver Lakritze-Verzehr; Behandlung mit Kortisonpräparaten, Amphotericin B

Kalzium

- → Elektrolyte (Seite 31), → Mineralstoffe (Seite 33)
- Der Mineralstoff Kalzium befindet sich zu 99 % im Knochen und in den Zähnen, die restlichen 1 % sind an der Aktivierung der Blutgerinnung, der normalen Erregbarkeit von Muskel- und Nervengewebe, der Muskelkontraktion, der Aktivierung verschiedener Enzyme und Hormone beteiligt.
- Zur weiteren Abklärung eines veränderten Kalziumwertes werden gleichzeitig meist die Spiegel anderer → Elektrolyte, insbesondere von → Phosphat, bestimmt.

Wo messbar?
- Im Blutserum und -plasma, 24-h-Urin

Anlass der Untersuchung
- Abklärung einer Tetanie (Starrkrampf), Müdigkeit, Muskelschwäche, Ursachensuche bei Harnsteinen, Magen-Darm-Erkrankungen, Nieren-, Lungen- und Knochenkrankheiten
- Bei Verdacht auf eine Funktionsstörung der Nebenschilddrüse, nach Schilddrüsenoperationen
- Bei bösartigen Tumoren, bes. unter Zytostatikatherapie

Norm-/Referenzwerte
- Gesamtkalzium im Serum (Photometrie): 8,6–10,3 mg/dl (2,15–2,58 mmol/l)
- Im 24-h-Urin: Frauen < 6,2 mmol (< 250 mg)
  Männer < 7,5 mmol (< 300 mg)

Was kann ein erhöhter Wert bedeuten?
- Blutserum:
  - Sarkoidose, bösartige Tumoren und Metastasen
  - Hyperparathyreoidismus (vermehrte Bildung von Parathormon), Schilddrüsenüberfunkton, Funktionseinschränkung der Nebennierenrinde
  - Überdosierung von Vitamin D oder A
- Urin:
  - Harnsteine, bösartige Tumoren, Hyperparathyreoidismus, renal-tubuläre Azidose, Sarkoidose

Was kann ein niedriger Wert bedeuten?
- Blutserum:
  - Vitamin-D-Mangel, verminderte Kalziumaufnahme über den Darm bei Verdauungsstörungen, kalziumarme Ernährung
  - Hypoparathyreoidismus, autoimmun bedingt bzw. durch versehentliche Entfernung oder Schädigung der Nebenschilddrüsen bei Schilddrüsenoperation
  - Chronisches Nierenversagen
  - Alkoholmissbrauch, Bauchspeicheldrüsenentzündung
- Urin:
  - Vitamin-D-Mangel, familiäre hypokalziurische Hyperkalzämie

Das beeinflusst die Werte
- Lange Bettlägrigkeit und die Behandlung mit bestimmten harntreibenden Medikamenten, Tamoxifen und anderen Mitteln führt zu einem Kalziumanstieg; hohe Eiweißkonzentrationen im Blut führen zu einem niedrigen, niedrige zu einem hohen Gesamtkalzium.

Ketone

- Trotz hoher Zuckerspiegel im Blut besteht bei Diabetes mellitus in den Zellen ein Glukosemangel, was u. a. dazu führt, dass freie Fettsäuren ins Blut gelangen und in der Leber zu Ketonen wie z. B. Acetessigsäure und beta-Hydroxybuttersäure abgebaut werden.
- Die Überflutung des Körpers mit Ketonen führt zur Übersäuerung (metabolische Azidose) mit Bauchschmerzen, Atemstörung und Bewusstseinstrübung bis hin zum Koma.

Wo messbar?
- Im Blutserum und -plasma, im Urin

Anlass der Untersuchung
- Differenzierung zwischen verschiedenen Formen von metabolischer Azidose (Übersäuerung)

Norm-/Referenzwerte
- beta-Hydroxybuttersäure im Blut nach nächtlichem Fasten < 3,5 mg/dl (340 µmol/l)

- Ketonkörper im Urin nach nächtlichem Fasten: ‹ 50 mg/dl (4,9 mmol/l)
- Ketonkörperschnelltest beim bewusstlosen Patienten (Streifentest): positiver Nachweis

Was kann ein erhöhter Wert bedeuten?
- Diabetische Ketoazidose, v. a. beim Typ-1-Diabetes
- Alkoholische Ketoazidose bei langjährigem Alkoholmissbrauch und Nahrungskarenz bzw. Erbrechen
- Laktatazidose bei Blutvergiftung, Schock, Vergiftungen, hochgradigem Sauerstoffmangel etc.
- Harnvergiftung (Urämie) bei Nierenversagen

Was kann ein niedriger Wert bedeuten?
- Ohne Krankheitswert

Das beeinflusst die Werte
- Bei starker körperlicher Belastung sowie bei Hungerzuständen werden vermehrt Ketone gebildet.

Komplementsystem

- Das Komplementsystem ist Bestandteil des Abwehrsystems in den Körperflüssigkeiten und besteht aus mehr als 20 Bluteiweißen, so z. B. den Komplementfaktoren C1–C9, die direkt an den Signalwegen des Komplementsystems beteiligt sind.
- Es wird durch Immunkomplexe oder direkt durch bakterielle Antigene aktiviert, führt zur Zerstörung von mit Antikörpern beladenen Zellen und ist an der Vermittlung von Entzündungsreaktionen beteiligt.
- Hauptaufgaben des Komplementsystems sind die Abwehr von Krankheitserregern und die Verhütung von Autoimmunkrankheiten.

Wo messbar?
- Im Blutplasma

Anlass der Untersuchung
- Verdacht auf einen Komplementmangel oder -defekte
- Diagnose und Verlaufskontrolle von Krankheiten, die durch Immunkomplexe ausgelöst werden, wie z. B. systemischer Lupus erythematodes, Glomerulonephritis und generalisierte Vaskulitis

Norm-/Referenzwerte
- C3-Komplement: 0,82–1,60 g/l
- C4-Komplement: 0,16–0,46 g/l

Was kann ein erhöhter Wert bedeuten?
- Infektionskrankheiten
- Chronische Entzündungen, z. B. rheumatoide Arthritis

Was kann ein niedriger Wert bedeuten?
- Durch Immunkomplexe ausgelöste Erkrankungen: systemischer Lupus erythematodes, Glomerulonephritis, Kryoglobulinämie, Basedow-Krankheit, immunologisch bedingte Schilddrüsenunterfunktion, HIV-Infektion
- Angeborener Komplementmangel, schwere Lebererkrankungen, Mangelernährung, nephrotisches Syndrom, akute Bauchspeicheldrüsenentzündung, ausgedehnte Verbrennungen und vieles mehr

Das beeinflusst die Werte
- In der Schwangerschaft sind die Komplement-Eiweiße erhöht.

Kreatinin/Kreatininclearance

- Abbauprodukt des Muskelstoffwechsels, z. T. auch mit der Nahrung aufgenommen
- Fast vollständig über die Niere ausgeschieden, daher guter Parameter zu Überprüfung der Nierenfunktion
- Mithilfe der Kreatininclearance wird das Plasmavolumen gemessen, das innerhalb einer Zeiteinheit durch Harnbildung vom harnpflichtigen Stoff Kreatinin gereinigt wird. Dazu werden die Konzentrationen von Kreatinin im Blutserum und im Sammelurin bestimmt und die Ausscheidung von Kreatinin pro Minute berechnet. Durch diese Untersuchung kann eine Funktionseinschränkung der Niere sehr früh erkannt werden.

Wo messbar?
- Im Blutserum oder -plasma, 24-h-Urin

Anlass der Untersuchung
- Überprüfung der Nierenfunktion
- Diagnose und Verlaufskontrolle einer eingeschränkten Nierenfunktion

- Kontrolle der Nierenfunktion unter längerer Behandlung mit nierenschädigenden Medikamenten

Norm-/Referenzwerte
- Kreatinin im Blutserum (methodenabhängig), hier enzymatisch:
  - Frauen: (18-49 J.) 0,45–0,90 mg/dl (50-79 J.) 0,48–1,01 mg/dl
  - Männer: (18-49 J.) 0,57–1,11 mg/dl (50-79 J.) 0,58–1,23 mg/dl
- Kreatininclearance (Erwachsene ohne Altersaufschlüsselung und je nach Methode)
  - Frauen: 95-160 ml/min, Männer 98-156 ml/min (Jaffé-Reaktion)
  - Frauen/Männer über 110 ml/min (enzymatisch)

  Der Referenzbereich für die Kreatininclearance ist abhängig vom Geschlecht, vom Lebensalter und von der Körperoberfläche.

Was kann ein erhöhter Wert bedeuten?
- Kreatininkonzentration im Serum: akutes Nierenversagen, chronische Niereninsuffizienz (z. B. bei Glomerulonephritis, Zystennieren, diabetischer Nierenerkrankung)
- Kreatininclearance: Anfangsstadium einer Zuckerkrankheit, Schwangerschaft

Was kann ein niedriger Wert bedeuten?
- Niedrige Kreatininkonzentration im Serum: Beginn der Schwangerschaft, jugendliche Diabetiker
- Erniedrigte Kreatininclearance: akutes Nierenversagen, chronische Niereninsuffizienz (siehe oben), langfristige Behandlung mit nierenschädigenden Medikamenten (z. B. Indometacin, Gentamicin, Cimetidin, verschiedene Entwässerungsmittel)

Das beeinflusst die Werte
- Die Kreatininkonzentration im Serum ist abhängig von der Muskelmasse, dem Verzehr von Fleisch und dem Alter. Exzessiver Verzehr von Fleisch und ausgedehnte Muskelverletzungen können zu einem Anstieg der Kreatininkonzentration im Serum führen.
- In der Frühschwangerschaft ist die Kreatininclearance meist erhöht, der Kreatininwert im Serum erniedrigt.

Kreatinkinase → CK

Kupfer

- → Spurenelement, das mit der Nahrung aufgenommen wird, im Blut zu 90% an → Coeruloplasmin gebunden
- Bestandteil verschiedener metallhaltiger Eiweiße, die an der Bildung von Bindegewebe, der Blutbildung und der Funktion des zentralen Nervensystems beteiligt sind

Wo messbar?
- Im Blutserum, 24-h-Sammelurin

Anlass der Untersuchung
- Verdacht auf Wilson-Krankheit, Menkes-Krankheit
- Abklärung einer Anämie, die sich durch Eisengabe nicht bessert
- Kontrolle des Kupferspiegels nach längerer künstlicher Ernährung

Norm-/Referenzwerte
- Kupfer im Urin
  - Der Normwert liegt bei Männern und Frauen zwischen 0,16 und 0,94 µmol/l/24 h

Was kann ein erhöhter Wert bedeuten?
- Serum (und Urin): akute und chronische Infektionen, entzündliche Darmerkrankungen, bösartige Tumoren, Leberschäden, Leberkrebs und Pankreasinsuffizienz
- Urin: Wilson-Krankheit (vermehrte Kupferausscheidung im Urin noch steigerbar durch Gabe von Penicillamin)

Lebensalter	Kupfer in Serum/Plasma (in µg/dl)	(in µmol/l)
Frühgeborene	17–44	2,7–7,7
0–4 Monate	9–46	1,4–7,2
4–6 Monate	25–110	3,9–17,3
6–12 Monate	50–130	7,9–20,5
1–5 Jahre	80–150	12,6–23,6
6–9 Jahre	84–136	13,2–21,4
10–13 Jahre	80–121	12,6–19,0
14–19 Jahre	64–117	10,1–18,4
Erwachsene Frauen ohne Hormoneinnahme	68–169	10,7–26,6
Erwachsene Frauen mit Hormoneinnahme	100–200	15,7–31,5
Erwachsene Männer	56–111	11,0–22,0

Was kann ein niedriger Wert bedeuten?
- Serum:
  - Wilson-Krankheit, Menkes-Krankheit (sehr seltene, infolge eines Gendefekts auftretende Kupfermangelerkrankung) bei männlichen Säuglingen
- Serum und Urin:
  - Eiweißverluste über die Niere, ernährungsbedingter Kupfermangel (v. a. bei Neu- und Frühgeborenen, künstlicher Ernährung)
  - Bei Selbstmedikation mit Zink, unter Behandlung mit Eisen
  - Familiäre Hypokuprämie

Das beeinflusst die Werte
- Im letzten Schwangerschaftsdrittel und unter Östrogentherapie ist der Kupferspiegel im Serum leicht erhöht.

Laktat

- Salz der Milchsäure, das v. a. als Endprodukt des sauerstofffreien (anaeroben) Abbaus von Glukose entsteht
- Fällt insbesondere bei vermehrter Muskelarbeit bei gleichzeitigem Sauerstoffmangel an. Wird vom Muskel über den Blutweg zur Leber weitertransportiert, wo es teilweise wieder zu Glukose aufgebaut wird.
- Ein hoher Laktatspiegel im Blut kann in eine Laktatazidose übergehen, wenn eine eingeschränkte Nieren- oder Leberfunktion besteht.

Wo messbar?
- Im Vollblut, Kapillarblut, Blutplasma, Liquor

Anlass der Untersuchung
- Blut:
  - Prognose und Verlaufsbeurteilung bei einem Kreislaufschock und Vergiftungen
  - Abklärung unklarer metabolischer Azidosen
  - Beurteilung einer schweren, akuten Sauerstoffunterversorgung des Gewebes, z. B. bei chronischen Lungenerkrankungen oder Herzinsuffizienz
  - Ermittlung der optimalen Trainingsintensität von Leistungssportlern

- Liquor:
  - Diagnose und Differenzierung einer Hirnhautentzündung (Meningitis)

Norm-/Referenzwerte
- Arterielles Vollblut oder Plasma: < 16 mg/dl (< 1,8 mmol/l)
- Venöses Vollblut oder Plasma: 4,5–20 mg/dl (0,5–2,2 mmol/l)
- Liquor: 11–19 mg/dl (1,2–2,1 mmol/l)

Was kann ein erhöhter Wert bedeuten?
- Vollblut oder Blutplasma:
  - Schwere Herzinsuffizienz, Herz-Kreislauf-Versagen
  - Blutvergiftung, schwere Infektionen (z. B. Malaria)
  - Nierenversagen, schwere Leberfunktionsstörungen
  - Krebserkrankungen, Darmverschluss
  - Schwere Anämie, Vergiftungen
  - Diabetische Ketoazidose, Behandlung des Diabetes mit Biguaniden
  - Glykogenspeicherkrankheiten, angeborene Enzymdefekte
- Liquor:
  - Hirnhautentzündung, Schlaganfall, epileptischer Krampfanfall

Was kann ein niedriger Wert bedeuten?
- Ohne Bedeutung

Das beeinflusst die Werte
- Intensive Skelettmuskelarbeit (z. B. Leistungssport), Hyperventilation, die Infusion von basischen Lösungen und von Kohlenhydraten führen zu leicht erhöhten Laktatwerten.

LAP (Leucinaminopeptidase)

- Enzym, das im Eiweißstoffwechsel eine Rolle spielt und bestimmte Aminosäuren (v. a. Leucin) von einem Peptid (Eiweißstoff) abspaltet
- Kommt u. a. in der Dünndarmschleimhaut, Niere, Leber und in hohen Konzentrationen in den Gallengängen vor.
- Die LAP-Konzentration im Blut steigt bei einer Gallenstauung an, aber nicht (wie die Alkalische Phosphatase, → AP) bei einer Knochenerkrankung.

Wo messbar?
- Im Blutserum

Anlass der Untersuchung
- Nachweis einer Gallenstauung
- Abgrenzung einer Knochenerkrankung bei Erhöhung der AP

Norm-/Referenzwerte
- Frauen: 16–32 U/l
- Männer: 20–35 U/l

Was kann ein erhöhter Wert bedeuten?
- Stauung der Gallenflüssigkeit infolge eines Abflusshindernisses (z. B. Gallenstein, Tumor)
- Schwere Lebererkrankung

Was kann ein niedriger Wert bedeuten?
- Ohne Krankheitswert

Das beeinflusst die Werte
- Leicht erhöhte Werte finden sich bei einer Schwangerschaft, einer Östrogentherapie oder bei Hämolyse der Blutprobe.

LDH (Laktatdehydrogenase)

- LDH ist ein Enzym, das in unterschiedlicher Menge in allen Körperzellen vorkommt.
- Die LDH-Werte im Blut steigen bei verschiedenen Gewebsschäden an, weshalb eine LDH-Erhöhung nur wenig über den Ort der Schädigung aussagt.
- Die im Blut gemessene Gesamt-LDH setzt sich aus fünf Isoenzymen (LDH 1–5) zusammen, die getrennt bestimmt werden können. Eine besondere Rolle spielt das Isoenzym LDH 1 oder Hydroxybutyrat-Dehydrogenase (HBDH), das v. a. in Herzmuskel, roten Blutkörperchen und Niere vorkommt. Ein erhöhter HBDH-Anteil an der Gesamt-LDH wird durch den Quotienten LDH/HBDH dargestellt.

Wo messbar?
- Im Blutserum und -plasma

Anlass der Untersuchung
- Spätdiagnose und Verlaufskontrolle eines → Herzinfarktes (Seite 211)

- Diagnose von hämolytischen und megaloblastären Anämien
- Beurteilung des Ausmaßes von Gewebsschäden durch Bestimmung der Isoenzyme
- Verlaufsbeurteilung von bösartigen Tumoren

Norm-/Referenzwerte
- LDH: Frauen: ‹ 247 U/l, Männer: ‹ 248 U/l (bei 37 °C)
- HBDH: 70–135 U/l

Was kann ein erhöhter Wert bedeuten?
- Akuter Herzinfarkt, dabei hoher HBDH-Anteil (Anstieg nach 6–12 Stunden, maximaler Wert nach 2–3 Tagen, Normalisierung nach 7–15 Tagen), Herzmuskelentzündung
- Hämolytische oder megaloblastäre Anämie
- Virushepatitis und andere Lebererkrankungen
- Pfeiffersches Drüsenfieber
- Muskelerkrankungen
- Chronische Nierenerkrankungen, insbesondere Niereninfarkt
- Bösartige Tumoren

Was kann ein niedriger Wert bedeuten?
- Ohne Krankheitswert

Das beeinflusst die Werte
- Patienten mit künstlichen Herzklappen weisen oft erhöhte LDH-Werte auf. Eine Hämolyse der Blutprobe sowie die Bildung von Makro-LDH (Komplexe aus Immunglobulinen und LDH) täuscht erhöhte LDH-Werte vor.

LDL-Cholesterin

- LDL (low density lipoprotein) ist ein Transporteiweiß mit geringer Dichte, das v. a. Cholesterin zu den peripheren Körperzellen transportiert.
- Bei erhöhter Konzentration im Blut lagert sich LDL-Cholesterin an Blutgefäßwänden ab und verursacht bzw. beschleunigt – zusammen mit anderen Faktoren – die Ausbildung einer Arteriosklerose.
- Gegenspieler des LDL-Cholesterins ist → HDL-Cholesterin, das u. a. in Gefäßwänden abgelagertes Cholesterin aufnehmen und zur Leber transportieren kann. Der LDL/HDL-Quo-

tient (< 4 bei höchstens einem Risikofaktor, < 3 bei mindestens zwei Risikofaktoren, < 2 bei Arteriosklerose und/oder Diabetes mellitus) ermöglicht eine genauere Beurteilung der Blutfette bei erhöhtem → Gesamtcholesterin.

Wo messbar?
- Im Blutserum

Anlass der Untersuchung
- Früherkennung des Arterioskleroserisikos bzw. des Risikos für eine koronare Herzkrankheit
- Therapiekontrolle bei Behandlung einer → Fettstoffwechselstörung (Seite 202) mit lipidsenkenden Medikamenten

Norm-/Referenzwerte
- < 160 mg/dl (< 4,14 mmol/l) als Zielwert, wenn keine weiteren Risikofaktoren bestehen
- < 130 mg/dl (< 3,35 mmol/l) als Zielwert, wenn bereits Risikofaktoren für Arteriosklerose (z. B. Bluthochdruck und/oder Diabetes mellitus und/oder Rauchen, aber auch erniedrigte HDL-Cholesterinwerte) bekannt sind.
- < 100 mg/dl (< 2,58 mmol/l) als Zielwert bei Arteriosklerose, koronarer Herzkrankheit

Was kann ein erhöhter Wert bedeuten?
- Hohes Risiko für Arteriosklerose, koronare Herzkrankheit, Herzinfarkt bzw. bereits bestehende arteriosklerotische Erkrankungen
- Nephrotisches Syndrom, Schilddrüsenunterfunktion

Was kann ein niedriger Wert bedeuten?
- Angeborener Mangel an Lipoproteinen
- Lebererkrankungen
- Hungerzustände, Magersucht, Verdauungsstörungen
- Im Rahmen von Krebserkrankungen, AIDS u. a.

Das beeinflusst die Werte
- Fettarme und -reiche Ernährung, lipidsenkende Medikamente, Rauchen
- Behandlung mit harntreibenden Medikamenten kann zu einer LDL-Cholesterinerhöhung führen

Leukozyten → Blutkörperchen, weiße

LH (Luteinisierendes Hormon)

- Hormon, steuert bei der Frau die Hormonproduktion in den Eierstöcken, im Vorderlappen der Hypophyse gebildet
- Beim Mann stimuliert es die Hoden zur Ausschüttung von → Testosteron.

Wo messbar?
- Im Blutserum oder -plasma, Spontanurin

Anlass der Untersuchung
- Frauen: Ursachensuche für Zyklusstörungen und ungewollte Kinderlosigkeit
- Männer: Ursachensuche für eine gestörte Samenbildung (z. B. bei unerfülltem Kinderwunsch); Ursachensuche für eine fehlende Ausbildung bzw. Rückbildung der primären Geschlechtsmerkmale (Hypogonadismus)

Norm-/Referenzwerte
- Im Blut erwachsener Frauen:
  - Follikelphase: 2–15 IU/l
  - Eisprung: 22–105 IU/l
  - Gelbkörperphase: 0,6–19 IU/l
  - Nach den Wechseljahren: 16–64 IU/l
- Im Blut erwachsener Männer: 2–12 IU/l
- Im Urin von Frauen:
  - Follikelphase: 17,8 ± 7,5 IU/l
  - Nach den Wechseljahren: 49,1 ± 29,0 IU/l

Was kann ein erhöhter Wert bedeuten?
- Frauen: (vorzeitiges Einsetzen der) Wechseljahre, Erbkrankheiten (z. B. Turner-Syndrom)
- Männer: Klinefelter-Syndrom, primärer Hypogonadismus oder primäre Hodenfunktionsstörung

Was kann ein niedriger Wert bedeuten?
- Frauen: Tumorerkrankungen (z. B. der Hypophyse), erhöhte Prolaktinproduktion, psychische Störungen, Magersucht
- Männer: Anlagedefekt des Hypothalamus, Pubertas tarda, Störung der Hypophysenfunktion

Das beeinflusst die Werte
- Einnahme der Anti-Baby-Pille oder von Anabolika, Chemotherapie, Bestrahlung der Eierstöcke

Lipase (Pankreaslipase)

- Fett spaltendes Verdauungsenzym, das in der Bauchspeicheldrüse gebildet wird
- Weitere Lipasen kommen in Leber, Magen, Speicheldrüsen, Dünndarmschleimhaut und im Fettgewebe vor.

Wo messbar?
- Im Blutserum und -plasma

Anlass der Untersuchung
- Verdacht auf eine akute → Bauchspeicheldrüsenentzündung oder akuten Schub einer chronischen Bauchspeicheldrüsenentzündung (Seite 189)
- Differenzialdiagnose unklarer Oberbauchbeschwerden
- Nachweis einer Beteiligung der Bauchspeicheldrüse bei Erkrankungen des Bauchraums

Norm-/Referenzwerte
- 40–375 U/l (Vitros-Methode 37 °C), ansonsten je nach Labormethode verschieden

Was kann ein erhöhter Wert bedeuten?
- Akute Bauchspeicheldrüsenentzündung, akuter Schub einer chronischen Bauchspeicheldrüsenentzündung
- Akutes Oberbauchsyndrom (z. B. bei Darmverschluss, Durchbruch eines Magen-Darm-Geschwürs)
- Gering erhöhte Werte bei Niereninsuffizienz, diabetischer Ketoazidose, Virushepatitis, Mumps, Typhus u. a.

Was kann ein niedriger Wert bedeuten?
- Neugeborene haben sehr niedrige Werte ohne Krankheitswert.

Das beeinflusst die Werte
- Sehr selten kann eine Komplexbildung zwischen Lipase und Immunglobulinen zu einem erhöhten Wert führen (Makrolipasämie), was aber ohne Krankheitswert ist.

Lipoprotein a

- → Fettstoffwechselstörungen (Seite 202)
- Mit Fetten beladenes atypisches Eiweiß, das dem Betalipoprotein eng verwandt ist

- Behindert die Auflösung von Blutgerinnseln und kann sich in arterielle Gefäßwände einlagern
- Gilt als eigenständiger Risikofaktor für Arteriosklerose und die koronare Herzkrankheit, wobei das Risiko steigt, wenn gleichzeitig ein erhöhter → LDL-Cholesterinspiegel besteht

Wo messbar?
- Im Blutserum

Anlass der Untersuchung
- Früherkennung eines Arterioskleroserisikos, insbesondere wenn gleichzeitig erhöhte LDL-Cholesterinwerte vorliegen

Norm-/Referenzwerte
- ≤ 30 mg/dl

Was kann ein erhöhter Wert bedeuten?
- Erhöhtes Risiko für die koronare Herzkrankheit
- Kurzfristiger Anstieg bei akutem Herzinfarkt
- Nephrotisches Syndrom (bei Dialysepatienten)
- Schlecht eingestellter Diabetes mellitus
- Schilddrüsenunterfunktion

Was kann ein niedriger Wert bedeuten?
- Ohne Krankheitswert

Das beeinflusst die Werte
- Erhöhte Werte können durch Behandlung mit Östrogenen, Niacin und Neomycin gesenkt werden.

Lymphozyten (auch → Differenzialblutbild)

- Blutkörperchen aus der Gruppe der weißen → Blutkörperchen mit einem großen Zellkern; wichtige Rolle in der spezifischen Abwehr des Immunsystems; aus Vorläuferzellen im Knochenmark gebildet und in drei Gruppen unterteilt:
- T-Lymphozyten, die sich direkt an fremde Zellen binden und diese vernichten können. Sie sind v. a. an der Abwehr von Viren und Pilzen sowie Tumoren beteiligt.
- B-Lymphozyten, die für die Bildung der Antikörper (→ Immunglobuline) zuständig sind
- NK-Zellen (natürliche Killerzellen), die virusinfizierte Zellen und Tumorzellen abtöten

Lysozym

- Körpereigenes Abwehrenzym, das Bakterien abtötet; kommt in hoher Konzentration in der Niere und in weißen Blutkörperchen (→ Granulozyten), aber auch in Körperflüssigkeiten wie Tränenflüssigkeit, Speichel, Nasenschleim, Schweiß oder Muttermilch vor

Wo messbar?
- Im Blutserum, 24-h-Sammelurin

Anlass der Untersuchung
- Erwachsene:
  - Erkennung und Verlaufsbeurteilung einer Abstoßungsreaktion nach Nierentransplantation
  - Differenzierung und Therapiekontrolle von Leukämien
  - Diagnose von bestimmten Nierenschädigungen
- Kinder:
  - Blutserum: Abklärung einer Blutvergiftung bei Neugeborenen
  - Urin: Verlaufs- und Therapiebeurteilung von Harnwegsinfekten
  - Liquor: Unterscheidung einer bakteriellen von einer abakteriellen (z. B. viralen) Hirnhautentzündung bei Kindern

Norm-/Referenzwerte
- Blutserum: 3,0–9,0 mg/l
- Urin: < 1,5 mg/l
- Liquor: kein Nachweis von Lysozym

Was kann ein erhöhter Wert bedeuten?
- Erwachsene:
  - Im Blutserum und Urin: myelotische oder monozytäre Leukämie, insbesondere im akuten Schub
  - Im Urin: beginnende Abstoßungskrise nach Nierentransplantation; (entzündliche) Nierenerkrankung oder Nierenschädigung durch Medikamente
- Kinder:
  - Im Urin: akute Harnwegsinfektion
  - Im Liquor: hohe Werte: bakterielle Hirnhautentzündung; gering erhöhte Werte: virale und tuberkulöse Hirnhautentzündung, Meningoenzephalitis, Guillain-Barré-Syndrom, Tumoren

Was kann ein niedriger Wert bedeuten?
- Erwachsene: Panmyelopathie
- Neugeborene: Blutvergiftung

Das beeinflusst die Werte
- Behandlung mit Antibiotika

Magnesium

- → Mineralstoff (Seite 33), ist ein natürlicher Gegenspieler von Kalzium; Manesium befindet sich zu etwa zwei Dritteln im Knochen, zu einem Drittel in der Muskulatur und nur zu 1 % im Blutplasma
- Magnesium ist an der Aktivierung vieler → Enzyme beteiligt und beeinflusst die Kaliumverteilung.
- Magnesium im Vollblut ist meist besser geeignet, den Gesamtkörpergehalt zu bestimmen, da der Serumspiegel einer engen Kontrolle unterliegt.
- Wird meist zusammen mit → Kalium und → Kalzium bestimmt.

Wo messbar?
- Im Blutserum und -plasma, 24-h-Sammelurin

Anlass der Untersuchung
- Zur Diagnose eines Magnesiummangels als mögliche Ursache von Muskelkrämpfen, Empfindungsstörungen oder Herzrhythmusstörungen
- Kontrolle einer Niereninsuffizienz (zusammen mit anderen → Elektrolyten), bei künstlicher Ernährung, Behandlung mit harntreibenden Medikamenten, einer Insulintherapie

Norm-/Referenzwerte
- Im Blutserum und -plasma:
  - Schulkinder: 0,62–0,95 mmol/l (1,5–2,3 mg/dl)
  - Erwachsene: 0,70–1,05 mmol/l (1,8–2,7 mg/dl)
- Im 24-h-Sammelurin:
  - Erwachsene: 3–5 mmol/24 h (7,3–12,2 mg/24 h)

Was kann ein erhöhter Wert bedeuten?
- Blut: akutes und chronisches Nierenversagen, diabetisches Koma, Missbrauch von magnesiumhaltigen Abführmitteln (Bittersalz)

- Urin: Hyperparathyreoidismus, Hyperaldosteronismus, Diabetes insipidus, Behandlung mit entwässernden Medikamenten oder Cis-Platin

Was kann ein niedriger Wert bedeuten?
- Im Blut: seltene angeborene Erkrankungen mit erhöhtem Magnesiumverlust, einseitige Ernährung, z. B. bei Alkoholmissbrauch, künstliche Ernährung, Verdauungsstörungen mit verminderter Nährstoffaufnahme, chronische → Durchfälle (Seite 200), → Bauchspeicheldrüsenentzündung (Seite 189), vermehrter Bedarf in der Schwangerschaft, Abführmittelmissbrauch, Behandlung mit bestimmten Medikamenten (Aminoglykoside, Ciclosporin A, Cis-Platin u. a.), Schilddrüsenüberfunktion, Zuckerkrankheit, Hypoparathyreoidismus, Hyperaldosteronismus, Verlust über die Niere bei Entwässerungsbehandlung, vermehrter Urinbildung z. B. im Rahmen einer Niereninsuffizienz, Insulintherapie eines diabetischen Komas, nach Operationen und Verbrennungen
- Im Urin: Bei vielen Erkrankungen mit erniedrigten Magnesiumspiegeln im Blut, die nicht mit einer vermehrten Magnesiumausscheidung einhergehen, sind auch die Magnesiumkonzentrationen im Urin erniedrigt.

Das beeinflusst die Werte
- Die Einnahme von magnesiumhaltigen Medikamenten (Antazida, Abführmittel) kann zu einer Erhöhung des Magnesiumspiegels führen.

Mangan

- Mangan ist ein essenzielles Spurenelement, das im Organismus Bestandteil einiger Enzyme ist und eine wichtige Rolle bei verschiedenen Stoffwechselvorgängen (z. B. Aktivierung der alkalischen Phosphatase oder Glukosebildung aus Laktat) spielt.
- Eine Manganvergiftung entsteht v.a. durch die Aufnahme von Mangandämpfen und -stäuben (z. B. bei Förderung von Manganerzen, Weiterverarbeitung von Mangan).

Wo messbar?
- Im Vollblut, Blutserum, 24-h-Sammelurin

Anlass der Untersuchung
- Dient der Abschätzung einer Manganbelastung des Organismus
- Verdacht auf akute oder chronische Manganvergiftung
- Abklärung verdächtiger Symptome (z. B. Parkinson-ähnliche Symptome und andere schwere Störungen des Zentralnervensystems)

Norm-/Referenzwerte
- Vollblut: 110–200 nmol/l (6,0–11,0 µg/l)
- Blutserum und -plasma: 5–20 nmol/l (0,3–1,1 µg/l)
- 24-h-Sammelurin: 27–40 nmol/24 h (1,25–2,25 µg/24 h)

Was kann ein erhöhter Wert bedeuten?
- Akute oder chronische Manganvergiftung

Was kann ein niedriger Wert bedeuten?
- Manganmangel, der jedoch extrem selten vorkommt und dann die Folge einer allgemeinen Unterversorgung mit wichtigen Nährstoffen ist

Das beeinflusst die Werte
- Die Manganresorption wird durch → Kalzium, → Phosphat und → Eisen beeinflusst.

MCH

- MCH (mean corpuscular haemoglobin) gibt das mittlere Zellhämoglobin an, d. h. den durchschnittlichen Hämoglobingehalt des einzelnen roten Blutkörperchens (früher: HbE).
- Gehört zusammen mit → MCV, → MCHC und → RDW zu den Erythrozytenindizes und wird im Rahmen des kleinen (roten) → Blutbilds zusammen mit diesen bestimmt
- Bei normalem zellulärem Hämoglobingehalt werden die roten Blutkörperchen als normochrom, bei erniedrigtem als hypochrom und bei erhöhtem als hyperchrom bezeichnet.

Wo messbar?
- Im Vollblut

Anlass der Untersuchung
- Zusammen mit MCV und MCHC zur Differenzierung einer Anämie, gelegentlich auch zu deren ursächlicher Abklärung

Norm-/Referenzwerte
- 28–33 pg/Zelle

Was kann ein erhöhter Wert bedeuten?
- Vitamin-B_{12}- oder Folsäuremangel

Was kann ein niedriger Wert bedeuten?
- Eisen-, Kupfer- oder Vitamin-B_6-Mangel

Das beeinflusst die Werte
- Bei stark erhöhten Triglyzeridkonzentrationen im Blut sowie bei extrem erhöhten Leukozytenzahlen wird der MCH-Wert methodenbedingt zu hoch gemessen.
- Erhöhte Werte meist auch unter der medikamentösen Behandlung einer Eisenmangelanämie

MCHC

- MCHC (mean corpuscular haemoglobin concentration) ist ein Maß der Hämoglobinkonzentration aller im Blut befindlichen roten Blutkörperchen, während sich die einfache → Hämoglobinbestimmung auf eine Volumeneinheit des gesamten Blutes bezieht.
- Gehört zusammen mit → MCV, → MCH und → RDW zu den Erythrozytenindizes und wird im Rahmen des kleinen (roten) → Blutbilds zusammen mit diesen bestimmt

Wo messbar?
- Im Vollblut

Anlass der Untersuchung
- Zusammen mit MCV und MCH zur Differenzierung einer Anämie, gelegentlich auch zu deren ursächlicher Abklärung
- Der MCHC-Wert ist jedoch bei vielen Anämien im Referenzbereich, da sich bei den meisten Anämieformen MCH und MCV in gleichem Maße verändern.

Norm-/Referenzwerte
- 33–36 g/dl

Was kann ein erhöhter Wert bedeuten?
- Hohe Konzentrationen (Titer) von Kälteantikörpern befinden sich im Blut.
- Angeborene Kugelzellanämie (Sphärozytose)

Was kann ein niedriger Wert bedeuten?
- Eisen-, Kupfer- oder Vitamin-B_6-Mangel

Das beeinflusst die Werte
- Messung eines falsch niedrigen Hämoglobins oder falsch hohen Hämatokrits täuscht falsch niedrigen MCHC-Wert vor.

MCV

- MCV (mean corpuscular volume) beschreibt das mittlere Zellvolumen der roten Blutkörperchen.
- Ein normal großer Erythrozyt wird als normozytär, ein verkleinerter als mikrozytär, ein vergrößerter als makrozytär bezeichnet.
- Gehört zusammen mit → MCH, → MCHC und → RDW zu den Erythrozytenindizes und wird im Rahmen des kleinen (roten) → Blutbilds zusammen mit diesen bestimmt

Wo messbar?
- Im Vollblut

Anlass der Untersuchung
- Zusammen mit MCV und MCHC zur Differenzierung einer Anämie, gelegentlich auch zu deren ursächlicher Abklärung

Norm-/Referenzwerte
- 80–96 fl

Was kann ein erhöhter Wert bedeuten?
- Vitamin-B_{12}- oder Folsäuremangel
- Mangelanämie unter Behandlung
- Alkoholmissbrauch, Leberzirrhose, Rauchen

Was kann ein niedriger Wert bedeuten?
- Eisen-, Kupfer- oder Vitamin-B_6-Mangel

Das beeinflusst die Werte
- Mit automatischen Messgeräten wird der MCV-Wert meist niedriger gemessen als bei manueller Methodik; er ist außerdem von der Einstellung der Analysegeräte abhängig.

Mineralstoffe → Magnesium, Natrium, Kalium, Chlorid, Kalzium, Phosphat

Natrium

- Der größte Anteil des → Mineralstoffes (Seite 33) Natrium befindet sich außerhalb der Körperzellen, etwa 40 % sind im Knochen eingelagert.
- Hauptaufgabe von Natrium ist die Aufrechterhaltung des Wasserhaushaltes und der Funktionsfähigkeit aller Körperzellen, dabei ist Natrium ein Gegenspieler von Kalium, das sich vorwiegend im Zellinneren befindet.

Wo messbar?
- Im Blutserum und -plasma, 24-h-Urin

Anlass der Untersuchung
- Diagnose und Verlaufskontrolle von Erkrankungen und Situationen, die mit Störungen des Wasser- und Elektrolythaushaltes einhergehen

Norm-/Referenzwerte
- Blut: 135–145 mmol/l
- 24-h-Urin: 158 ± 64 mmol

Was kann ein erhöhter Wert bedeuten?
- Flüssigkeitsmangel, z. B. durch massives Erbrechen oder Durchfälle, bei hohem Fieber oder starkem Schwitzen
- Diabetes insipidus, Hyperaldosteronismus
- Chronische Nierenerkrankungen
- Exzessive Aufnahme von Natrium, z. B. durch Trinken von Seewasser, Überinfusion von Elektrolytlösungen

Was kann ein niedriger Wert bedeuten?
- Krankheiten, die mit einer Erhöhung der Körperflüssigkeit (Hypervolämie) einhergehen, wie z. B. Herzschwäche, Leberzirrhose, nephrotisches Syndrom, Niereninsuffizienz
- Übermäßige Produktion des antidiuretischen Hormons, Schilddrüsenunterfunktion
- Krankheiten, die mit einem vermehrten Natriumverlust einhergehen, wie z. B. Erbrechen, Durchfälle, starke Blutungen, Verbrennungen, Pleuraerguss, Aszites, Bauchspeicheldrüsenentzündung, Funktionseinschränkung der Nebennierenrinde (Addison-Krankheit)
- Bestimmte Infusionslösungen, Erhöhung des Blutzuckers
- Behandlung mit harntreibenden Medikamenten

Das beeinflusst die Werte
- Abhängig von der Bestimmungsmethode können erhöhte Blutfette und Bluteiweiße einen niedrigen Natriumwert vortäuschen; auch bei Zerfall der roten Blutkörperchen in der Blutprobe wird ein falsch niedriger Natriumspiegel gemessen.

Neutralfette → Triglyzeride

Nitrit

- Der Urin eines gesunden Menschen ist frei von Nitrit. Bakterien, die einen Harnwegsinfekt verursachen, können aber aus dem im Urin meist enthaltenen Nitrat Nitrit bilden.

Wo messbar?
- Im frischen Spontanurin

Anlass der Untersuchung
- Verdacht auf eine bakterielle Harnwegsinfektion

Norm-/Referenzwerte
- Nachweis von Nitrit im Rahmen eines Harnstreifentests

Was kann ein erhöhter Wert bedeuten?
- Hinweis auf eine bakterielle Harnwegsinfektion (weitere Urinuntersuchungen, Seite 13)

Was kann ein niedriger Wert bedeuten?
- Ohne Krankheitswert

Das beeinflusst die Werte
- Ein falsch negativer Befund kann verursacht sein durch eine sehr geringe, aber auch eine sehr hohe Zahl an Bakterien im Urin sowie durch Bakterien, die kein Nitrit bilden. Neugeborene scheiden kein Nitrat aus, weshalb der Test hier versagt.

Nüchternblutzucker

- Konzentration von Glukose im Blut, die 12 Stunden nach der letzten Mahlzeit gemessen wird

Wo messbar?
- Hauptsächlich im Kapillarblut (z. B. aus der Fingerbeere), aber auch im venösen Vollblut, Blutplasma und -serum

Anlass der Untersuchung
- Diagnose und Therapiekontrolle eines → Diabetes mellitus (Seite 197), eines Schwangerschaftsdiabetes sowie anderer Krankheiten und Situationen, die mit einem erhöhten Blutglukosespiegel einhergehen
- Diagnose und Therapiekontrolle von Krankheiten, die zu einem niedrigen Blutzuckerspiegel führen
- Suchtest bei Menschen mit weiteren Risikofaktoren für eine koronare → Herzkrankheit (Seite 213), wie z. B. → Fettstoffwechselstörungen (Seite 202), Bluthochdruck, Rauchen und Übergewicht

Norm-/Referenzwerte
- Im Kapillarblut: ≤ 100 mg/dl (5,5 mmol/l)
- Im Serum: ≥ 115 mg/dl (6,4 mmol/l)
- Zur sicheren Diagnose eines Diabetes mellitus ist es wichtig, dass ein einmal erhöhter Nüchternblutzucker mehrmals kontrolliert wird.

Was kann ein erhöhter Wert bedeuten?
- Typ-1- und Typ-2-Diabetes mellitus, andere Diabetestypen, Schwangerschaftsdiabetes
- Chronische Bauchspeicheldrüsenentzündung
- Andere hormonelle Erkrankungen, wie z. B. Akromegalie, Cushing-Syndrom (krankhaft erhöhte Bildung von Cortisol in einer der beiden Nebennieren), Schilddrüsenüberfunktion, Phäochromozytom
- Gelegentlich bei genetischen Erkrankungen, wie z. B. Down-Syndrom, Turner-Syndrom
- Kurzfristige Blutglukose-Erhöhung in Stress-Situationen, wie z. B. Herzinfarkt, Schlaganfall, schwere Infektionen, Verletzungen, Operationen
- Behandlung mit Kortisonpräparaten, entwässernden Mitteln (Diuretika), Schilddrüsenhormonen und anderen Medikamenten

Was kann ein niedriger Wert bedeuten?
- Diabetiker: Überdosierung von Insulin oder blutzuckersenkenden Medikamenten, versehentlich oder in krimineller/suizidaler Absicht bzw. durch Wechselwirkung mit anderen Medikamenten, wie z. B. ACE-Hemmern und Sulfonamiden

- Nichtdiabetiker: Insulin produzierender Tumor (Insulinom), schwere Lebererkrankungen, Leberkrebs, Alkoholmissbrauch bei normaler Ernährung, Harnvergiftung (Urämie), Blutvergiftung, Funktionseinschränkung der Nebennierenrinde oder des Hypophysenvorderlappens
- Kinder: Einnahme von Salicylaten (z. B. Acetylsalicylsäure)

Das beeinflusst die Werte
- Die Einnahme des Schmerzmittels Novaminsulfon, des Parkinsonpräparates alpha-Methyldopa oder von Vitamin C in hohen Dosen kann eine Erniedrigung des gemessenen Blutzuckerwertes bedingen.

Oraler Glukosetoleranztest (OGTT)

- Test zur Prüfung der Glukosetoleranz nach maximaler Stimulation der Insulinsekretion durch Einnahme einer standardisierten Menge an Glukose
- Eine verminderte Glukosetoleranz ist möglicherweise eine Vorstufe vor der Entwicklung eines manifesten Diabetes mellitus und wie dieser ein eigenständiger Risikofaktor für die koronare → Herzkrankheit (Seite 213).

Wo messbar?
- Im Kapillarblut oder im venösen Vollblut

Anlass der Untersuchung
- Verdacht auf eine gestörte Glukosetoleranz bei Menschen mit erhöhtem Risiko für eine koronare Herzkrankheit, wie dies z. B. bei Übergewicht, Bluthochdruck und/oder Fettstoffwechselstörungen der Fall ist
- Grenzwertige Nüchternblutzuckerwerte, familiäre Belastung
- Normale Blutzuckerwerte, aber erhöhte Glukoseausscheidung im Urin
- Erhöhte Glukoseausscheidung im Urin oder erhöhte Blutzuckerwerte nach dem Essen während der Schwangerschaft

Norm-/Referenzwerte
Zwei Stunden nach Glukosebelastung:
- Normalbefund: venöses Vollblut: < 120 mg/dl
- Verminderte Glukosetoleranz: ≥ 120 und < 180 mg/dl
- Diabetes mellitus: ≥ 180 mg/dl

Was kann ein erhöhter Wert bedeuten?
- Mäßig erhöhter Wert: Hinweis auf eine verminderte Glukosetoleranz
- Stark erhöhter Wert: Hinweis auf einen manifesten Diabetes mellitus

Was kann ein niedriger Wert bedeuten?
- Eventuell Hinweis auf eine erhöhte Insulinproduktion, z. B. durch ein Insulinom

Das beeinflusst die Werte
- Nach Herzinfarkt, Operationen, längerer Bettlägerigkeit, bei Schilddrüsenüberfunktion, Kaliummangel, Fettstoffwechselstörungen, Harnvergiftung und unter Einnahme von entwässernden Mitteln, Kortisonpräparaten, Östrogenen u. a. kann die Blutglukose zwei Stunden nach Belastung zu hoch ausfallen, ohne dass eine Glukosetoleranzstörung vorliegt.
- Nach operativer Entfernung von Teilen des Magens oder des oberen Dünndarms sowie bei schweren Verdauungsstörungen kann das Ergebnis falsch niedrig ausfallen; hier ist ein venöser Glukosebelastungstest nötig.

DURCHFÜHRUNG DES OGTT

- Drei Tage vor dem Test übliche Essgewohnheiten mit mindestens 150–200 mg Kohlenhydraten pro Tag, normale körperliche Aktivität beibehalten.
- Sofern dies gefahrlos möglich ist, sollten mindestens drei Tage vor dem Test störende Medikamente nach Rücksprache mit dem Arzt abgesetzt werden.
- Mindestens drei Tage vor oder nach der Menstruation keine Durchführung des Tests.
- Am Untersuchungstag 12 Stunden nach der letzten Mahlzeit wird morgens zunächst der Nüchternblutzucker bestimmt, danach trinkt der Patient eine Lösung mit 75 g Glukose (Kinder bekommen 1,75 g Glukose pro Kilogramm Körpergewicht) innerhalb von fünf Minuten.
- Nach zwei Stunden erneute Bestimmung der Blutzuckerkonzentration, evtl. auch nach 30, 60 und 90 Minuten.
- Während des Tests Ruhestellung, Rauchverbot.

Östrogene (17-beta-Östradiol; Östriol, Östron)

- Weibliche Sexualhormone, die v. a. in den Eierstöcken, während der Schwangerschaft in der Plazenta, aber auch im Fettgewebe, in den Nebennieren und beim Mann im Hoden produziert werden
- Im Zusammenspiel mit dem Gestagen steuern sie die Fortpflanzungsfähigkeit, haben aber auch Wirkungen auf Stoffwechsel, Blutgerinnung, Leber und Knochen.
- 17-beta-Östradiol ist das wirksamste Östrogen des Eierstocks, es wird v. a. im reifenden Follikel gebildet.
- Östriol wird v. a. in der Schwangerschaft aus kindlichen Hormonvorstufen in der Plazenta gebildet.
- Östron wird insbesondere in der Nebenniere gebildet.

Wo messbar?
- Im Blutserum und -plasma

Anlass der Untersuchung
- 17-beta-Östradiol:
  - Beurteilung der Funktion der Eierstöcke
  - Verlaufskontrolle der Hormontherapie von Unfruchtbarkeit
  - Eventuell zur Tumordiagnostik
- Östriol:
  - Kontrolle einer Risikoschwangerschaft
  - Im Rahmen des Triple-Tests (Dreifachtest im Rahmen der pränatalen Diagnostik zwischen der 17. und 20. Schwangerschaftswoche) zur Beurteilung des Risikos für ein Down-Syndrom des Kindes
  - Verdacht auf Wachstumsstörungen des ungeborenen Kindes

Norm-/Referenzwerte
- 17-beta-Östradiol:
  Follikelphase: 30–300 ng/l
  Ovulationsphase: 100–600 ng/l
  Gelbkörperphase: 100–300 ng/l
  Mädchen vor der Pubertät: ‹ 5–15 ng/l
  Frauen in den Wechseljahren: ‹ 10 ng/l
- Freies Östriol (SSW = Schwangerschaftswoche):
  bis 20. SSW: 0,6–3,5 ng/ml
  21.–25. SSW: 0,83–4,49 ng/ml

26.–30. SSW: 2,2–9,46 ng/ml
31.–32. SSW: 3,8–12,5 ng/ml
33.–34. SSW: 5,0–13,0 ng/ml
35.–36. SSW: 6,15–17,9 ng/ml
37.–38. SSW: 9,0–27,0 ng/ml
39.–40. SSW: 13,8–31,2 ng/ml
41.–42. SSW: 16–40 ng/ml
- Östron:
Follikelphase: 37–140 ng/l
Ovulationsphase: 60–230 ng/l
Gelbkörperphase: 50–120 ng/l
Frauen in den Wechseljahren: 15–100 ng/l

Was kann ein erhöhter Wert bedeuten?
- 17-beta-Östradiol: seltene Östradiol-produzierende Tumoren
- Östriol: Mehrlingsschwangerschaft
- Östron: polyzystisches Eierstocksyndrom (PCO-Syndrom), Fettleibigkeit (meist besteht gleichzeitig ein verlängerter Menstruationszyklus von mehr als 35 Tagen)

Was kann ein niedriger Wert bedeuten?
- 17-beta-Östradiol: Funktionseinschränkung des Eierstocks, Gelbkörperschwäche, Zyklus ohne Eisprung
- Östriol: Wachstumsstörung des Kindes, Down-Syndrom

Das beeinflusst die Werte
- Während und v.a. nach den Wechseljahren sinkt die Östradiolproduktion, und es kann sich ein Östrogenmangel entwickeln. Evtl. Hormontherapie mit Östrogenen.

Pankreas-Amylase, -Elastase, -Lipase
→ Amylase, Elastase 1, Lipase

Parathormon (PTH)

- In den Nebenschilddrüsen (Epithelkörperchen) gebildetes Hormon, das die Konzentrationen von → Kalzium und → Phosphat im Blut reguliert
- Ein niedriger Kalziumspiegel bewirkt über eine erhöhte Freisetzung von Parathormon die vermehrte Rückresorption von Kalzium in der Niere im Austausch gegen Phosphat, die

Mobilisierung von Kalzium und Phosphat aus den Knochen und die Stimulation der Bildung von aktivem Vitamin D in der Niere, was wiederum die Kalziumaufnahme aus dem Darm erhöht.
- Gemessen wird nur das intakte Parathormon, das 25 % des gesamten Parathormons im Blut ausmacht. Die restlichen 75 % bestehen aus Teilstücken des Parathormons.

Wo messbar?
- Im Blutplasma, morgens, nüchtern

Anlass der Untersuchung
- Differenzierung von Knochenkrankheiten
- Abklärung von erhöhten oder erniedrigten Kalziumspiegeln im Blut sowie von Harnsteinen und Verkalkungen in der Niere
- Kontrolluntersuchung bei chronischem Nierenversagen und schweren Verdauungsstörungen

Norm-/Referenzwerte
- Intaktes Parathormon (iPTH): 15–65 ng/l (1,5–6,5 pmol/l)

Was kann ein erhöhter Wert bedeuten?
- Vermehrte Bildung von Parathormon in den Nebenschilddrüsen (primärer Hyperparathyreoidismus), meist durch einen gutartigen Tumor
- Reaktiv erhöhte Parathormonbildung (sekundärer Hyperparathyreoidismus) bei Kalziummangel infolge eines chronischen Nierenversagens, bei schweren Verdauungsstörungen oder bei Vitamin-D-Mangel

Was kann ein niedriger Wert bedeuten?
- Eingeschränkte Funktion der Nebenschilddrüsen (Hypoparathyreoidismus), am häufigsten nach deren Schädigung oder versehentlicher Entfernung bei Schilddrüsenoperation
- Reaktive Erniedrigung von Parathormon bei erhöhtem Kalziumspiegel im Blut, z. B. bei Überdosierung von Vitamin D, bei vermehrter Kalziumfreisetzung durch bösartige Tumoren, Schilddrüsenüberfunktion

Das beeinflusst die Werte
- Die Parathormonausschüttung steigt im Laufe des Tages an, deshalb sollte die Blutentnahme morgens erfolgen.

Phosphat

- → Mineralstoff (Seite 33), der wichtiger Bestandteil des Knochens (Kalziumphosphat) und durch Bildung von energiereichen Molekülen (Adenosintriphosphat) wesentlich an der Bereitstellung von Energie beteiligt ist

Wo messbar?
- Im Blutserum und -plasma, 24-h-Sammelurin

Anlass der Untersuchung
- Mit Kalzium zur Beurteilung des Kalziumstoffwechsels
- Abklärung von Knochenerkrankungen
- Kontrolluntersuchung bei chronischem Nierenversagen und Harnsteinen, nach Schilddrüsenoperationen, bei schweren Verdauungsstörungen und Alkoholmissbrauch

Norm-/Referenzwerte
- Blut: 2,6–4,5 mg/dl (0,84–1,45 mmol/l)
- 24-h-Sammelurin: 0,7–1,2 g/24 h (23–40 mmol/24 h)

Was kann ein erhöhter Wert bedeuten?
- Chronisches Nierenversagen
- Hypo- und Pseudohypoparathyreoidismus (→ Parathormon)

Was kann ein niedriger Wert bedeuten?
- Primärer Hyperparathyreoidismus
- Verdauungsstörungen, Vitamin-D-Mangel-Rachitis, Alkoholismus, schwere Verbrennungen
- Familiäre Hypophosphatämie

Das beeinflusst die Werte
- Leistungssport, insbesondere Bodybuilding sowie die Behandlung mit aluminiumhaltigen Medikamenten können zu einer Erniedrigung der Phosphatkonzentration im Blut führen.
- Erhöhte Blutfette, ein vermehrter Gehalt an Bilirubin und eine Hämolyse in der Blutprobe können erhöhte Phosphatwerte vortäuschen.

Phosphatasen → alkalische Phosphatase, → saure Phosphatase

Porphyrine

- Porphyrine sind Stoffwechselzwischenprodukte bei der Bildung des im Hämoglobin enthaltenen Häm, die über delta-Aminolävulinsäure, Porphobilinogen, Uro-, Kopro-, Protoporphyrinogen und Protoporphyrin zum Häm führen.
- Erbliche Störungen in der Hämoglobin-Bildung führen zu einer Anhäufung von bestimmten Porphyrinen und ihren Vorstufen (delta-Aminolävulinsäure, Porphobilinogen), die vermehrt im Urin ausgeschieden werden. Die dadurch verursachten Erkrankungen gehen u. a. mit Bauchkoliken und neurologisch-psychiatrischen Symptomen (akute hepatische Porphyrie) oder mit Hautveränderungen und einer erhöhten Lichtempfindlichkeit (chronische hepatische Porphyrie oder erythropoetische Porphyrie) einher.
- Auch bei chronischen Lebererkrankungen und Vergiftungen können vermehrt Porphyrine auftreten.

Wo messbar?
- Im 24-h-Sammelurin

Anlass der Untersuchung
- Verdacht auf hepatische oder erythropoetische Porphyrie, z. B. bei unklaren, immer wiederkehrenden Bauchschmerzen, neurologischen und psychiatrischen Symptomen, Hautveränderungen oder erhöhter Lichtempfindlichkeit
- Abklärung eines dunkel gefärbten Urins
- Verdacht auf Bleivergiftung

Norm-/Referenzwerte
- delta-Aminolävulinsäure: 250–6400 µg/24 h (2–49 µmol/24 h)
- Porphobilinogen: 100–1700 µg/24 h (0,5–7,5 µmol/24 h)
- Gesamtporphyrine: ≤ 100 µg/24 h

Was kann ein erhöhter Wert bedeuten?
- delta-Aminolävulinsäure: stark erhöht bei akuter intermittierender hepatischer Porphyrie und akuter Bleivergiftung; leicht erhöht bei Porphyria variegata, hereditärer Koproporphyrie, Porphobilinogensynthase-Defekt und chronischer Bleivergiftung
- Porphobilinogen: akute hepatische Porphyrien, akute und chronische Bleivergiftung (hier nur geringe Erhöhung)

- Porphyrine: stark erhöht bei erythropoetischer Porphyrie; leicht erhöht bei akuten und chronischen hepatischen Porphyrien, erythrophoetischer Protoporphyrie, verschiedenen Leber-, Blut- und Stoffwechselkrankheiten, Vergiftungen mit Alkohol, Medikamenten, Blei oder Chemikalien

Was kann ein niedriger Wert bedeuten?
- Ohne Krankheitswert

Das beeinflusst die Werte
- Falsch hohe Werte von Porphobilinogen werden unter der Behandlung mit Phenothiazinen gemessen.

Progesteron

- Zu den Gestagenen gehörendes Gelbkörperhormon, das nach dem Eisprung im Eierstock, d. h. im Gelbkörper, gebildet wird. Es wandelt die Gebärmutterschleimhaut für die Einnistung des befruchteten Eis um.

Wo messbar?
- Im Blutplasma, -serum

Anlass der Untersuchung
- Abklärung von Zyklusstörungen sowie Ursachensuche für ungewollte Kinderlosigkeit (Beurteilung der Gelbkörperhormonfunktion, Nachweis des Eisprungs)

Norm-/Referenzwerte
- Erwachsene Frauen:
  - Follikelphase: < 1,0 µg/l (3,2 nmol/l)
  - Gelbkörperphase: ≥ 8,0 mg/l (22 nmol/l)
  - Frauen in den Wechseljahren: < 1,0 µg/l (3,2 nmol/l)

Was kann ein erhöhter Wert bedeuten?
- Schwangerschaft (bei kontinuierlichem Anstieg des Progesteronwerts)

Was kann ein niedriger Wert bedeuten?
- Eingeschränkte Gelbkörperhormonfunktion (Corpus-luteum-Insuffizienz)

Das beeinflusst die Werte
- Natürlicher Anstieg der Werte nach dem Eisprung

- Ein deutlicher Abfall der Werte erfolgt drei Tage vor Beginn der Monatsblutung.
- Hormontherapie mit Gestagenen

Protein → Gesamteiweiß

PSA (Prostataspezifisches Antigen)

- Mit einem Kohlenhydrat verbundener Eiweißstoff, der in den Schleimhautzellen der Prostata gebildet wird
- In hoher Konzentration in der Samenflüssigkeit enthalten, gelangt in geringen Mengen ins Blut
- Dient als → Tumormarker für Prostatakrebs und leistet v. a. für die Verlaufskontrolle wertvolle Dienste; als Suchtest ist die PSA-Bestimmung jedoch umstritten.

Wo messbar?
- Im Blutserum und -plasma

Anlass der Untersuchung
- Mit anderen Untersuchungen Diagnose eines Prostatakarzinoms
- Therapie- und Verlaufskontrolle eines Prostatakarzinoms
- Erfolgskontrolle der Antibiotikatherapie bei Prostataentzündung

Norm-/Referenzwerte
- Total-PSA (T-PSA) ≤ 3–4 µg/l (abhängig vom Testverfahren)

Was kann ein erhöhter Wert bedeuten?
- Prostatakarzinom
- Gutartige Prostatavergrößerung
- Prostataentzündung und Prostatainfarkt

Was kann ein niedriger Wert bedeuten?
- Ohne Krankheitswert

Das beeinflusst die Werte
- Nach rektaler Tastuntersuchung, nach Entnahme einer Gewebeprobe aus der Prostata kann der PSA-Wert ansteigen.
- Bestimmte Medikamente zur Behandlung der gutartigen Prostatavergrößerung führen zu einer Verringerung der PSA-Konzentration im Blut.

PTT (Partielle Thromboplastinzeit)

- → Blutgerinnungsstörungen (Seite 192)
- Funktionstest, der Verminderungen bzw. Störungen der Gerinnungsfaktoren I und II, V sowie VIII bis XII (endogen aktiviertes System) erfasst
- Zum Einsatz kommt fast ausschließlich die aktivierte partielle Thromboplastinzeit (APTT).

Wo messbar?
- Im Blutplasma

Anlass der Untersuchung
- Suchtest zur Abklärung von Gerinnungsstörungen
- Ausschluss bzw. Diagnose einer Gerinnungsstörung vor operativen Eingriffen
- Überwachung einer Behandlung mit Heparin

Norm-/Referenzwerte
- 26–36 Sekunden

Was kann ein erhöhter Wert bedeuten?
- Behandlung mit Heparin, auch Behandlung mit Cumarinen
- Bluterkrankheit: Hämophilie A, Hämophilie B; von-Willebrand-Syndrom; angeborener Mangel an anderen Gerinnungsfaktoren
- Bildung von Hemmstoffen gegen Gerinnungsfaktoren

Was kann ein niedriger Wert bedeuten?
- Ohne Krankheitswert

Das beeinflusst die Werte
- Zu lange venöse Stauung, zu schnelles Abziehen des Blutes bei der Blutabnahme; Penicilline und Valproinsäure verlängern die PTT.

PTZ (Plasmathrombinzeit)

- Erfasst den letzten Schritt der Blutgerinnung, nämlich die durch Thrombin vermittelte Bildung von Fibrin und die Zusammenballung von Fibrinfäden im Gerinnsel

Wo messbar?
- Im Blutplasma

Anlass der Untersuchung
- Suchtest zur Diagnose von Fibrinbildungsstörungen
- Überwachung der fibrinolytischen und der Heparintherapie
- Differenzierung einer → Blutgerinnungsstörung (Seite 192)

Norm-/Referenzwerte
- 16–24 Sekunden

Was kann ein erhöhter Wert bedeuten?
- Fibrinolytische Therapie oder Heparintherapie
- Fibrinmangelzustände, angeborene Störungen der Fibrinbildung, Antikörper gegen Fibrin
- Verbrauchskoagulopathie, Hyperfibrinolyse

Was kann ein niedriger Wert bedeuten?
- Ohne Krankheitswert, evtl. Hinweis auf erhöhte Fibrinogenkonzentration im Blutplasma

Das beeinflusst die Werte
- Zu lange venöse Stauung, zu schnelles Abziehen des Blutes bei der Blutabnahme

Pyridinium Cross-links

- Pyridinolin und Desoxypyridinolin sind Abbauprodukte von Knochenkollagen und stellen die Querverbindungen von deren Verknüpfung dar (sogenannte »Cross-links«).
- V. a. Desoxypyridinolin kommt fast ausschließlich im Knochen vor, wird wie Pyridinolin beim Knochenabbau freigesetzt und in den Urin ausgeschieden.
- Die Pyridinium Cross-links werden im Urin in Bezug zu → Kreatinin gemessen, da bei einer evtl. vorliegenden Nierenfunktionseinschränkung (Kreatininclearance erniedrigt!) die absoluten Werte (das sind die Einzelwerte ohne Bezug zu Kreatinin) keine Aussagekraft hätten.

Wo messbar?
- Im Morgenurin

Anlass der Untersuchung
- Nachweis eines gesteigerten Knochenabbaus (Osteoporose), insbesondere während der Wechseljahre oder bei Krankheiten mit gesteigertem Knochenabbau

- Verlaufskontrolle bei einer Behandlung mit Hormonen oder Bisphosphonaten, die oft zur Behandlung von Osteoporose eingesetzt werden

Norm-/Referenzwerte
Frauen vor den Wechseljahren und Männer:
- Desoxypyridinolin: 1,8–9,0 µg/g Kreatinin
- Pyridinolin: 17–60 µg/g Kreatinin

Was kann ein erhöhter Wert bedeuten?
- Osteoporose nach den Wechseljahren
- Hyperparathyreoidismus, Paget-Krankheit
- Vitamin-D-Mangel
- Rheumatische Erkrankungen
- Karzinome mit Knochenmetastasen
- Schilddrüsenüberfunktion

Was kann ein niedriger Wert bedeuten?
- Ohne Krankheitswert

Das beeinflusst die Werte
- Bei Bettruhe und in der Schwangerschaft steigen die Werte an. Unter Behandlung mit Östrogenen, Bisphosphonaten und Calcitonin können erhöhte Werte wieder abfallen.

Quecksilberbestimmung → DMPS-Mobilisationstest

Quick (Thromboplastinzeit, TPZ)

- Der Quick-Wert (Thromboplastinzeit) ist ein Funktionstest, der Verminderungen bzw. Störungen der Gerinnungsfaktoren I und II, V, VII und X (exogen aktiviertes System) erfasst.
- Bei Patienten, die durch die Bildung von Blutgerinnseln und deren Verschleppung (Embolien) gefährdet sind (z. B. bei tiefen Venenthrombosen oder Vorhofflimmern) wird zur Überwachung der Behandlung der Quick-Wert bestimmt. Dieser ist zunächst jedoch nicht standardisiert und kann deshalb von Labor zu Labor variieren. Um die einzelnen Quick-Werte auf einen vergleichbaren Wert zu bringen, wird gleichzeitig der standardisierte INR (international normalized ratio) angegeben.

ABHÄNGIG VON DER GRUNDERKRANKUNG

Dient der Quick-Wert der Steuerung einer gerinnungshemmenden Therapie (vor allem mit oralen Antikoagulanzien wie z. B. Cumarinen), richtet sich der angestrebte Wert nach der Grunderkrankung: Eine mäßige Gerinnungshemmung (s. o.) wird z. B. nach einer vorangegangenen Thrombose oder bei Vorhofflimmern angestrebt, bei mechanischen Herzklappenprothesen ist das therapeutische Ziel eine starke Gerinnungshemmung (Prozent der Norm: 15–25 %, INR 3,0–4,5).

Wo messbar?
- Im Blutplasma, Kapillarblut

Anlass der Untersuchung
- Suchtest zur Abklärung von Gerinnungsstörungen
- Ausschluss bzw. Diagnose einer Gerinnungsstörung vor operativen Eingriffen
- Überwachung der Behandlung mit oralen Antikoagulanzien (z. B. Cumarine)
- Verlaufskontrolle bei schweren Lebererkrankungen und Vitamin-K-Mangel

Norm-/Referenzwerte
- Prozent der Norm: 80–130 %
- INR: 0,85–1,15

Therapeutischer Bereich für Menschen, die mit Cumarinen behandelt werden (siehe oben):
- Prozent der Norm: 25–35 %
- INR: 2,0–3,5 (abhängig von der Grunderkrankung)

Was kann ein erhöhter Wert bedeuten?
- Ohne Krankheitswert, stark erhöhte Werte müssen überprüft werden

Was kann ein niedriger Wert bedeuten?
- Behandlung mit oralen Antikoagulanzien (Cumarinen)
- Schwere Lebererkrankungen mit verminderter Bildung von Gerinnungsfaktoren
- Vitamin-K-Mangel
- Angeborener Mangel an Gerinnungsfaktoren
- Verbrauchskoagulopathie, Hyperfibrinolyse

Das beeinflusst die Werte
- Zu lange venöse Stauung, zu schnelles Abziehen des Blutes bei der Blutabnahme; Penicillin bewirkt eine Erhöhung des Quick-Wertes.

RDW

- RDW (red cell distribution width = Streuung der Erythrozytendurchmesser) bezeichnet die sogenannte Verteilungsbreite der roten → Blutkörperchen; gibt Auskunft, ob die Blutkörperchen unterschiedlich oder eher gleich groß und von unterschiedlicher oder gleicher Form sind.
- Gehört zusammen mit → MCH, MCV und MCHC zu den Erythrozytenindizes und wird im Rahmen des kleinen (roten) → Blutbilds zusammen mit diesen bestimmt.

Wo messbar?
- Im Vollblut

Anlass der Untersuchung
- Ursächliche Abklärung und Klassifizierung einer Anämie

Norm-/Referenzwerte
- < 15 % (geräteabhängig)

Was kann ein erhöhter Wert bedeuten?
- Sehr hohe Werte: akute hämolytische Anämie
- Eisenmangelanämie (bei gleichzeitig erniedrigtem MCV-Wert)
- Chronische Knochenmarkerkrankung (Osteomyelofibrose, bei normalem MCV-Wert)
- Anämie durch Vitamin-B_{12}-Mangel (bei erhöhtem MCV-Wert)

Was kann ein niedriger Wert bedeuten?
- Ohne Krankheitswert

Das beeinflusst die Werte
- Einnahme von Medikamenten zur Behandlung einer Anämie

Renin

- Enzym, das in den Nieren gebildet wird.
- Wichtig bei der Blutdruckregulation im Rahmen des Renin-Angiotensin-Aldosteron-Systems (→ Aldosteron).

- Wird vermehrt ausgeschüttet bei Natriummangel, einem verminderten Blutvolumen sowie bei einer verringerten Durchblutung der Nieren (z. B. bei akutem Blutdruckabfall)

Wo messbar?
- Im Blutserum oder -plasma (gefroren)

Anlass der Untersuchung
- Ausschluss eines renalen Bluthochdrucks
- Abklärung bzw. Differenzierung eines Hyperaldosteronismus (zusammen mit der Bestimmung von Aldosteron, Natrium und Kalium sowie evtl. anderen Tests)
- Verdacht auf Renin produzierende Tumoren

Norm-/Referenzwerte
- Blutserum: liegend 3–19 ng/l, stehend 5–40 ng/l

Was kann ein erhöhter Wert bedeuten?
- Nierenerkrankungen, Verengung der Nierenarterien
- Schwere »maligne« Hypertonie
- Renin produzierender Tumor
- Natrium- und Flüssigkeitsmangel, z. B. bei Missbrauch von Abführ- oder Entwässerungsmitteln
- Ausgeprägte Wassereinlagerungen im Gewebe
- Seltene hormonelle Erkrankungen wie z.B. adrenogenitales Syndrom, Bartter-Syndrom (Seite 42)
- Einnahme von Kalziumantagonisten, Captopril, hochdosiertem Lithium, harntreibenden Mitteln u. a.

Was kann ein niedriger Wert bedeuten?
- Primärer Hyperaldosteronismus, d. h. unkontrolliert erhöhte Bildung von Aldosteron, meist durch einen gutartigen Tumor der Nebennierenrinde, seltener durch Vergrößerung beider Nebennierenrinden, wodurch die Reninproduktion abnimmt
- Einnahme von Medikamenten, wie z. B. Betablocker, Fingerhutpräparate, bestimmte Schmerzmittel, Langzeitbehandlung mit Heparin
- Cushing-Syndrom (krankhaft erhöhte Bildung von Cortisol in einer der beiden Nebennieren)

Das beeinflusst die Werte
- Reninwerte sind morgens am höchsten und ab dem späten Nachmittag am niedrigsten.

- Erhöhte Werte bei körperlicher Arbeit, in der Schwangerschaft, bei Austrocknung (Dehydratation), Magersucht, bei geringer Kaliumzufuhr sowie salzreicher Kost
- Erniedrigte Werte bei salzarmer Kost oder sehr hoher Kaliumzufuhr

KEINE MEDIKAMENTE VOR DEM RENINTEST!

Eine Woche vor Probenentnahme sind folgende Medikamente abzusetzen: harntreibende Medikamente (Diuretika), Abführmittel, Kortikoide, Antidepressiva, Medikamente mit blutdrucksenkender Wirkung (z. B. ACE-Hemmer), östrogenhaltige Anti-Baby-Pille, Kaliumpräparate.

Retikulozyten

- Junge rote → Blutkörperchen, die noch Reste von Kernmaterial enthalten und aus denen dann die reifen kernlosen roten Blutkörperchen hervorgehen.

Wo messbar?
- Im Vollblut

Anlass der Untersuchung
- Differenzierung von Anämien
- Verlaufskontrolle einer Anämiebehandlung (v. a. einer Mangelanämie)

Norm-/Referenzwerte
- 0,5 – 1,5 % (30.000 – 80.000/µl Blut) – je nach Messmethode. Bei Kindern sind die Referenzwerte altersabhängig.

Was kann ein erhöhter Wert bedeuten?
- Hämolytische Anämien
- Akuter Blutverlust
- Behandlung von Mangelanämien (z. B. bei Eisen-, Kupfer-, Folsäure, Vitamin-B_6- oder Vitamin-B_{12}-Mangel)
- Regeneration des Knochenmarks nach Knochenmarksschädigung (z. B. durch Medikamente)

Was kann ein niedriger Wert bedeuten?
- Anämie infolge von Eisen- oder Kupfermangel bzw. Vitamin-B_6-, Vitamin-B_{12}- oder Folsäuremangel

- Anämie infolge einer chronischen Erkrankung (z. B. Infektion, maligner Tumor)
- Chronische Niereninsuffizienz
- Anämie bei Knochenmarksschädigung

Das beeinflusst die Werte
- Die Werte sind stark abhängig von der Untersuchungsmethode sowie vom → Hämatokrit.

Rhesusfaktor (Rh-Faktor)

- Beim Rhesusfaktor handelt es sich um eine Gruppe von Blutgruppenantigenen, die sich auf der Oberfläche der roten → Blutkörperchen befinden.
- Das wichtigste Rhesusblutgruppen-Antigen ist Rhesus D, eine geringere immunogene Wirkung haben C, c, E, e und weak D.
- Menschen mit Rhesus-Antigen D werden als rhesuspositiv bezeichnet. Fehlt das Antigen, sind sie rhesusnegativ.
- Rhesusnegative Menschen bilden nach dem Kontakt mit rhesuspositivem Blut (durch eine Bluttransfusion oder während der Geburt eines rhesuspositiven Kindes) Rhesus-Antikörper. Bei erneutem Kontakt mit rhesuspositivem Blut kann es zu einem schweren Transfusionszwischenfall oder beim Kind zu einer schweren und häufig bereits im Mutterleib tödlichen Hämolyse (Rhesuserythroblastose) kommen.

Wo messbar?
- Im Vollblut

Anlass der Untersuchung
- Ermittlung von Rhesus-Antikörpern bei rhesusnegativen Personen zur Vermeidung eines Transfusionszwischenfalls bei einer Bluttransfusion sowie zur frühzeitigen Behandlung einer Rhesuserythroblastose des Kindes im Mutterleib (Zweit- oder Drittgeborenes) durch Rhesus-Antikörper der rhesusnegativen Mutter

Norm-/Referenzwerte
- Je nach Labormethode unterschiedlich, bei Nachweis von Antikörpern gegen Rhesus-Antigene ist die Höhe des Antikörpertiters für mögliche Zwischenfälle von Bedeutung

Was kann ein positiver Befund bedeuten?
- Nachweis von Rhesus-Antikörpern; deren Vorhandensein bedeutet die Gefahr eines Transfusionszwischenfalls bei Transfusion rhesus-inkompatiblen Blutes; bei einer Schwangeren mit rhesuspositivem Kind besteht die Gefahr der Schädigung des Kindes

Was kann ein negativer Befund bedeuten?
- Rhesus-Antikörper sind nicht vorhanden, können sich aber nach Gabe von Blut mit Rhesus-Antigen oder nach der Geburt eines rhesuspositiven Kindes bilden.

Rheumafaktoren

- Gruppe von Autoantikörpern, die unterschiedlichen Immunglobulinklassen angehören und gegen körpereigenes → Immunglobulin G gerichtet sind (→ Antigene/Antikörper, Seite 28).
- Rheumafaktoren sind nicht spezifisch für die → rheumatoide Arthritis (Seite 232), sondern kommen auch bei anderen rheumatischen und nicht-rheumatischen Erkrankungen sowie gelegentlich bei Gesunden vor.
- Die Höhe der Werte kann Aufschluss über den Schweregrad der Erkrankung geben.

Wo messbar?
- Im Blutserum, in der Gelenkflüssigkeit

Anlass der Untersuchung
- Verdacht auf rheumatoide Arthritis
- Verdacht auf essenzielle gemischte Kryoglobulinämie (Typ 2)

Norm-/Referenzwerte
- < 20 kU/l (methodenabhängig)

Was kann ein erhöhter Wert bedeuten?
- Rheumatoide Arthritis
- Andere rheumatische Erkrankungen, z. B. Sjögren-Syndrom, systemischer Lupus erythematodes, Mischkollagenosen
- Essenzielle gemischte Kryoglobulinämie
- Chronische Lebererkrankungen (z. B. chronische Hepatitis)
- Chronisch-entzündliche Lungenerkrankungen
- Infektionen

Was kann ein niedriger Wert bedeuten?
- Ohne Krankheitswert

Das beeinflusst die Werte
- Mit höherem Lebensalter steigen die Werte an (ohne Krankheitswert).

Saure Phosphatase (SP)

- Die Gesamt-SP besteht aus einer Gruppe von ähnlichen Enzymen (Isoenzymen), die bei bestimmten Krankheiten auch getrennt bestimmt werden können. In den meisten Fällen genügt jedoch die Bestimmung der Gesamt-SP.
- SP kommt in allen Körperzellen vor, mit besonders hoher Aktivität in Leber, Milz, Knochen, Prostata sowie in roten Blutkörperchen und Blutplättchen.
- Setzt bei einem sauren pH-Wert (um pH 5) des Blutes Phosphate aus Verbindungen mit anderen Substanzen frei

Wo messbar?
- Im Blutserum, -plasma

Anlass der Untersuchung
- Verdacht auf bestimmte Knochenerkrankungen
- Verdacht auf Prostatakrebs (evtl. Bestimmung des → PSA)

Norm-/Referenzwerte
- 4,8–13,5 U/l

Was kann ein erhöhter Wert bedeuten?
- Prostatakrebs, aber auch bei gutartiger Prostatavergrößerung, Prostataentzündung und nach Untersuchung der Prostata erhöht
- Knochenerkrankungen, z. B. Paget-Krankheit, Knochenkrebs und Knochenmetastasen
- Gaucher-Krankheit (zu den Lipidspeicherkrankheiten zählende Erbkrankheit, bei der sich durch einen Enzymdefekt Fett- und Kohlenhydratmoleküle an Organen ansammeln und dort Schädigungen hervorrufen)
- Leukämie, Polyzythämie, megaloblastäre Anämie

Was kann ein niedriger Wert bedeuten?
- Kommt praktisch nicht vor

Das beeinflusst die Werte
- Erhöhte Werte beim Knochenwachstum bei Heranwachsenden; vermehrte Zerstörung der roten Blutkörperchen in der Blutprobe führt zu falsch hohen Werten.

Schilddrüsenantikörper

- Im Rahmen einer Autoimmunerkrankung gebildete Antikörper, die sich gegen verschiedene Strukturen der Schilddrüse richten und unterschiedliche Krankheitsbilder verursachen
- Schilddrüsenperoxidase-Antikörper (TPO-AK) richten sich gegen ein in den Mikrosomen der Zellen befindliches Enzym und führen zu einer langsamen Zerstörung der Zellen.
- TSH-Rezeptor-Antikörper (TSH-R-AK) richten sich gegen auf den Schilddrüsenzellen befindliche Bindungsstellen für das Hypophysenhormon → TSH und regen die Schilddrüse zur Freisetzung von Schilddrüsenhormonen an.
- Daneben gibt es noch weitere, aber diagnostisch weniger bedeutsame Antikörper, z. B. gegen → Thyreoglobulin, → Trijodthyronin und → Thyroxin.

Wo messbar?
- Im Blutserum

Anlass der Untersuchung
- Differenzierung einer Schilddrüsenüber- oder -unterfunktion
- Verdacht auf Schwangerschafts- oder nachgeburtliche Schilddrüsenentzündung

Norm-/Referenzwerte
- Abhängig von der angewandten Untersuchungsmethode

Was kann ein erhöhter Wert bedeuten?
- TPO-AK:
  - Bei chronischer autoimmuner Schilddrüsenentzündung (Hashimoto-Thyreoiditis) in 90 % der Fälle erhöht
  - Leicht bis mäßig erhöhte TPO-AK auch bei anderen Immunerkrankungen, wie z. B. Addison-Krankheit, Typ-1-Diabetes mellitus, chronische Hepatitis B und C
- TSH-R-AK:
  - Bei immunogener Schilddrüsenüberfunktion (Basedow-Krankheit) in 80 % der Fälle erhöht

- Selten auch bei chronischer autoimmuner Schilddrüsenentzündung (Hashimoto-Thyreoiditis)

Was kann ein niedriger Wert bedeuten?
- Ohne Krankheitswert

Das beeinflusst die Werte
- TPO-AK werden auch bei gesunden Menschen gefunden, insbesondere im höheren Alter. Bei Frauen kommen sie häufiger vor als bei Männern.

Schwangerschaftstest

- Alle modernen Schwangerschaftstests basieren auf dem Nachweis des Hormons hCG (humanes Choriongonadotropin).
- Wird während der Schwangerschaft von der Plazenta gebildet, steigt besonders stark zwischen der 8. und 19. Schwangerschaftswoche an, danach fällt es wieder

Wo messbar?
- Im Urin, Blutserum

Anlass der Untersuchung
- Bestätigung und Kontrolle einer Schwangerschaft

Norm-/Referenzwerte
- Schwangerschaftstest positiv ab 50 U/l im Urin und ab 10 U/l im Blutserum
- 7. Schwangerschaftswoche: 5 000–90 000 U/l im Blutserum
- 10. Schwangerschaftswoche: 40 000–230 000 U/l im Blutserum
- 13. Schwangerschaftswoche: 40 000–140 000 U/l im Blutserum

Was kann ein erhöhter Wert bedeuten?
- Schwangerschaft
- Besteht keine Schwangerschaft: → Tumormarker

Was kann ein niedriger Wert bedeuten?
- Im Rahmen der Schwangerschaft droht bei niedrigen Werten eine Fehlgeburt.
- Fehlender Anstieg weist möglicherweise auf eine Extrauterinschwangerschaft (z.B. Eileiterschwangerschaft) hin.

Das beeinflusst die Werte
- Es gibt keine Einflussfaktoren.

Selen

- Dient in erster Linie der Abschätzung einer Selenmangelversorgung. Neben einer einseitigen Ernährung kann ein Selenmangel auch mit verschiedenen Krankheiten einhergehen, wobei bis heute nicht geklärt ist, ob die Erkrankungen die Ursache für den Selenmangel sind oder umgekehrt.
- Selenwert wird auch bestimmt bei Verdacht auf akute oder chronische Selenvergiftung (z.B. infolge einer unkontrollierten Selbstmedikation oder berufsbedingt)
- Selen ist ein für den menschlichen Organismus lebensnotwendiges Spurenelement, das viele wichtige Funktionen im Stoffwechsel hat. So scheint Selen z. B. bei der körpereigenen Abwehr eine wichtige Rolle zu spielen.

Wo messbar?
- Im Blutserum und -plasma, 24-h-Sammelurin

Anlass der Untersuchung
- Verdacht auf Selenmangelversorgung
- Abklärung von Symptomen, die auf eine akute (z. B. Reizung der Atemwege und der Augen) oder chronische Selenvergiftung (z. B. Knoblauchgeruch der Atemluft, Reizung der oberen Luftwege, Nervosität) hinweisen

Norm-/Referenzwerte
- Im Blut:
  - Kinder (5–10 J.): 0,52–0,94 µmol/l (41–74 µg/l)
  - Jugendliche (10–16 J.): 0,51–1,04 µmol/l (40–82 µg/l)
  - Erwachsene: 0,64–152 µmol/l (50–120 µg/l)
- 24-h-Sammelurin:
  - Erwachsene: 0,18–0,95 µmol/24 h (15–75 µg/24 h)

Was kann ein erhöhter Wert bedeuten?
- Akute oder chronische Selenvergiftung

Was kann ein niedriger Wert bedeuten?
- Selenmangel als Ursache oder Begleiterscheinung von: chronischer Niereninsuffizienz, Mangelernährung (z. B.

künstliche Ernährung oder einseitige Diät), (alkoholbedingter) Leberzirrhose, Herz-Kreislauf-Erkrankungen, (erblich bedingtem) Muskelschwund, Tumorerkrankungen, Sichelzellenanämie, bestimmten Hauterkrankungen, rheumatoider Arthritis, Mukoviszidose

Das beeinflusst die Werte
- Der Referenzwert ist stark alters- und ernährungsabhängig.

Spermiogramm

- Analyse der Samenflüssigkeit hinsichtlich Farbe, Volumen, Geruch, pH-Wert, Anzahl, Beweglichkeit und Zellformung
- Zur endgültigen Beurteilung einer möglichen Funktionsbeeinträchtigung der Spermien werden in der Regel zwei bis drei Ejakulatuntersuchungen innerhalb von drei Monaten vorgenommen.
- Die Probe wird durch Masturbation gewonnen; davor sollte bis zu sechs Tage sexuelle Enthaltsamkeit geübt werden.

Wo messbar?
- Im Ejakulat

Anlass der Untersuchung
- Ursachensuche bei ungewollter Kinderlosigkeit

Norm-/Referenzwerte
- Ejakulatvolumen: ≥ 2,0 ml
- pH-Wert: 7,2–8,0
- Spermienkonzentration: ≥ 20 Mio. Spermien/ml
- Gesamte Spermienzahl: ≥ 40 Mio. Spermien/Ejakulat
- Beweglichkeit: ≥ 50 % Spermien mit Vorwärtsbeweglichkeit
- Aussehen: ≥ 20 % normal geformte Spermien
- Vitalität: ≥ 75 % vitale Spermien

Was kann ein veränderter Wert bedeuten?
- Hodenfunktionsstörung (zur endgültigen Ursachenklärung sind weitere Untersuchungen notwendig)

Das beeinflusst die Werte
- Hohes Lebensalter, Ruhe, seltener Samenerguss

Spurenelemente (Seite 35; → Kupfer)

Testosteron

- Wichtigstes männliches Sexualhormon (Androgen), das in den Hoden, der Nebennierenrinde und in geringen Mengen auch in den Eierstöcken gebildet wird. Die Testosteronbildung wird vom Hypophysenvorderlappenhormon → LH gesteuert.
- Im Blut wird Testosteron an SHBG (Sexualhormon-bindendes Globulin) und an Albumin gebunden transportiert.
- Bewirkt die Entwicklung der männlichen Geschlechtsorgane und der sekundären Geschlechtsmerkmale, regt die Samenproduktion an, steigert den Geschlechtstrieb und hat zahlreiche weitere Wirkungen
- Wegen starker Tagesschwankungen sollte die Messung immer morgens zwischen 7 und 9 Uhr durchgeführt werden; möglichst gleichzeitig SHBG bestimmen, da der Gesamttestosteronwert von der Bindung an dieses Transporteiweiß abhängig ist. Alternativ kann auch das freie, biologisch aktive Testosteron bestimmt werden.

Wo messbar?
- Im Blutserum

Anlass der Untersuchung
- Männer: Impotenz, Entwicklungsstörungen, einige Krebsarten
- Frauen: Ausbleiben der Menstruation (Amenorrhö), Vermännlichung

Norm-/Referenzwerte
- Männer: 9,4–37,1 nmol/l
- Frauen: 0,54–2,72 nmol/l

Was kann ein erhöhter Wert bedeuten?
- Bei Männern: Hodentumoren, Nebennierentumor, Doping mit Androgenen, Androgenresistenz, Androgenrezeptor-Defekte
- Bei Frauen: Amenorrhö, Hirsutismus (vermehrte Behaarung), adrenogenitales Syndrom, Eierstock- oder Nebennierenrindentumor

Was kann ein niedriger Wert bedeuten?
- Bei Männern und Frauen: Fettsucht (Adipositas), schwere Erkrankungen, insbesondere von Leber, Nieren, Herz und

Kreislauf, Funktionseinschränkung der Nebennierenrinde, Stress-Situationen, Operationen, Magersucht, Alkohol- und Drogenmissbrauch, Einnahme bestimmter Medikamente
- Bei Männern: Klinefelter-Syndrom, Hyperprolaktinämie
- Bei Frauen: nach den Wechseljahren, unter Einnahme der Anti-Baby-Pille

Das beeinflusst die Werte
- Erniedrigte SHBG-Konzentrationen führen zu einem erniedrigten Gesamttestosteronspiegel und umgekehrt. In der zweiten Zyklushälfte werden bei Frauen höhere Werte gemessen als in der ersten.
- Kurze körperliche Anstrengung erhöht den Testosteronwert, längere erschöpfende Arbeit senkt ihn.

Thromboplastinzeit (TPZ) → Quick

Thrombozyten → Blutplättchen

Thyreoglobulin (Tg)

- In der Schilddrüse gebildetes Eiweiß, das an der Produktion und Speicherung der Schilddrüsenhormone beteiligt ist
- In geringen Mengen ist Thyreoglobulin auch beim Gesunden im Blut nachweisbar.

Wo messbar?
- Im Blutserum und -plasma

Anlass der Untersuchung
- Tumormarker zur Verlaufskontrolle des differenzierten Schilddrüsenkarzinoms nach operativer Schilddrüsenentfernung und Radiojodtherapie

Norm-/Referenzwerte
- 0,1–1(2) µg/l; nach Schilddrüsenentfernung < 1 µg/l
  Die Thyreoglobulinkonzentration muss immer mit der gleichen Methode bestimmt werden, da die Werte der verschiedenen Untersuchungsmethoden stark schwanken.

Was kann ein erhöhter Wert bedeuten?
- Nach Entfernung der Schilddrüse: Hinweis auf Metastasen (Wert mehrmals messen!)

- Bei vorhandener Schilddrüse: Schilddrüsenvergrößerung, insbesondere Knotenstruma, Basedow-Krankheit, autonomes Schilddrüsenadenom, subakute Schilddrüsenentzündung

Was kann ein niedriger Wert bedeuten?
- Hinweis auf fehlende Schilddrüsenanlage bei angeborener Schilddrüsenunterfunktion
- Absichtliche (v. a. zur Gewichtsabnahme) oder versehentliche Überdosierung von Schilddrüsenhormonen

Das beeinflusst die Werte
- Antikörper gegen Thyreoglobulin

Thyroxin (T4)

- Zusammen mit → Trijodthyronin (T3) in der Schilddrüse gebildetes jodhaltiges Schilddrüsenhormon, das dort in → Thyreoglobulin gespeichert und nach Stimulation durch TSH ins Blut abgegeben wird
- Im Blut zum größten Teil an Eiweiße (Thyroxin bindendes Globulin u. a.) gebunden, nur der geringe Anteil des freien Thyroxins (FT4) im Blut ist biologisch wirksam
- Aus Thyroxin wird – je nach Bedarf eines Organs – das stärker wirksame Trijodthyronin gebildet.
- Thyroxin und Trijodthyronin steigern Grundumsatz und Stoffwechsel, fördern das Wachstum, die körperliche und geistige Entwicklung und haben eine Vielzahl weiterer Wirkungen auf verschiedene Körperfunktionen.

Wo messbar?
- Im Blutserum

Anlass der Untersuchung
- Weiterführende Untersuchung bei Erhöhung oder Erniedrigung von TSH
- Klinischer Verdacht auf Unter- oder Überfunktion der Schilddrüse; auf seltene Störungen der Schilddrüsenfunktion
- Kontrolle einer Behandlung mit Schilddrüsenhormonen

Norm-/Referenzwerte
- Gesamt-T4 (TT4): 56–123 µg/l (72–158 nmol/l)
- Freies T4 (fT4): 9,9–16,2 ng/l (12,7–20,8 pmol/l)

Empfehlenswert ist die Bestimmung von freiem T4, da die Konzentration von Gesamt-T4 stark von dessen Eiweißbindung abhängig ist.

Was kann ein erhöhter Wert bedeuten?
- Schilddrüsenüberfunktion, z. B. bei autonomem Schilddrüsenadenom oder Basedow-Krankheit, im Frühstadium einer subakuten oder chronischen Schilddrüsenentzündung, Überdosierung von Schilddrüsenhormonen, Einnahme jodhaltiger Medikamente oder Untersuchung mit jodhaltigen Kontrastmitteln, sehr selten beim TSH produzierenden Hypophysentumor

Was kann ein niedriger Wert bedeuten?
- Schilddrüsenunterfunktion, z. B. bei chronischer autoimmuner Schilddrüsenentzündung (Hashimoto-Thyreoiditis), nach Schilddrüsenoperation oder Radiojodtherapie, bei Überdosierung von schilddrüsenhemmenden Medikamenten (Thyreostatika), bei extremem Jodmangel, angeborener Unterfunktion, Funktionseinschränkung der Hypophyse

Das beeinflusst die Werte
- Bei schweren Erkrankungen, in der Schwangerschaft und unter Behandlung mit Heparin können die Thyroxinwerte erhöht sein.

Transferrin/Transferrinsättigung/löslicher Transferrin-Rezeptor

- Eisen wird im Blut an das Eiweiß Transferrin gebunden zu den Geweben transportiert, die Eisen benötigen.
- Die Transferrinsättigung beschreibt die Beladung des Transportproteins mit Eisen und wird berechnet aus der Eisenkonzentration im Serum dividiert durch die Transferrinkonzentration. Beim Gesunden ist Transferrin nur zu einem Drittel mit Eisen gesättigt.
- Die löslichen Transferrin-Rezeptoren, die von den Vorstufen der roten Blutkörperchen getragen und ständig ins Blut freigesetzt werden, transportieren das an Transferrin gebundene Eisen in die Zellen. Die aktuelle Konzentration des löslichen Transferrin-Rezeptors im Serum zeigt den Eisenbedarf des Organismus an.

Wo messbar?
- Im Blutserum und -plasma

Anlass der Untersuchung
- Verdacht auf Eisenmangel bzw. Eisenüberladung

Norm-/Referenzwerte
- Transferrin: 2,0–3,6 g/l
- Transferrinsättigung (TfS): 16–45 %
- Löslicher Transferrin-Rezeptor (sTfR): 0,8–2,3 mg/l (methodenabhängig)

Was kann ein erhöhter Wert bedeuten?
- Transferrin: Eisenmangel, Leberschädigung
- Transferrinsättigung: Eisenüberladung, z. B. bei angeborener Hämochromatose (Eisenspeicherkrankheit), Betathalassämie, Pyruvatkinase-Mangel, sideroblastischer Anämie, Lebererkrankungen, häufigen Bluttransfusionen
- Löslicher Transferrin-Rezeptor: Eisenmangel, gesteigerte Bildung von roten Blutkörperchen

Was kann ein niedriger Wert bedeuten?
- Transferrin: Eisenüberladung, Anämie bei chronischen Entzündungen und bösartigen Tumoren
- Transferrinsättigung: Eisenmangel
- Löslicher Transferrin-Rezeptor: v. a. bei chronischer Knochenmarks- oder Nierenerkrankung, intensiver Chemotherapie

Das beeinflusst die Werte
- Schwangerschaft, schwere akute Entzündungen

TRH

- Bestimmung der Ausschüttung von → TSH aus der Hirnanhangsdrüse nach Verabreichung von TRH (thyreotropin releasing hormone) in Form einer Spritze, als Tablette oder Nasenspray und Vergleich mit dem basalen TSH-Wert vor TRH-Gabe.

Wo messbar?
- Im Blutserum

Anlass der Untersuchung
- Bei Verdacht auf Schilddrüsenfunktionsstörungen, die auf

Erkrankungen der Hirnanhangsdrüse oder einer gestörten Hypothalamusfunktion beruhen
- Bei schwerkranken Klinikpatienten mit Verdacht auf Schilddrüsenerkrankung

Norm-/Referenzwerte
- Anstieg des TSH-Werts um 2–25 mU/l nach TRH-Gabe

Was kann ein erhöhter Anstieg bedeuten?
- Schilddrüsenunterfunktion
- Jodverwertungsstörungen, extremer Jodmangel
- Frühstadium einer chronischen Schilddrüsenentzündung

Was kann ein niedriger Anstieg bedeuten?
- Bei normalem T3/T4: beginnende Schilddrüsenautonomie, Frühform einer Basedow-Krankheit
- Bei erhöhtem T3/T4: Schilddrüsenüberfunktion
- Bei erniedrigtem T3/T4: Schilddrüsenunterfunktion aufgrund einer Störung der Funktion von Hypophyse oder Hypothalamus

Triglyzeride (Neutralfette)

- → Fettstoffwechselstörungen (Seite 202)
- Triglyzeride oder Neutralfette bestehen aus einem mit drei Fettsäuren veresterten Glycerol.
- Sie werden mit der Nahrung aufgenommen, im Darm in Glycerol und Fettsäuren gespalten und nach deren Aufnahme durch die Darmschleimhaut wieder zu Triglyzeriden zusammengesetzt und im Blut an Lipoproteine (Chylomikronen) gebunden transportiert. Im Körper gebildete Triglyzeride sind im Blut an Lipoproteine mit sehr geringer Dichte (VLDL) gebunden.
- Hohe Triglyzeridspiegel im Blut gelten als eigenständige Risikofaktoren, besonders wenn gleichzeitig → LDL-Cholesterin erhöht und/oder → HDL-Cholesterin erniedrigt ist.

Wo messbar?
- Im Blutserum und -plasma

Anlass der Untersuchung
- Früherkennung eines erhöhten Risikos für Arteriosklerose allgemein und die koronare Herzkrankheit speziell
- Diagnose und Klassifikation einer Fettstoffwechselstörung

- Therapiekontrolle unter diätetischer bzw. medikamentöser lipidsenkender Behandlung

Norm-/Referenzwerte
- ‹ 150 mg/dl (‹ 1,69 mmol/l)
- 150 – 199 mg/dl (1,69 – 2,25 mmol/l) grenzwertig

Was kann ein erhöhter Wert bedeuten?
- Reaktive Fettstoffwechselstörung bei Überernährung
- Schlecht eingestellter Diabetes mellitus, Übergewicht, Alkoholmissbrauch, Niereninsuffizienz unter Hämodialyse, Schilddrüsenunterfunktion, Bauchspeicheldrüsenentzündung
- Familiäre Fettstoffwechselstörungen wie z.B. familiäre Hypertriglyzeridämie, familiäre gemischte Hyperlipidämie, Chylomikronämie-Syndrom, familiäre Dysbetalipoproteinämie

Was kann ein niedriger Wert bedeuten?
- Angeborenes Fehlen oder Mangel an Lipoproteinen, z. B. Abeta- oder Hypobeta-Lipoproteinämie
- Hungerzustände, Schilddrüsenüberfunktion, Verdauungsstörungen, schwere Lebererkrankungen

Das beeinflusst die Werte
- Die Werte sind stark abhängig von der Ernährung.
- Eine Schwangerschaft sowie Behandlung mit Kortisonpräparaten, Anti-Baby-Pille, harntreibenden Mitteln und Betablockern kann den Triglyzeridspiegel erhöhen.
- Zu langes Stauen bei der Blutabnahme, zu langes Stehen der Blutprobe und hohe Hämoglobinwerte verursachen falsch hohe Triglyzeridwerte. Hoher Bilirubinspiegel und Einnahme von viel Vitamin C führen zu niedrigen Werten.

Trijodthyronin (T3)

- Zusammen mit → Thyroxin (T4) in der Schilddrüse gebildetes jodhaltiges Schilddrüsenhormon, das in → Thyreoglobulin gespeichert und nach Stimulation durch TSH ins Blut abgegeben wird. Allerdings wird der größte Teil des im Blut zirkulierenden Trijodthyronins aus Thyroxin gebildet.
- Im Blut zum größten Teil an Eiweiße gebunden, nur der geringe Anteil freien Trijodthyronins (fT3) ist biologisch aktiv
- Trijodthyronin ist fünfmal wirksamer als Thyroxin.

Wo messbar?
- Im Blutserum

Anlass der Untersuchung
- Bestätigung einer Schilddrüsenüberfunktion bei erniedrigtem TSH, insbesondere wenn fT4 normal hoch ist
- Kontrolle der Behandlung mit Schilddrüsenhormonen
- Abschätzung des medikamentösen Therapieerfolgs bei der Basedow-Krankheit

Norm-/Referenzwerte
- Gesamt-T3 (TT3): 0,78–1,82 µg/l (1,2–2,8 nmol/l)
- Freies T3 (fT3): 2,5–4,4 ng/l (3,9–6,7 pmol/l)

Was kann ein erhöhter Wert bedeuten?
- Schilddrüsenüberfunktion, isolierte T3-Hyperthyreose, Überdosierung von Schilddrüsenhormonen

Was kann ein niedriger Wert bedeuten?
- Ausgeprägte Schilddrüsenüberfunktion
- Behandlung mit schilddrüsenhemmenden Medikamenten
- z. B. chronisches Nierenversagen, Leberzirrhose, fortgeschrittene Tumorleiden, stark eingeschränkte Herz- oder Lungenfunktion, Blutvergiftung, Magersucht (Low-T3-Syndrom)

Das beeinflusst die Werte
- Bei älteren Menschen kann Trijodthyronin durch verminderte Umwandlung von T4 in T3 erniedrigt sein.

Troponin T, Troponin I

- Troponine sind Muskeleiweiße, die für die Kontraktion zuständig sind. Die Troponine in Herz- und Skelettmuskeln sind unterschiedlich. Troponin T (cTnT) und das noch spezifischere Troponin I (cTnI) kommen nur im Herzmuskel vor. Nach Schädigung werden sie rasch aus dem Herzmuskel freigesetzt.
- Bestimmung dieser beiden herzspezifischen Eiweiße mit Schnelltest zum Nachweis einer Herzschädigung

Wo messbar?
- Im Vollblut, Blutserum und -plasma

Anlass der Untersuchung
- Verdacht auf eine Angina pectoris
- Diagnose, Verlaufskontrolle und Abschätzung des Ausmaßes eines akuten Herzinfarktes
- Erfolgskontrolle einer Thrombolysetherapie bei Verschluss eines Herzkranzgefäßes
- Verdacht auf Herzmuskelschädigung bei gleichzeitiger Schädigung der Skelettmuskulatur, z. B. Herzprellung

Norm-/Referenzwerte
- Im Blutserum oder -plasma: Troponin T (cTnT): bis 0,1 mg/l; Troponin I (cTnI) < 2,0 mg/l (je nach Testsystem)
- Erster Anstieg drei Stunden nach Infarkt, maximaler Anstieg nach 20 Stunden, Normalisierung nach ein bis zwei Wochen
- Im Schnelltest Infarktnachweis 6–8 Stunden nach Schmerzbeginn

Was kann ein erhöhter Wert bedeuten?
- Akuter Herzinfarkt
- Kleine Herzmuskelschäden bei instabiler Angina pectoris oder nach Eingriffen am Herzen
- Herzprellung bei Unfällen
- Nachweis eines Herzinfarktes im zeitlichen Zusammenhang mit einer Operation
- Troponin I: Abstoßungsreaktion nach Herztransplantation

Was kann ein niedriger Wert bedeuten?
- Ohne Krankheitswert

Das beeinflusst die Werte
- Einnahme hoher Dosen von Biotin (Dialysepatienten)

TSH

- TSH (Thyroidea-stimulierendes Hormon) wird im Hypophysenvorderlappen gebildet.
- In Abhängigkeit von der Schilddrüsenhormonkonzentration im Blut regt TSH die Schilddrüse zur Freisetzung von Hormonen an und fördert die Jodaufnahme in die Schilddrüse.
- Die Freisetzung von TSH aus der Hirnanhangsdrüse wird zusätzlich durch → TRH (thyreotropin releasing hormone) aus dem Hypothalamus gesteuert.

- Die TSH-Bestimmung im Blut ist die wichtigste Laboruntersuchung zur Aufdeckung einer Schilddrüsenfunktionsstörung.

Wo messbar?
- Im Blutserum oder -plasma, beim Neugeborenen im Kapillarblut aus der Ferse

Anlass der Untersuchung
- Wichtigste Untersuchung zur Erkennung bzw. zum Ausschluss einer Über- oder Unterfunktion der Schilddrüse
- Angeborene Schilddrüsenunterfunktion bei Neugeborenen
- Zur Kontrolle bei Behandlung mit Schilddrüsenhormonen
- Mit fT4 (im Serum frei [f] vorkommendes, d. h. nicht an →Eiweiße gebundenes T4) zur Erkennung seltener Störungen der Schilddrüsenfunktion
- Erhöhte Prolaktinspiegel oder Cholesterinwerte

Norm-/Referenzwerte
- Neugeborene (1–3 Tage): 5,2–14,6 mIU/l
- Kinder/Jugendliche: 0,6–8,1 mIU/l (2–12 Monate), 0,5–4,5 mIU/l (2–6 Jahre), 0,7–4,1 mIU/l (7–11 Jahre), 0,5–3,6 mIU/l (12–19 Jahre), Erwachsene: 0,40–4,2 mIU/l

Was kann ein erhöhter Wert bedeuten?
- Manifeste oder latente Schilddrüsenunterfunktion, d. h. mit erniedrigten oder noch normalen Werten einhergehende Einschränkung der Schilddrüsenfunktion
- Zentrale Hyperthyreose, z. B. bei TSH-produzierenden Tumoren der Hypophyse oder bei mangelnder Empfindlichkeit der Hypophyse gegenüber Schilddrüsenhormonen

Was kann ein niedriger Wert bedeuten?
- Manifeste oder latente Schilddrüsenüberfunktion, d. h. mit erhöhten oder noch normalen Schilddrüsenhormonwerten im Blut einhergehende Schilddrüsenüberfunktion
- Sehr selten Funktionseinschränkung der Hypophyse oder gestörte Funktion des Hypothalamus

Das beeinflusst die Werte
- Im ersten Schwangerschaftsdrittel, bei schweren körperlichen und seelischen Krankheiten und unter der Behandlung mit Kortisonpräparaten oder Dopamin (z. B. bei Parkinson-Krankheit) kann der TSH-Wert erniedrigt sein.

Tumormarker (→ PSA, AFP, CEA, CA 19−9, CA 125, CA 15−3)

- Substanzen, die von bösartigen Zellen gebildet werden oder deren Produktion von Krebszellen angeregt wird
- Dienen zur Verlaufs- und Therapiekontrolle einer Krebserkrankung, aber nicht als Suchtest zur Krebsdiagnose

Tumormarker	Eventuell erhöht bei
CEA	Dickdarm- und Enddarmkrebs, Brustkrebs
AFP	Hodentumoren, Leberzellkrebs
CA 125	Eierstockkrebs
CA 19−9	Bauchspeicheldrüsen- und Gallengangkrebs
CA 72−4	Magenkrebs, Eierstockkrebs
CA 15−3	Brustkrebs
PSA	Prostatakrebs
hCG	Keimzelltumoren
NSE	kleinzelligem Bronchialkarzinom
CYFRA 21−1	nichtkleinzelligem Bronchialkarzinom

Wo messbar?
- Je nach Tumormarker im Blut u. a. Körperflüssigkeiten

Anlass der Untersuchung
- Therapiekontrolle eines bösartigen Tumors
- Früherkennung eines erneuten Tumorwachstums bzw. des Auftretens von Tochtergeschwülsten
- Früherkennung von bösartigen Tumoren bei Risikopatienten
- Nur wenige Tumormarker, z. B. → PSA, eignen sich bedingt zur Diagnose einer Krebserkrankung

Norm-/Referenzwerte
- Jeder Patient weist einen individuellen Basiswert für verschiedene Tumormarker auf. Wichtig ist die Bestimmung der Spiegel von Tumormarkern im Blut vor einer Behandlung, sodass im weiteren Verlauf die Höhe des Tumormarkers zur Therapiekontrolle herangezogen werden kann.

Was kann ein erhöhter Wert bedeuten?
- Häufig falsch positiv bei entzündlichen Erkrankungen
- Bei Risikogruppen Hinweis auf einen bösartigen Tumor
- Bei Patienten nach Tumortherapie Hinweis auf ein erneutes Tumorwachstum oder die Bildung von Metastasen

Was kann ein niedriger Wert bedeuten?
- Ohne Krankheitswert, allerdings schließt der fehlende Nachweis eines Tumormarkers ein bestehendes Krebsleiden nicht aus

Das beeinflusst die Werte
- Bei älteren Menschen sind Tumormarker gelegentlich leicht erhöht, ohne dass eine Krebserkrankung vorliegt.

Tumornekrosefaktor alpha (TNFα)

- Gehört zu einer Gruppe von Botenstoffen, den sogenannten Zytokinen, die ähnlich wie Hormone die Kommunikation zwischen verschiedenen Zellen und Geweben ermöglichen.
- Wird u.a. bei akuten und chronischen Entzündungen von bestimmten weißen → Blutkörperchen, den Monozyten, gebildet, die sich nicht nur im Blut, sondern auch im Gewebe befinden und dann aufgrund ihrer Eigenschaft als sogenannte Fresszellen Makrophagen genannt werden.
- Wird therapeutisch zur Behandlung von Tumoren eingesetzt. Mittel, die die Bindungsstellen von TNF-alpha blockieren (TNF-alpha-Rezeptorenblocker) werden dagegen bei anders nicht behandelbarer → rheumatoider Arthritis (Seite 232) verabreicht.

Wo messbar?
- Im Blutplasma oder -serum; gelegentlich auch im Liquor

Anlass der Untersuchung
- Diagnose und Verlaufskontrolle einer Blutvergiftung, bei schwerer Verletzung und bei fortgeschrittener Herzschwäche
- Gelegentlich zur Verlaufskontrolle chronischer Entzündungen, wie z. B. einer rheumatoiden Arthritis
- Im Liquor z. B. zur Verlaufskontrolle einer Multiplen Sklerose und zur Unterscheidung einer bakteriellen oder durch andere Ursachen bedingten Hirnhautentzündung

Norm-/Referenzwerte
- Blutplasma:
  - Gesamt-TNF-alpha $\leq$ 20 ng/l, bioaktiver TNF-alpha $\leq$ 5 ng/l Die Werte verschiedener Untersuchungsmethoden sind nicht miteinander vergleichbar!

- Liquor:
  - Abhängig von der Bestimmungsmethode

Was kann ein erhöhter Wert bedeuten?
- Zeigt einen Entzündungsprozess an, der mehrere Körperstrukturen mit beeinträchtigt, z. B. Blutvergiftung.
- Deutet bei einer Herzschwäche von schwer kranken Patienten auf einen ungünstigen Krankheitsverlauf hin

Was kann ein niedriger Wert bedeuten?
- Ohne Krankheitswert

Das beeinflusst die Werte
- Bei Patienten nach einer Organtransplantation, die mit Antikörpern behandelt werden, kann die Bestimmung des Tumornekrosefaktors alpha falsch positive Werte ergeben.

Urinsediment → Urinuntersuchung, Seite 13

Urin-Teststreifenuntersuchung
→ Urinuntersuchung, Seite 14

Vitamin A

- Gehört zur Gruppe der fettlöslichen Vitamine
- Das Vitamin A in tierischen Lebensmitteln nennt man Retinol; die pflanzlichen Vorstufen von Vitamin A in gelborangefarbenem Gemüse und Obst werden als Carotinoide (z. B. beta-Carotin) bezeichnet.
- Wichtig beim Sehvorgang, dem gesunden Wachstum, der Differenzierung von verschiedenen Geweben, bei Stoffwechselvorgängen, der Fortpflanzung und in der Immunabwehr
- Täglicher Bedarf eines Erwachsenen: 0,8–1 mg

Wo messbar?
- Im Blutserum

Anlass der Untersuchung
- Verdacht auf Vitamin-A-Mangel, z. B. bei Nachtblindheit oder Hautveränderungen, bei Wachstumsstörungen

Norm-/Referenzwerte
- 30–80 µg/dl (1,05–2,8 µmol/l)

Was kann ein erhöhter Wert bedeuten?
- Überversorgung mit Vitamin A, z. B. durch Vitaminpräparate

Was kann ein niedriger Wert bedeuten?
- Störungen der Fettaufnahme infolge einer Leber-, Bauchspeicheldrüsen-, Gallen- oder Dünndarmkrankung
- Unter- und Fehlernährung, stark fettreduzierte Diäten, chronischer Alkoholismus, längere künstliche Ernährung
- Diabetes mellitus und Schilddrüsenunterfunktion

Das beeinflusst die Werte
- Rauchen erhöht den Vitamin-A-Bedarf.
- Fett- und eiweißarme Ernährung sowie bestimmte Medikamente vermindern den Vitamin-A-Spiegel, so z. B. cholesterinsenkende Medikamente, Anti-Baby-Pille.

_VORSICHT VOR ÜBERDOSIERUNG!

Bei Überdosierung kann es u. a. zu Entkalkung der Knochen sowie zu Nierenfunktionsstörungen kommen. Schwangere sollten eine übermäßige Zufuhr von Vitamin A vermeiden (Gefahr einer Fehlgeburt bzw. Schädigung des Kindes).

Vitamin B_1 (Thiamin)

- Wasserlösliches Vitamin, das v. a. als Coenzym, d. h. als Aktivator von Enzymen, biologisch wirksam und dabei besonders an der Bereitstellung von Energie beteiligt ist
- Kommt in nahezu allen pflanzlichen und tierischen Nahrungsmitteln vor, v. a. in Vollkornprodukten
- Täglicher Bedarf: Frauen 1,0 mg, Männer 1,2 mg

Wo messbar?
- Im Vollblut

Anlass der Untersuchung
- Verdacht auf Vitamin-B_1-Mangel, insbesondere bei Alkoholikern und Intensivpatienten sowie Menschen mit unklarer Gewichtsabnahme, Muskelschwäche, Lähmungen u. a.

Norm-/Referenzwerte
- 24–62,5 µg/l (71–185 nmol/l)

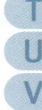

Was kann ein erhöhter Wert bedeuten?
- Überdosierung z. B. durch Multivitaminpräparate

Was kann ein niedriger Wert bedeuten?
- Chronischer Alkoholismus
- Tritt bei Intensiv- und Dialysepatienten auf
- Nicht gedeckter erhöhter Bedarf in Schwangerschaft und Stillzeit
- Unter- und Fehlernährung
- Verdauungsstörungen, die mit einer verminderten Aufnahme von Vitamin B_1 einhergehen

Das beeinflusst die Werte
- Kaffee, Tee, roher Fisch und einige Getreidearten beeinträchtigen die Thiamin-Wirkung.

Vitamin B_2 (Riboflavin)

- Wasserlösliches Vitamin, das als Coenzym (Aktivator von Enzymen) eine wichtige Rolle bei vielen Stoffwechselprozessen und bei der Bereitstellung von Energie spielt.
- Kommt v. a. in Milch und Milchprodukten, Hefe, Fleisch und Fisch, Eiern, Gemüse und Vollkornprodukten vor.
- Täglicher Bedarf eines Erwachsenen: 1,5–2 mg

Wo messbar?
- Im Blutserum

Anlass der Untersuchung
- Verdacht auf Vitamin-B_2-Mangel, z. B. bei Wachstumsstörungen, bei Haut- und Schleimhautveränderungen

Norm-/Referenzwerte
- 30–40 µg/l

Was kann ein erhöhter Wert bedeuten?
- Ohne Krankheitswert

Was kann ein niedriger Wert bedeuten?
- Einseitige Ernährung, Alkoholmissbrauch, Diäten
- Ungedeckter erhöhter Bedarf in der Schwangerschaft und bei Einnahme der Anti-Baby-Pille
- Schwere chronische Erkrankungen, Diabetes mellitus, Schilddrüsenüberfunktion

- Verdauungsstörungen

Das beeinflusst die Werte
- Riboflavin wird durch die Einwirkung von Licht, insbesondere UV-Strahlen, rasch zerstört.
- Penicillin, das Asthmamittel Theophyllin und einige weitere Medikamente behindern die Aufnahme von Vitamin B_2 ins zentrale Nervensystem.

Vitamin B_6 (Pyridoxin)

- Wasserlösliches Vitamin, das als Coenzym (Aktivator von Enzymen) an vielen Stoffwechselprozessen beteiligt ist
- Kommt v. a. in Leber, Hefe, Fleisch, Vollkornprodukten, Gemüse (Brokkoli, Grünkohl) und Hülsenfrüchten vor
- Täglicher Bedarf eines Erwachsenen: 1,6–1,8 mg

Wo messbar?
- Im Blutserum oder -plasma

Anlass der Untersuchung
- Verdacht auf Vitamin-B_6-Mangel, z. B. bei unklaren Hautveränderungen, bei Schlaflosigkeit und anderen neurologischen Symptomen sowie Wachstumsstörungen und Krampfanfällen bei Kindern
- Ursachensuche von erhöhten Homocystein-Werten im Blut, die Folge eines Vitamin-B-Mangels sein können und als Risikofaktor für die koronare Herzkrankheit gelten
- Abklärung einer durch Eisengabe nicht behandelbaren Anämie

Norm-/Referenzwerte
- Im Nüchternplasma: > 4,9 ng/ml (< 20 nmol/l)

Was kann ein erhöhter Wert bedeuten?
- Überdosierung z. B. durch Multivitaminpräparate

Was kann ein niedriger Wert bedeuten?
- Ungedeckter erhöhter Bedarf in Schwangerschaft, Stillzeit und bei Einnahme der Anti-Baby-Pille
- Chronischer Alkoholmissbrauch
- Fehlernährung, Dialyse, Verdauungsstörungen mit verminderter Aufnahme von Vitamin B_6 aus dem Darm

Das beeinflusst die Werte
- Eiweißgehalt der Ernährung

Vitamin B_{12} (Cobalamin)
- Wasserlösliches Vitamin, als Coenzym (Aktivator von Enzymen) u. a. an der Bildung von roten Blutkörperchen, zahlreichen Eiweißstoffen und der Nervenhüllen sowie an Stoffwechselvorgängen beteiligt
- Kann vom Darm aus der Nahrung nur aufgenommen werden, wenn der sogenannte Intrinsic-Faktor (von der Magenschleimhaut gebildetes Eiweiß) vorhanden ist
- Kommt fast ausschließlich in tierischen Nahrungsmitteln wie Fleisch, Leber, Eiern, Fisch, Milch und Milchprodukten vor, in geringen Mengen auch in Sauerkraut und Bier
- Täglicher Bedarf eines Erwachsenen: 3 µg

Wo messbar?
- Im Blutserum oder -plasma

Anlass der Untersuchung
- Verdacht auf Vitamin-B_{12}-Mangel, z. B. bei Erkrankungen oder nach operativer Entfernung von Teilen des Magens oder des Darms
- Abklärung einer megaloblastären Anämie mit wenigen, aber vergrößerten roten Blutkörperchen, die gegenüber der Norm eine erhöhte Menge Hämoglobin enthalten
- Abklärung unklarer neurologischer Symptome, wie Gangunsicherheit, Lähmungen, schmerzhaften Missempfindungen
- Ursachensuche erhöhter Homocysteinspiegel, die u. a. durch einen Vitamin-B_{12}-Mangel bedingt sein können und als Risikofaktor für die koronare Herzkrankheit gelten

Norm-/Referenzwerte
- 211–911 ng/l (156–672 pmol/l)

Was kann ein erhöhter Wert bedeuten?
- Ohne Krankheitswert

Was kann ein niedriger Wert bedeuten?
- Perniziöse Anämie durch Bildung von Autoantikörpern gegen Magenschleimhautzellen und Intrinsic-Faktor

- Streng vegetarische Ernährung, Mangel- und Fehlernährung, Alkoholmissbrauch
- Verminderte Säureproduktion des Magens, z. B. bei älteren Menschen oder bei Behandlung mit Medikamenten, welche die Bildung von Magensäure reduzieren
- Verdauungsstörungen mit verminderter Aufnahme von Vitamin B_{12} aus dem Darm

Das beeinflusst die Werte
- Neben Medikamenten zur Verringerung der Magensäureproduktion können auch z. B. Metformin (zur Behandlung des Typ-2-Diabetes mellitus) und Mittel gegen Krampfanfälle zu einem Mangel an Vitamin B_{12} führen.

Vitamin C (Ascorbinsäure)

- Wasserlösliches Vitamin; Radikalenfänger, stabilisiert Blutgefäßwände, hemmt die Bildung von krebsförderndem Nitrosamin, ist am Eiweißstoffwechsel und am Elektronentransport in der Zelle beteiligt, fördert die Eisenaufnahme aus dem Darm und hat wichtige Funktionen im Immunsystem.
- Hauptvorkommen in Obst und Gemüse (besonders in Kiwis und Orangen), aber auch in tierischen Lebensmitteln
- Täglicher Bedarf eines Erwachsenen: 75–150 mg

Wo messbar?
- Im Blutserum (Spezialröhrchen, da sehr instabil)

Anlass der Untersuchung
- Verdacht auf Vitamin-C-Mangel, z. B. bei Infektanfälligkeit, Leistungsabfall, rascher Ermüdbarkeit, Zahnfleischbluten

Norm-/Referenzwerte
- 6–20 mg/l (34–114 µmol/l)

Was kann ein erhöhter Wert bedeuten?
- Längerfristige Einnahme hoch dosierter Vitamin-C-Präparate, Gefahr der Bildung von Oxalatsteinen in den Harnwegen

Was kann ein niedriger Wert bedeuten?
- Vor allem Fehl- und Mangelernährung bei älteren Menschen, bei extremen Diäten, Alkoholmissbrauch
- Verdauungsstörungen

- Nicht gedeckter erhöhter Bedarf in Schwangerschaft, bei Dialyse

Das beeinflusst die Werte
- Raucher haben häufig erniedrigte Vitamin-C-Spiegel im Blut.

Vitamin D

- Gruppe von fettlöslichen Vitaminen; Vitamin D reguliert den Kalzium- und Phosphathaushalt, beeinflusst Muskelfunktion, Zellteilungen, Insulinsekretion und Immunsystem. Vitamin D wird auch im Körper selbst gebildet, daher ist es korrekter als Hormon zu bezeichnen.
- Aktives Vitamin D3 (Calcitriol) wird aus Cholesterin nach einem Umwandlungsschritt in der Leber und der Haut (UV-Licht) in der Niere gebildet. Die Hauptmenge des Vitamin D (Cholecalciferol) muss jedoch über die Nahrung zugeführt werden. Wegen eines Mangels an UV-Licht wird bei uns, v.a. im Winter, zu wenig Vitamin D3 gebildet.
- Kommt v.a. in Lebertran und fettem Fisch (z.B. Lachs, Hering, Sardine und Thunfisch), aber auch in Eigelb, Milch und Milchprodukten, Fleisch und Avocado vor
- Täglicher Bedarf für Kinder und Erwachsene: 5 µg Erwachsene über 65: 20 µg, Säuglinge in den ersten 12 Lebensmonaten: 10 µg

Wo messbar?
- Im Blutserum

Anlass der Untersuchung
- Verdacht auf Vitamin-D-Mangel
- Abklärung eines erhöhten/erniedrigten Kalziumspiegels
- Kontrolle einer Behandlung mit Vitamin D

Norm-/Referenzwerte
Bestimmt wird die nicht aktivierte Vorstufe von Vitamin D (Cholecalciferol, 25 [OH]-Vitamin D). Nur bei Nierenschäden ist auch die Bestimmung des biologisch aktiven Calciterol (1,25[OH]2-Vitamin D) sinnvoll.

- 25[OH]-Vitamin D: Ideal: > 20 ng/ml (> 50 nmol/l) – Mangel: < 12 ng/ml (< 30 nmol/l) – Unzureichend: 12-20 ng/ml (30-50 nmol/l) – Überversorgt: > 160 ng/ml (400 nmol/l)

- 1,25[OH]$_2$-Vitamin D
  - Erwachsene unter 50 Jahren: 30–80 ng/l (75–200 pmol/l)
  - Erwachsene über 50 Jahre: 25–60 ng/l (63–125 pmol/l)
  - Kinder: 40–100 ng/l (100–250 pmol/l)

Was kann ein erhöhter Wert bedeuten?
- Therapie mit Vitamin D, bes. bei zu hoher Dosierung
- Sarkoidose, Lymphome
- Fehlen oder Defekte von Bindungsstellen für Vitamin D

Was kann ein niedriger Wert bedeuten?
- Vitamin-D-Mangel bei Erwachsenen v. a. durch Mangel an UV-Licht (fast immer im Winter), nicht ausreichende Zufuhr durch die Nahrung, Verdauungsstörungen mit verminderter Aufnahme von Vitamin D durch den Darm
- Kommt bei unreifen Frühgeborenen vor sowie bei Säuglingen, die länger als 6 Monate ausschließlich gestillt werden, und bei streng vegetarisch ernährten Kindern
- Vitamin-D-Rachitis
- Eingeschränkte Nierenfunktion

Das beeinflusst die Werte
- Während des Wachstums und in der Schwangerschaft können die Werte erhöht sein.

Vitamin E

- Gruppe von acht fettlöslichen Vitaminen (Tocopherole), Hauptbestandteil alpha-Tocopherol; wirken als Antioxidanzien, an Eiweißbildung beteiligt, beeinflussen das neuromuskuläre System
- Kommen vor in pflanzlichen Fetten, Nüssen, Vollkornprodukten, Gemüse, Milch, Eiern und Fisch
- Täglicher Bedarf eines Erwachsenen: 12–15 mg

Wo messbar?
- Im Blutserum

Anlass der Untersuchung
- Verdacht auf Vitamin-E-Mangel

Norm-/Referenzwerte
- 5,1–17,8 mg/l (12,0–42,0 µmol/l)

Was kann ein erhöhter Wert bedeuten?
- Ohne Krankheitswert

Was kann ein niedriger Wert bedeuten?
- Mangelnde Zufuhr von Vitamin E bei Kindern, die längere Zeit mit Kuhmilchmischungen ernährt werden
- Mukoviszidose
- Verdauungsstörungen mit verminderter Aufnahme von Vitamin E aus dem Darm

Das beeinflusst die Werte
- Raucher, Leistungssportler und Alkoholiker können einen erniedrigten Vitamin-E-Spiegel im Blut haben.

Vitamin K

- Gruppe von fettlöslichen Vitaminen; sind an der Blutgerinnung beteiligt, indem sie verschiedene Gerinnungsfaktoren in der Leber aktivieren; wichtig für die Knochenbildung
- Kommen v. a. in grünem Gemüse, Kohl, Sauerkraut, in geringen Mengen in Obst, Getreide, Milch und Fleisch vor
- Täglicher Bedarf eines Erwachsenen: 60–80 µg

Wo messbar?
- Im Blutserum

Anlass der Untersuchung
- Abklärung von Gerinnungsstörungen

Norm-/Referenzwerte
- 50–900 ng/l

Was kann ein erhöhter Wert bedeuten?
- Überdosierung von Vitamin K

Was kann ein niedriger Wert bedeuten?
- Häufig bei künstlicher Ernährung
- Verdauungsstörungen mit verminderter Aufnahme von Vitamin K aus dem Darm, Gallengangverschluss
- Änderung der Darmflora durch langfristige Einnahme von Antibiotika

Das beeinflusst die Werte
- Die Behandlung mit Cephalosporinen kann zu einem erniedrigten Vitamin-K-Spiegel im Blut führen.

Zink

- Dient in erster Linie der Abschätzung einer Zinkmangelversorgung. Neben einer ernährungsbedingten Zinkmangelversorgung (z. B. bei Unterernährung) kann eine Zinkstoffwechselstörung auch mit bestimmten Erkrankungen einhergehen, in deren Folge eine Zinkunterversorgung entsteht.
- Zink ist das wichtigste Spurenelement, sein Anteil liegt bei 24 % aller Spurenelemente im Blut. So ist es u.a. an vielen enzymatischen Reaktionen beteiligt und hat einen positiven Einfluss auf das Immunsystem.

Wo messbar?
- Im Vollblut, Blutserum

Anlass der Untersuchung
- Verdacht auf Zinkmangel
- Abklärung verdächtiger Symptome (z. B. verzögerte Wundheilung oder entzündliche Hauterkrankungen, die nicht auf eine Therapie ansprechen)

Norm-/Referenzwerte
- Vollblut: 4,0–7,5 mg/l
- Blutserum: 0,6–1,2 mg/l

Was kann ein erhöhter Wert bedeuten?
- sehr selten; Ursache kann evtl. ein gestörter Hormonhaushalt der Schilddrüse sein. Zur Sicherung des Ergebnisses sind jedoch weitere Blutuntersuchungen notwendig.

Was kann ein niedriger Wert bedeuten?
- Zinkmangel bei Unterernährung, Erkrankungen des Dünndarms, Alkoholkrankheit, chronischen Lebererkrankungen, Diabetes mellitus, rheumatischen Erkrankungen, akuten oder chronischen Infektionen, Gewebsverletzungen

Das beeinflusst die Werte
- Die Zinkkonzentration wird erheblich von der Nahrungsaufnahme beeinflusst und ist deshalb starken Schwankungen unterworfen. Damit gibt der gemessene Wert die Gewebekonzentration faktisch kaum wieder.
- Die Aufbewahrung des zu untersuchenden Blutes in Glasröhrchen kann zu falschen Messergebnissen führen.

Laboruntersuchungen bei häufigen Erkrankungen

Amalgambelastung

> Amalgam ist eine Legierung von Quecksilber, Silber, Zinn und Kupfer und wurde viele Jahre lang in der Zahnmedizin als Füllungsmaterial eingesetzt.

Insbesondere wegen seines Quecksilberanteils gilt Amalgam inzwischen bei einigen Zahnärzten und Heilpraktikern als umstritten. Bei Kindern bis zum Alter von sechs Jahren, schwangeren und stillenden Frauen sowie bei Patienten mit Nierenschädigung wird heute in der Regel auf Amalgamfüllungen verzichtet.
Während die Schulmedizin keinen begründeten Verdacht für ein gesundheitliches Risiko sieht, weil der wissenschaftliche Nachweis für Erkrankungen durch Amalgam bislang nicht erbracht werden konnte, geht die ganzheitliche Zahnmedizin davon aus, dass ein enger Zusammenhang zwischen verschiedenen Gesundheitsstörungen und einer Zahnbehandlung mit Amalgam besteht. Dabei soll es zu einer permanenten Freisetzung von Quecksilber aus der gehärteten Amalgamfüllung kommen, die zu einer chronischen Schwermetallbelastung führt. Das heißt, Quecksilber lagert sich an allen Organen (auch an Haaren und Nägeln) ab und verursacht dann Beschwerden wie Haarausfall, chronische Müdigkeit, Kopfschmerzen, erhöhte Infektanfälligkeit, Schwindel, Muskel- und Gelenkschmerzen bis hin zu Migräne, Neurodermitis oder Multiple Sklerose. Da eine Amalgambelastung keine typische Symptomatik hervorruft, ist das diagnostische Vorgehen zum Nachweis einer chronischen Quecksilbervergiftung infolge einer Amalgambehandlung nicht einheitlich geregelt. Derzeit werden folgende diagnostische Methoden praktiziert bzw. diskutiert:

- **DMPS-Mobilisationstest** (Seite 79): Nach Ermittlung des Basiswertes für Quecksilber durch Sammeln des Morgenurins wird nach einer vollständigen Blasenentleerung Dimercaptopropansulfonsäure (DMPS) als Injektion verabreicht oder in Kapselform geschluckt. (Dieser Wirkstoff wird normalerweise thera-

peutisch zur Ausleitung bestimmter Schwermetalle, v. a. von Quecksilber und Blei, bei Schwermetallvergiftungen eingesetzt.) Für die eigentliche Laboruntersuchung wird entweder eine zweite Spontanurinprobe untersucht oder die Probe eines 24-h-Sammelurins herangezogen. Dabei wird der Quecksilberanteil im Urin bestimmt, der durch DMPS aus dem Organismus gelöst und dann über den Urin ausgeschieden wurde. Je höher der zweite Wert von Quecksilber im Urin über dem Ausgangswert der ersten Urinpobe liegt, desto größer ist entsprechend die Quecksilberbelastung des Organismus.
- **Kaugummitest:** Die Quecksilberanalyse erfolgt im Speichel. Hierfür gibt der Patient zwei Speichelproben ab, und zwar eine vor und eine nach dem 10-minütigen Kauen eines zuckerfreien Kaugummis. Aus der Differenz der beiden Quecksilberwerte wird ermittelt, in welchem Ausmaß Quecksilber während des Kauens aus einer Amalgamfüllung herausgelöst wurde. Dieser Test ist zur Abschätzung der Quecksilberfreisetzung aus Amalgamfüllungen geeignet, nicht jedoch für die Feststellung der Quecksilberbelastung von Organen.
- **Quantitative Quecksilberbestimmung:** In einer Urinprobe, einer Haarprobe oder im Blut wird der Quecksilbergehalt bestimmt. Während die so ermittelten Quecksilberwerte z. B. bei einer akuten oder chronischen Vergiftung infolge eines direkten Kontakts mit Quecksilber (z. B. durch Einatmen) als aussagekräftig gelten, kann eine vermutete Quecksilberbelastung durch eine Amalgamfüllung nicht nachgewiesen werden, weil die Werte in der Regel deutlich unter den Grenzwerten liegen.
- **Epikutantest:** Bei Verdacht auf eine allergische Reaktion auf einen oder mehrere Amalgambestandteile in Zahnfüllungen wird der Epikutantest (Seite 21) durchgeführt. Eine Amalgamallergie ist allerdings äußerst selten.

Anämie (Blutarmut)

Als Anämie bezeichnet man die Verminderung des roten Blutfarbstoffes (→ Hämoglobin), des → Hämatokrits und der Zahl der roten → Blutkörperchen unter den Normbereich. Insbesondere der Hämoglobin- und Hämatokritwert sind entscheidend für die Diagnose einer Anämie, während die Zahl der roten Blutkörperchen in einigen Fällen auch normal sein kann.

Ursachen

Hauptursache einer Anämie ist ein Eisenmangel. Aber auch ein Mangel an Vitamin B_{12}, Folsäure, Kupfer und Vitamin B_6 kann eine Anämie verursachen. Weitere Ursachen für eine Anämie sind Blutungen, angeborene Defekte der roten Blutkörperchen oder des Hämoglobins, die zu einer frühen Zerstörung der roten Blutkörperchen (Hämolyse) führen. Außerdem kommt es zu hämolytischen Anämien durch Antikörper, Knochenmarkserkrankungen, Nierenkrankheiten, Tumoren, chronische Entzündungen und Infekte.

Laboruntersuchungen

- Die Erstellung des **kleinen → Blutbildes** ist die Grundlage für die Diagnose einer Blutarmut. Zum kleinen Blutbild gehören neben der Zählung von roten und weißen Blutkörperchen sowie der Bestimmung des roten Blutfarbstoffes in der Regel auch die Bestimmung des Hämatokritwertes und der Erythrozytenindizes → MCV, → MCH und → MCHC sowie die Zählung der Blutplättchen. Vor allem der MCV-Wert, der das mittlere Volumen der roten Blutkörperchen beschreibt, und der MCH-Wert, der den durchschnittlichen Hämoglobingehalt des einzelnen Erythrozyten widerspiegelt, helfen dabei, die Art der Anämie näher zu definieren, und liefern erste Hinweise auf deren mögliche Ursache. Mithilfe dieser Indizes lassen sich Anämien in die folgenden drei Formen einteilen:
  1. Hypochrome mikrozytäre Anämien, also Anämien mit kleinen Zellen, die wenig Hämoglobin enthalten. Ein typischer Vertreter dieser Form von Blutarmut ist die Eisenmangelanämie.
  2. Normochrome, normozytäre Anämien, d. h. Anämien mit normal großen roten Blutkörperchen, die eine normale Menge Hämoglobin enthalten. Vor allem hämolytische Anämien, Blutungsanämien, Anämien bei Nierenkrankheiten, (bösartigen) Tumorerkrankungen, Entzündungen und chronischen Infekten weisen diese Eigenschaften auf.
  3. Hyperchrome, makrozytäre Anämien, das sind Anämien mit großen roten Blutkörperchen, die einen hohen Hämoglobingehalt aufweisen. Hauptursache dieser Anämien sind ein Vitamin-B_{12}- oder Folsäuremangel.
- Weitere Hinweise auf die Art und Ursache einer Anämie liefern die **Bestimmung der Erythrozyten-Durchmesser-Streuung**

(→ RDW) und der zum großen Blutbild zählende Blutausstrich (→ Differenzialblutbild). Dabei wird zum einen die Menge der von der Norm abweichenden roten Blutkörperchen gemessen, zum anderen werden die abweichenden Formen genau beschrieben, wodurch oftmals schon eine Diagnose der Anämie-Ursache möglich ist.

- Bei Verdacht auf einen **Eisenmangel**, z. B. bei einer hypochromen, mikrozytären Anämie, bestimmt man → Eisen- und → Ferritinspiegel im Blut, wobei v. a. der letztere Wert den Eisengehalt im Körper gut wiedergibt und lange vor einer Erniedrigung des Eisenspiegels erniedrigt sein kann.
- Bei einer **hyperchromen makrozytären Anämie** bestimmt man → Vitamin B_{12} und → Folsäure im Blutplasma, da v. a. der Mangel dieser Substanzen zu einer nicht effektiven Blutbildung führt. Ein Vitamin-B_{12}-Mangel kann wiederum durch eine chronische autoimmune Magenschleimhautentzündung bedingt sein, wobei Antikörper gegen einen Stoff gebildet werden, der für die Aufnahme von Vitamin B_{12} notwendig ist. Diese sogenannte perniziöse Anämie lässt sich durch Nachweis von bestimmten Autoantikörpern sowie einer verminderten Vitamin-B_{12}-Aufnahme im Schilling-Test diagnostizieren.
- Als **Hämolyse** bezeichnet man die frühzeitige Zerstörung von roten Blutkörperchen, wodurch sich ihre Überlebenszeit von normalerweise 120 Tagen auf wenige Wochen bis Tage verkürzt. Typische Laborveränderungen einer hämolytischen Anämie sind normochrome, normozytäre Erythrozyten (siehe oben) sowie ein Anstieg von → LDH und HBDH, indirektem → Bilirubin, → Eisen und → Retikulozytenzahl im Blut. Ein frühes Zeichen einer Hämolyse ist die Verminderung von → Haptoglobin. Es gibt eine Vielzahl von Ursachen für eine hämolytische Anämie, wobei in einigen Fällen bereits die Form der roten Blutkörperchen im → Differenzialblutbild Hinweise auf die zugrunde liegende Erkrankung gibt. Bei Verdacht auf eine durch Autoantikörper bedingte Hämolyse führt man einen → Coombs-Test durch.
- Eine Anämie bei **Nierenkrankheiten** ist durch verminderte Bildung des Hormons Erythropoietin in den Nieren bedingt, das die Blutbildung aktiviert. Die Diagnose wird aufgrund einer eingeschränkten Nierenfunktion (erniedrigter → Kreatininwert im Serum, verminderte Kreatininclearance), dem Nachweis einer normochromen, normozytären Anämie,

Erythrozytenform	Krankheit	Weitere Untersuchungen
kugelig	Sphärozytose	osmotische Resistenz
Schießscheiben	Thalassämie	Hämoglobindifferenzierung
Sichelzellen	Sichelzellenanämie	Hämoglobindifferenzierung
Heinz-Innenkörperchen	Glukose-6-Phosphat-dehydrogenase-Mangel	Glukose-6-Phosphat-dehydrogenase Aktivitätsbestimmung
Parasiten	z. B. Malaria	Malariadiagnostik

erniedrigter → Retikulozytenzahlen und einem erniedrigten Erythropoietin-Spiegel im Blut gestellt. Häufig besteht gleichzeitig ein Eisenmangel (siehe oben).
- Anämien aufgrund einer **gestörten Eisenverwertung**, wie sie z. B. bei Tumorerkrankungen, chronischen Entzündungen und Infektionen vorkommen, sind meist normochrom und normozytär und gehen mit einem erniedrigten Eisenspiegel und einem erhöhten → Ferritinwert im Blut einher.
- **Aplastische Anämien** mit einer verminderten bzw. völlig versiegenden Bildung von Erythrozyten im Knochenmark gehen mit einer Verminderung aller Blutzellen einher und werden durch eine Knochenmarksuntersuchung diagnostiziert. Beim sogenannten myelodysplastischen Syndrom wird die Blutbildung durch Wucherung von Stammzellklonen verdrängt, was zu einer Verminderung der Zahl roter Blutkörperchen allein oder zusammen mit weißen Blutkörperchen bzw. Blutplättchen führen kann. Die Diagnose wird anhand einer Untersuchung des Knochenmarks gestellt.

Asthma bronchiale

Asthma bronchiale ist eine chronische entzündliche Krankheit der Atemwege, die mit einer Überempfindlichkeit der Atemwege gegenüber bestimmten Stoffen einhergeht und zu anfallsweiser Atemnot aufgrund einer Atemwegsverengung führt.

Ursachen

Asthma kann durch allergisierende Stoffe, durch Atemwegsinfekte, Medikamente, Anstrengung und andere Reize ausgelöst werden. Bei den meisten Erwachsenen besteht eine Mischform aus allergischem und nicht allergischem Asthma, sie reagieren also auf zahlreiche Allergene und andere Reize mit einer Verengung der Atemwege und in deren Folge mit Atemnot.

Laboruntersuchungen

- Die wichtigste Untersuchung, mit deren Hilfe man ein Asthma bronchiale diagnostiziert, ist der **Lungenfunktionstest.**
- Bei allergischem Asthma versucht man, mit verschiedenen → **Allergietests** (Seite 21) die auslösenden allergisierenden Stoffe zu finden, in der Hoffnung, dass der Betroffene sie meiden und damit Anfällen von Atemnot vorbeugen kann. Durchgeführt werden ein Prick- und/oder ein Intrakutan-Test.
- Weiterhin bestimmt man den Eiweißstoff → **Immunglobulin E** (IgE). Dieser IgE-Wert ist jedoch in der Regel nur dann erhöht, wenn ein Asthma-Patient auf mehrere Stoffe allergisch reagiert. Ist er nur auf einen oder wenige Substanzen allergisch, bleibt der IgE-Spiegel meist normal. Auch bei Patienten mit (vorwiegend) nicht allergischem Asthma findet man im Blutserum häufig einen normal hohen IgE-Spiegel.
- Größere Bedeutung hat die Bestimmung spezifischer **IgE-Antikörper.** Eine solche Bestimmung, den sogenannten Radio-Allergo-Sorbent-Test (RAST) setzt man ein, wenn man zuvor im Allergietest an der Haut einen oder mehrere Stoffe identifiziert hat, auf die der Betroffene allergisch reagiert. Aber auch diese Untersuchung beweist eine Allergie nicht sicher: Erst wenn der Patient im Provokationstest, der immer unter ärztlicher Aufsicht durchgeführt werden muss, nach Einatmen kleiner Mengen dieser Substanz mit einem Asthma-Anfall oder einer in der Lungenfunktion messbaren Verengung der Atemwege reagiert, ist dieser Stoff als auslösendes Allergen bestätigt.
- Bei Patienten, bei denen das Asthma durch eine Infektion ausgelöst wird, findet man typische **Infektionszeichen** im Blut, wie z. B. einen Anstieg der weißen → Blutkörperchen (Leukozytose) mit Linksverschiebung. Auch kommt es zu einer Erhöhung der Blutkörperchensenkungsgeschwindigkeit (→ BSG) und des C-reaktiven Proteins (→ CRP).
- Im akuten Asthmaanfall gibt neben der körperlichen Untersuchung und Bestimmung der Atemfrequenz auch eine → Blutgasanalyse Auskunft über den Schweregrad der Atemnot.

Autoimmunkrankheiten

> Als Autoimmun- oder Autoaggressionskrankheiten werden Erkrankungen bezeichnet, die durch eine Fehlsteuerung des Abwehrsystems entstehen. Dabei bildet das Immunsystem Abwehrstoffe (Antikörper) oder Abwehrzellen gegen körpereigenes Gewebe, was zu einer chronischen Entzündung der betroffenen Organe und Gewebe und letztlich zu deren Zerstörung führt.

Autoimmunerkrankungen kommen familiär gehäuft vor, sodass man eine erbliche Veranlagung für diese Erkrankungen vermutet. Sie benötigen jedoch noch einen weiteren äußeren Auslöser, um in Erscheinung zu treten, wie etwa Krankheitserreger, gegen die das Abwehrsystem auch bei Gesunden Antikörper und spezifische Abwehrzellen bildet. In manchen Fällen scheinen sich diese Abwehrmechanismen jedoch nicht allein gegen einen Krankheitserreger zu richten, sondern auch gegen körpereigene Strukturen, und zwar dann, wenn bestimmte Strukturen der Krankheitserreger körpereigenen Teilen sehr ähnlich sind.

Unterschieden werden Autoimmunerkrankungen, bei denen die Autoantikörper nur gegen ein bestimmtes Organ gerichtet sind, und solche, bei denen die Autoantikörper zahlreiche Gewebe und somit mehrere Organe zugleich angreifen.

- Zu den **organspezifischen Autoimmunkrankheiten** zählen z. B. die chronische Schilddrüsenentzündung (Hashimoto-Thyreoiditis), bei der die Antikörper langsam und anfangs oft unbemerkt das Schilddrüsengewebe zerstören und eine Schilddrüsenunterfunktion verursachen. Diese Antikörper, die sich gegen einen bestimmten Eiweißstoff in der Schilddrüse, nämlich die thyreoidale Peroxidase, richten, können im Blut nachgewiesen werden (TPO-Antikörper, → Schilddrüsenantikörper).
Auch der Typ-1-Diabetes mellitus, also jene Form der Zuckerkrankheit, die v.a. bei Kindern und Jugendlichen auftritt und durch einen absoluten, d.h. vollständigen Mangel an Insulin gekennzeichnet ist, gehört zu den organspezifischen Autoimmunkrankheiten. Beim Typ-1-Diabetes kann man bei über 75 % der Betroffenen – neben anderen Antikörpern – Autoantikörper gegen Inselzellen der Bauchspeicheldrüse nachweisen, also diejenigen Zellen, die Insulin produzieren.
Weitere organspezifische Autoimmunerkrankungen sind eine Form der chronischen Magenschleimhautentzündung (Typ-A-

Gastritis) und die Unterfunktion der Nebennierenrinde (Addison-Krankheit).
- Zu den **nicht organspezifischen Autoimmunkrankheiten** zählen die → rheumatoide Arthritis (Seite 232) und andere chronisch entzündliche rheumatische Erkrankungen wie z.B. die → Kollagenosen (Seite 214). Hier zerstören die Autoantikörper verschiedene Gewebe im Körper bzw. bestimmte Gewebe, wie z. B. Gelenke, an verschiedenen Orten.
- Als **Misch- oder Übergangsformen** gelten chronische Leberkrankheiten (chronisch-aggressive Hepatitis und primär-biliäre Zirrhose), die mit Blasenbildung einhergehenden Hautkrankheiten Pemphigus vulgaris und bullöses Pemphigoid, die Werlhof-Krankheit (hier führen Antikörper gegen Blutplättchen zu deren Zerstörung und dadurch zu einer erhöhten Blutungsneigung mit punktförmigen Hautblutungen, Nasenbluten und verstärkten Regelblutungen), die Colitis ulcerosa (eine chronisch entzündliche Darmerkrankung, die mit blutig-schleimigen Durchfällen und Bauchschmerzen einhergeht) und viele andere mehr. Bei den meisten dieser Erkrankungen lassen sich Autoantikörper im Blut nachweisen.

Auch die Multiple Sklerose wird mitunter zu den Autoimmunkrankheiten gerechnet, wobei sich hier aktivierte Lymphozyten gegen die Umhüllungen von Nervensträngen richten und dadurch zu den typischen Symptomen wie Sprech- und Sehstörungen, Gefühlsstörungen, vermehrter Muskelanspannung, Lähmungen, Gehstörungen u.a. führen.

Bauchspeicheldrüsenentzündung (Pankreatitis)

> Eine akute Entzündung des Bauchspeicheldrüsengewebes ist eine schwere Erkrankung, die – um lebensbedrohliche Komplikationen zu vermeiden – so schnell wie möglich intensivmedizinisch behandelt werden muss. Davon abzugrenzen ist die chronische Bauchspeicheldrüsenentzündung, die durch eine fortschreitende Zerstörung von Bauchspeicheldrüsengewebe gekennzeichnet ist.

Die Bauchspeicheldrüse produziert Verdauungssäfte, mit deren Hilfe die verzehrte Nahrung zu kleinen Bruchstücken aufgespalten wird, sodass diese ins Blut aufgenommen werden können.

Daneben stellt die Bauchspeicheldrüse auch Hormone her, von denen Insulin das wichtigste ist. Insulin dient u. a. dazu, den im Blut befindlichen Zucker (Glukose) in die Zellen zu schleusen, wo er zur Energiegewinnung verwendet wird.
Eine akute Bauchspeicheldrüsenentzündung wird meist durch Gallensteine ausgelöst, die im Bauchspeicheldrüsengang stecken bleiben und dadurch einen Abfluss der Verdauungssäfte in den Darm verhindern. Fast ebenso häufig ist chronischer Alkoholmissbrauch die Ursache einer akuten Pankreatitis. Bei einer chronischen Bauchspeicheldrüsenentzündung, bei der immer wieder akute Schübe auftreten, gilt Alkohol ebenfalls als auslösender Faktor. Weitere Ursachen wie z. B. bestimmte Medikamente, Infektionen oder Stoffwechselstörungen sind hingegen eher selten. Das wichtigste Symptom einer akuten Bauchspeicheldrüsenentzündung sind Schmerzen im oberen Bauchbereich, die nach allen Seiten ausstrahlen können und oft von Übelkeit, Erbrechen, Blähungen, Fieber, Blutdruckabfall u. a. begleitet werden. Eine Bauchspeicheldrüsenentzündung ruft oft lebensbedrohliche Komplikationen hervor, weshalb der Patient bereits bei Verdacht auf diese Erkrankung im Krankenhaus behandelt werden muss.
Bei einer akuten Bauchspeicheldrüsenentzündung oder einem akuten Schub einer chronischen Pankreatitis kommt es zur Zerstörung von Zellen, wodurch die darin enthaltenen Verdauungsenzyme (→ Enzyme, Seite 31) freigesetzt werden und ins Blut gelangen. Diese erhöhten Spiegel von Verdauungsenzymen lassen sich im Blut und im Urin nachweisen und ermöglichen zusammen mit den Beschwerden oft schon die Diagnose. Zur Feststellung der Ursache, z. B. Steine im Gallen- oder Bauchspeicheldrüsengang, sind eine Ultraschalluntersuchung oder eine Kernspintomographie nötig.

Laboruntersuchungen

Bauchspeicheldrüsenenzyme

Um eine Bauchspeicheldrüsenentzündung zu diagnostizieren und den Verlauf zu kontrollieren, werden folgende Enzyme bestimmt:
- Lipase, die Nahrungsfette spaltet,
- Amylase, die Kohlenhydrate zerkleinert und
- Elastase 1, die bestimmte Eiweiße aufspaltet.

Eine deutliche Erhöhung von → Lipase und → Elastase 1 weist relativ sicher auf eine Bauchspeicheldrüsenentzündung hin, da diese beiden Verdauungsenzyme nur in der Bauchspeicheldrüse hergestellt werden. Allerdings ist erst ein mehr als dreifacher Anstieg des Lipasespiegels über den Normwert ein ziemlich eindeutiger Hinweis auf eine Bauchspeicheldrüsenentzündung.

Die Amylase wird im Gegensatz zu diesen Enzymen nicht nur in der Bauchspeicheldrüse, sondern auch in den Speicheldrüsen des Mundes produziert. Eine Erhöhung der Amylase wird daher auch bei vielen anderen Erkrankungen, beispielsweise einigen Krebserkrankungen beobachtet. Auch für die Amylase gilt: Erst ein um das Dreifache erhöhter Blutspiegel kann auf eine Bauchspeicheldrüsenentzündung hindeuten. Bis zu dreifach höhere Spiegel von Amylase und Lipase findet man z. B. bei einer Nierenschwäche (Niereninsuffizienz), da diese Enzyme bei eingeschränkter Nierenfunktion nicht in den üblichen Mengen ausgeschieden werden. Besteht der Verdacht auf einen schweren Verlauf mit Zerstörung von Teilen der Bauchspeicheldrüse, werden im Krankenhaus die Blutspiegel weiterer von der Bauchspeicheldrüse produzierter Enzyme in kurzen Abständen bestimmt, wie z. B. der Elastase, Phospholipase A_2, Trypsin und das Pankreas-assoziierte Protein.

Entzündungszeichen

Wie bei jeder schweren Entzündung steigen auch bei der akuten Pankreatitis sowie bei einem akuten Schub der chronischen Bauchspeicheldrüsenentzündung die Entzündungsparameter im Blut an. Dabei findet man v. a.

- eine Erhöhung der Blutsenkungsgeschwindigkeit (→ BSG),
- einen Anstieg des C-reaktiven Proteins (→ CRP) sowie
- eine Vermehrung der weißen Blutkörperchen (Leukozytose).

Auch diese Werte werden während der Erkrankung engmaschig kontrolliert, insbesondere um eine mögliche Verschlechterung früh zu erkennen.

Laborveränderungen bei Verschluss des Gallen- bzw. Bauchspeicheldrüsenganges

Die Gallenflüssigkeit wird in der Leber produziert und in der Gallenblase gespeichert. Bei jeder Mahlzeit entleert sich der Inhalt der Gallenblase über den Gallengang (Ductus choledochus) in den Zwölffingerdarm. Der Gallengang mündet gemeinsam mit dem Bauchspeicheldrüsengang (Ductus pancreaticus) in den Zwölffingerdarm. Verlegt ein Gallenstein diese Mündung, staut sich einerseits Verdauungssaft aus der Bauchspeicheldrüse im Bauchspeicheldrüsengang und andererseits Gallenflüssigkeit im Gallengang.

Ist also ein Gallenstein, der die Mündung beider Gänge in den Zwölffingerdarm verlegt, die Ursache einer Bauchspeicheldrüsenentzündung, steigen auch die Blutspiegel bestimmter Gallen- und Leberwerte an (→ Gallensteinleiden, Seite 204), dabei kommt es insbesondere zu folgenden Veränderungen:
- Erhöhung der → gamma-GT
- Anstieg der Leucinaminopeptidase (→ LAP)
- Erhöhung der → alkalischen Phosphatase (AP)
- Anstieg des direkten → Bilirubins

Weitere Laborveränderungen bei einer Bauchspeicheldrüsenentzündung

- Es kann zu einer Erhöhung des → **Blutzuckers** kommen, ohne dass der Erkrankte zuckerkrank ist. Diese Hyperglykämie normalisiert sich mit dem Abklingen der Pankreatitis.
- Einen eher unspezifischen Hinweis auf massive Zerstörung von Zellen gibt der Anstieg der **Laktatdehydrogenase** (→ LDH), eines Enzyms, das sich in zahlreichen Körperzellen findet. Allerdings zeigt die Höhe des LDH-Anstiegs die Schwere des Verlaufs an.
- Bei schwerem Krankheitsverlauf kommt es zu einer Einschränkung der Nierenfunktion, was sich in einem Anstieg des → **Kreatininspiegels** im Blutserum äußert (→ Nierenversagen, chronisches, Seite 229). Häufig findet sich auch eine vermehrte Eiweißausscheidung über den Urin (Proteinurie).
- Ein niedriger → **Kalziumspiegel** im Blutserum weist auf einen schweren oder ungünstigen Verlauf der Krankheit hin.

Blutarmut → Anämie

Blutgerinnungsstörungen (Hämorrhagische Diathesen)

> Blutgerinnungsstörungen sind Krankheiten, die eine verringerte oder eine verstärkte Blutgerinnung zur Folge haben. Eine Blutgerinnungsstörung kann angeboren sein, wie z. B. die genetisch bedingte, primär Jungen betreffende Bluterkrankheit (Hämophilie); sie kann sich aber auch erst später entwickeln (z. B. bei einer Funktionsstörung der Blutplättchen, die durch eine Knochenmarksschädigung verursacht wird).

Die Blutgerinnung (Hämostase) ist ein komplexer Mechanismus, der den Körper bei Verletzungen, bei denen Blutgefäße eröffnet werden, vor einem hohen Blutverlust schützt.

Bei der ersten Phase der Blutgerinnung (primäre Hämostase) ziehen sich die verletzten Blutgefäße zusammen, um die Blutung gering zu halten. Gleichzeitig lagern sich an die verletzte Gefäßwand Blutplättchen an, die verschiedene Stoffe freisetzen, die wiederum die Verengung der Blutgefäße sowie die weitere Anheftung von Blutplättchen fördern. Sie leiten außerdem die zweite Phase der Blutgerinnung, die sogenannte sekundäre Hämostase, ein, bei der die Bildung eines festen Blutgerinnsels erfolgt.

An der Bildung dieses Gerinnsels im Rahmen der plasmatischen Gerinnung sind 15 im Blut gelöste Gerinnungsfaktoren beteiligt, die durch die Freisetzung bestimmter Stoffe aus den Blutplättchen stufenweise aktiviert werden. Bei einer Verletzung der Gefäßinnenwand werden diese 15 Faktoren kaskadenartig aktiviert, bis letztlich ein Faktor entsteht, der zur Bildung von Thrombin führt. Das Thrombin wiederum überführt Fibrinogen in Fibrin, welches das anfangs lockere Blutgerinnsel verfestigt. Bei einer inneren Verletzung eines Blutgefäßes verläuft diese Gerinnungskaskade langsam, weil alle 15 Faktoren nacheinander aktiviert werden. Bei einer äußeren Gewebsverletzung läuft die Gerinnung viel schneller ab, da ein thrombinaktivierender Faktor aus dem Gewebe (Gewebsthromboplastin) freigesetzt und dadurch die Aktivierung zahlreicher Gerinnungsfaktoren umgangen wird.

Auf die Gerinnselbildung folgt in der Regel eine langsame Auflösung des Blutgerinnsels (Fibrinolyse). Beim gesunden Menschen laufen Gerinnselbildung und -auflösung in geringem Ausmaß ständig nebeneinander ab. Nur bei einer Störung dieses Gleichgewichtes kommt es entweder – durch unzureichende Gerinnung oder vermehrte Gerinnselauflösung – zu einer vermehrten Blutungsneigung oder aber – durch gesteigerte Gerinnung oder verminderte Fibrinolyse – zu Thrombosen und Embolien.

Bei einer krankhaften Blutungsneigung sind die Blutungen entweder zu stark, zu lang oder treten ohne entsprechenden Anlass auf. Eine vermehrte Blutungsneigung kann durch Erkrankungen der Blutgefäße (Vaskulopathien), durch Mangel oder Funktionsstörung von Blutplättchen (Thrombozytopenien oder -pathien) bzw. von Gerinnungsfaktoren (Koagulopathien) verursacht sein.

Bereits die Form der Blutung kann auf die Ursache einen Hinweis geben. So kommt es bei einem Mangel oder einer Funktionsstörung von Gerinnungsfaktoren zu großen Blutungen in Gewebe, Muskeln und Gelenken sowie zu flächigen Blutungen unter der Haut. Bei Erkrankungen der Blutgefäße sowie bei einem Mangel oder einer Funktionsstörung der Blutplättchen treten kleinfleckige Hautblutungen (Petechien und Ekchymosen) auf. Sind größere Hautareale von kleinen Blutungen betroffen, spricht man von Purpura.

Neben der genauen Anamnese werden zur Abklärung einer Blutungsneigung bestimmte Routine-Gerinnungstests durchgeführt. Dazu gehören die Zählung der Blutplättchen, die Messung der Blutungszeit und die Bestimmung von Quick und PTT sowie in bestimmten Fällen Fibrinogen. Erst wenn dadurch keine genaue Diagnose möglich ist, erfolgen weitere Spezialuntersuchungen. Die genannten Tests werden – abgesehen von der Fibrinogenbestimmung – grundsätzlich vor jedem operativen Eingriff bzw. vor einer Untersuchung mit Entnahme einer Gewebeprobe durchgeführt, um eine mögliche Gerinnungsstörung zu erkennen und so einer starken Blutung rechtzeitig vorzubeugen.

Laboruntersuchungen

- Bei einer Verringerung der Zahl der Blutplättchen unter 140 000/µl Blut spricht man von einer **Thrombozytopenie** (Erniedrigung der Blutplättchen). Blutungen treten jedoch meist erst auf, wenn die Anzahl der Blutplättchen unter 30 000/µl sinkt. Eine Thrombozytopenie kann zahlreiche Ursachen haben, wie z. B. eine Knochenmarksschädigung durch Medikamente, Strahlen oder Chemikalien, eine Überwucherung des Knochenmarks durch Tumoren, einen Mangel an Vitamin B_{12} oder Folsäure, die Bildung von Abwehrstoffen gegen Blutplättchen, eine vergrößerte Milz, Leberzirrhose, die Schädigung der Thrombozyten durch künstliche Herzklappen und vieles mehr.
- Mit der Bestimmung der **Blutungszeit** kann man eine Störung der Zahl bzw. Funktion der Blutplättchen nachweisen. Die Blutungszeit ist verlängert nach der Einnahme von Medikamenten, die die Thrombozytenaggregation hemmen (v. a. Acetylsalicylsäure) und beim Willebrand-Jürgens-Syndrom.
- Die **Thromboplastinzeit** (TPZ), besser bekannt als → Quick-Wert, ist ein Suchtest bei allen Blutungsneigungen; er erfasst Erniedrigungen der Gerinnungsfaktoren II, V, VII, X und Fibrinogen. Außerdem wird er als Kontrolluntersuchung bei der Behandlung mit blutgerinnungshemmenden Medikamenten

vom Cumarin-Typ herangezogen. Dabei wird der Quick-Wert in Prozent des Normwertes angegeben. Unter Cumarin-Behandlung ist der Quick-Wert wegen fehlender Standardisierung nicht von Labor zu Labor vergleichbar. Aus diesem Grund wird das Maß der Gerinnungshemmung normalerweise mit der INR (international normalized ratio) angegeben.
- Ebenso wie der Quick-Wert gehört die Bestimmung der **partiellen Thromboplastinzeit** (PTT) zu den Basisuntersuchungen bei jeder Blutungsneigung. Damit werden die Gerinnungsfaktoren II, V, VIII, IX, X, XI, XII und Fibrinogen erfasst. Mit diesem Test lässt sich eine Bluterkrankheit (Hämophilie) erkennen, die auf einem Mangel bzw. auf einer Funktionsstörung des Faktors VIII (Hämophilie A) oder IX (Hämophilie B) beruht. Daneben dient die PTT-Bestimmung auch zur Kontrolle einer intravenösen Behandlung mit Heparin.
- **Fibrinogen** wird bestimmt, wenn der Verdacht auf einen angeborenen Mangel oder Defekt von Fibrinogen, auf einen krankhaft vermehrten Verbrauch an Gerinnungsfaktoren bzw. auf eine erhöhte Fibrinolyse besteht. Außerdem dient dieser Test der Kontrolle einer Gerinnsel auflösenden (fibrinolytischen) Behandlung, z. B. beim akuten Herzinfarkt.

Borreliose

> Die Borreliose ist eine bakterielle Erkrankung, die durch den Biss von Zecken (Holzbock) übertragen wird und unterschiedliche Organe wie die Haut, die Gelenke, das Zentralnervensystem und die Muskeln betreffen kann.

Mit ca. 60 000 Neuerkrankungen pro Jahr in Deutschland ist die Borreliose (Lyme-Borreliose, Lyme-Krankheit, Zeckenborreliose) die häufigste durch Zecken übertragene Infektionserkrankung. Das klinische Bild einer Infektion mit dem Bakterium Borrelia burgdorferi ist durch einen stadienförmigen Verlauf gekennzeichnet, wobei der Betroffene zwischen den einzelnen Stadien wochen- und sogar monatelang vollkommen beschwerdefrei sein kann. Allerdings kommen atypische Verläufe sehr häufig vor.
- **1. STADIUM:** Nach einer Inkubationszeit von einigen Tagen bis etwa zehn Wochen kommt es zunächst zu einer entzündlichen kreisförmigen Rötung um die Zeckenbissstelle. Diese sogenannte

Wanderröte (Erythema migrans) wandert ringförmig nach außen und bleibt einige Tage großflächig bestehen; auffällig ist auch der Randsaum. Mitunter treten grippeähnliche Symptome (z. B. Fieber, Abgeschlagenheit, Kopf- und Muskelschmerzen) auf, die jedoch nach wenigen Tagen wieder vergehen. Tritt das Erythema migrans auf (in etwa 50 % der Fälle), ist dies ein sicheres Zeichen dafür, dass eine Borrelieninfektion stattgefunden hat.
- **2. STADIUM:** Wochen bis Monate später kann es zu zeitweiligen Hirnnervenausfällen wie etwa einer Lähmung der Gesichtsnerven (Fazialisparese) und anderen neurologischen Störungen kommen. Außerdem kann sich eine Rückenmarksentzündung, eine Meningitis, aber auch eine Gelenk-, Muskel- oder eine zerebrale Arterienentzündung entwickeln. In seltenen Fällen ist auch das Herz beteiligt, und es stellen sich Herzrhythmusstörungen ein; im Extremfall kann eine Herzmuskelentzündung entstehen.
- **3. STADIUM:** Monate bis Jahre später kommt es zu chronisch verlaufenden Krankheitsbildern wie etwa Arthritiden, die von Gelenk zu Gelenk »springen«, aber auch Muskelentzündungen, Fibromyalgien und/oder Knochenschmerzen. Außerdem kann eine Acrodermatitis chronica atrophicans Herxheimer (ACA) auftreten, eine Hauterkrankung, die durch eine kissenartige Schwellung und Blaurotfärbung der Haut an Händen und Füßen gekennzeichnet ist. Später kommt es dann zu einer typischen Verdünnung und Fältelung der Haut (»Pergamenthaut«).

Laboruntersuchungen

- Generell kann eine Infektion mit Borrelien in jedem Stadium mithilfe einer Blutuntersuchung überprüft werden. Hier steht der Nachweis von IgG- und IgM-Antikörpern (→ Antigene/Antikörper, Seite 28) zunächst im Vordergrund. Jedoch sind, insbesondere in der Frühphase der Borreliose, Antikörper nicht immer nachweisbar. Bei chronischen Verläufen ist eine starke Antikörperreaktion zwar praktisch immer vorhanden, doch bleibt diese noch lange nach einer erfolgreichen antibiotischen Therapie (oder einer spontanen Ausheilung) im Blut nachweisbar. Dies erschwert die Einschätzung, ob die Behandlung erfolgreich war bzw. ob eine Lyme-Borreliose überhaupt noch besteht – zumal, wenn der Betroffene bereits über einen längeren Zeitraum beschwerdefrei ist. Schließlich können falsch positive Reaktionen auftreten, etwa wenn gleichzeitig eine → Autoimmunerkrankung (Seite 188), Syphilis oder bestimmte virale Infektionen (z. B. Infektion mit dem Epstein-Barr-Virus) vorliegen. Grundsätzlich gilt: Ein positiver Antikörperbefund spricht nur in Zusammenhang mit entsprechenden klinischen Befunden für das Bestehen einer Lyme-Borreliose.

- Mithilfe des Lymphozytentransformationstests (LTT) kann eine Lyme-Borreliose früher nachgewiesen werden, da eine Aktivierung von Lymphozyten (antigen-spezifische T-Lymphozyten) oft schon deutlich vor einer Antikörperantwort besteht. Für den Test werden die Lymphozyten durch Zentrifugation zunächst aus Vollblut von den anderen Blutzellen isoliert. Dann werden zwei Kulturmedien angesetzt: eine Probe ohne Borrelien-Antigene und eine Probe, der Borrelien-Antigene zugefügt werden und die dann für einige Tage in der Zellkultur inkubiert wird. 20 Stunden vor der Auswertung wird beiden Proben radioaktiv markiertes Thymidin zugegeben, das die Lymphozyten als Baustein in ihre DNS einbauen. Für die Auswertung wird nun die eingebaute Radioaktivität gemessen: Der Quotient der beiden ermittelten Werte (Stimulationsindex, SI) gibt Auskunft über die Lymphozytenaktivierung. Ist der SI des Prüfansatzes mit den Borrelien-Antigenen höher als 3, gilt der Test als positiv, eine akute Infektion ist sehr wahrscheinlich.
- Es ist möglich, Borrelienkulturen aus Gewebeproben anzuzüchten. Gelingt dies (in Spezialabors, da sehr zeit- und arbeitsintensiv), ist eine Borrelieninfektion grundsätzlich nachgewiesen.
- Generell gilt, dass das Krankheitsbild der Lyme-Borreliose sehr wandelbar ist, wodurch eine gezielte Diagnose oft erheblich erschwert wird. Die Mehrzahl der Symptome ist durchaus auch für einige andere Erkrankungen charakteristisch, sodass es mitunter nicht möglich ist, zu einem eindeutigen Befund zu gelangen. Auch falsch positive Befunde sind nicht selten.

Diabetes mellitus (Zuckerkrankheit)

Beim Diabetes mellitus handelt es sich um eine chronische Stoffwechselkrankheit, die aufgrund eines relativen oder absoluten Mangels an Insulin zu erhöhten Blutzuckerspiegeln führt. 90 % aller Erkrankungen macht der Typ-2-Diabetes aus, bei dem Überernährung und Übergewicht bei entsprechend genetisch disponierten Menschen zu einem verminderten Ansprechen von Insulin

> (Insulinresistenz) führen. Nur jeder zehnte Diabetiker leidet an einem Typ-1-Diabetes, bei dem aufgrund einer Zerstörung der Insulin produzierenden Zellen im Rahmen einer Autoimmunkrankheit ein absoluter Insulinmangel entsteht.

Etwa 6 % aller Deutschen leiden an Diabetes mellitus. Nach längerer Krankheitsdauer kommt es häufig zu Folgeschäden wie Herzinfarkt, Schlaganfall, Durchblutungsstörungen in den Beinen, Nierenversagen, Erblindung und vielen weiteren Schäden von Blutgefäßen und Nerven. Da insbesondere der häufigere Typ-2-Diabetes zu Beginn kaum oder gar keine Beschwerden verursacht, ist die wichtigste diagnostische Maßnahme die Bestimmung des Nüchternblutzuckers im Blutserum.

Laboruntersuchungen

- Die Bestimmung des **Nüchternblutzuckers** im Blutserum ist in den meisten Fällen ausreichend, um eine Zuckerkrankheit sicher zu diagnostizieren. Allerdings muss man nach Messung eines erhöhten Nüchternblutzuckerwertes, d. h. der Blutzuckerbestimmung nach acht Stunden ohne Nahrungsaufnahme, die Diagnose einer Zuckerkrankheit durch (mindestens) eine weitere Kontrolluntersuchung sichern. Erhöhte Blutzuckerwerte kommen auch nach einem Herzinfarkt, Schlaganfall, bei einer akuten Vergiftung sowie unter der Behandlung mit bestimmten harntreibenden Medikamenten vor, normalisieren sich nach Überwinden der akuten Krankheit bzw. nach Absetzen der Arzneimittel aber wieder. Bei einigen Patienten wird eine Zuckerkrankheit auch durch einen erhöhten Blutzuckerwert nach Nahrungsaufnahme entdeckt, aber auch hier muss die Krankheit durch Bestimmung von Nüchternzuckerwerten und in unklaren Fällen durch einen oralen Glukosetoleranztest gesichert werden.
- Die Messung des **Zuckergehaltes im Urin** eignet sich nur bedingt als Suchtest. Einige Diabetiker kontrollieren ihre Krankheit durch regelmäßige Urinzuckerbestimmungen, was jedoch weitaus weniger genau ist als die Blutzuckerbestimmung. Beim gesunden Menschen findet man im Urin keinen Zucker. Übersteigt die Blutzuckerkonzentration einen gewissen Wert, wird Zucker mit dem Urin ausgeschieden. Allerdings kann diese Schwelle, die normalerweise bei 150–180 mg/dl Blutzucker liegt, stark variieren. Sie ist gerade bei Zuckerkranken oft erhöht, in

Einzelfällen bis auf 300 mg/dl. In diesem Fall würde sich ein Diabetiker, der im Urin keinen Zucker messen kann, in falscher Sicherheit wiegen, dass sein Blutzucker gut eingestellt sei. Umgekehrt gibt es seltene Nierenfunktionsstörungen, bei denen Zucker bereits bei normalen Blutzuckerspiegeln ausgeschieden wird. Daher muss jeder Diabetiker, der die Behandlung seiner Zuckerkrankheit mithilfe von Urintests selbst kontrollieren will, zuvor die Nierenschwelle für seine Zuckerausscheidung bestimmen lassen. Eine genauere Kontrolle ermöglicht jedoch in jedem Fall die Blutzuckerbestimmung.

- Der Zuckerbelastungstest oder → **orale Glukosetoleranztest** (OGTT) wird nicht zur Diagnose eines Diabetes mellitus herangezogen, sondern ist bestimmten Fällen vorbehalten, in denen z. B. die Blutzuckerwerte nur gelegentlich erhöht sind, oder wenn ein erhöhtes Risiko für eine Zuckerkrankheit bzw. eine koronare Herzkrankheit besteht. Dies betrifft Menschen mit familiärer Belastung, Frauen mit erhöhten Zuckerwerten in der Schwangerschaft sowie Patienten mit Übergewicht, Bluthochdruck und Fettstoffwechselstörungen. Ist der Blutzuckerwert zwei Stunden nach dem Trinken einer Lösung, die 75 g Zucker enthält, erhöht, besteht eine gestörte Glukosetoleranz. 20–30 % dieser Menschen entwickeln innerhalb von zehn Jahren einen Diabetes mellitus, darüber hinaus haben sie ein deutlich erhöhtes Risiko für Herz-Kreislauf-Erkrankungen.
- Die Bestimmung des **HbA1- oder HbA1c-Wertes** im Blutserum ist weniger zur Diagnose eines Diabetes mellitus geeignet, sondern dient vielmehr der Kontrolle des Behandlungserfolges. Beim HbA1 handelt es sich um die Hauptkomponente des roten Blutfarbstoffes (Hämoglobin), an die in einem gewissen Prozentsatz Zucker angelagert ist. Die Untereinheit HbA1c entspricht zu 70 % dem gesamten HbA1, weshalb beide Werte die gleiche Aussagekraft haben. Normalerweise sind an maximal 6,5 % des Hämoglobins Zucker angelagert (glykosyliert). Diese Glykosylierung nimmt mit dem Anstieg des Blutzuckerspiegels zu, wobei HbA1c über längere Zeit stabil bleibt und damit die Blutzuckerwerte der letzten vier bis acht Wochen widerspiegelt. Aus diesem Grund bezeichnet man den HbA1- oder HbA1c-Wert auch als Blutzuckergedächtnis. Ein Patient kann für die Kontrolluntersuchung beim Arzt zwar durch strenge Diät einen weitgehend normalen Nüchternblutzuckerwert erreichen, allerdings gibt der HbA1(c)-Wert dann doch genauen Aufschluss

über die Zuckereinstellung der letzten zwei Monate. Der HbA1(c)-Wert zeigt auch das Risiko von Folgeschäden der Zuckerkrankheit an: So erhöht sich das Herzinfarktrisiko bei einem HbA1(c)-Wert von 7 % um 40 % und bei einem HbA1(c)-Wert von 8 % um 80 %.
- Mit dem **Fructosamin-Test** wird der Gehalt an Eiweißen, v. a. Albumin, ermittelt, an die Zucker angelagert ist. Die Fructosamin-Konzentration gibt die Blutzuckerwerte der letzten ein bis drei Wochen wieder, weshalb der Test v. a. durchgeführt wird, um Änderungen der Therapie kurzfristig zu überprüfen.
- Da einer der Folgeschäden einer langjährigen Zuckerkrankheit – insbesondere bei schlechter Einstellung – eine Schädigung der Niere mit der Gefahr des Nierenversagens ist, muss jeder Diabetiker mindestens einmal pro Jahr die Ausscheidung des Eiweißstoffes Albumin im Urin kontrollieren. Eine solche **Mikroalbuminurie,** d. h. die Ausscheidung von 30–300 mg Albumin im 24-h-Urin, ist ein frühes Symptom einer diabetischen Nierenschädigung und bedarf einer konsequenten Behandlung.
- Da die Zuckerkrankheit ein wesentlicher Risikofaktor für Herz-Kreislauf-Krankheiten, insbesondere → Herzinfarkt (Seite 211) und Schlaganfall ist, sollte gleichzeitig nach weiteren Risikofaktoren gefahndet werden, wie z. B. → Fettstoffwechselstörungen (Seite 202), Bluthochdruck, Rauchen etc.

Durchfall (Diarrhö)

> Von Durchfall spricht man bei mehr als drei Stuhlentleerungen pro Tag, wobei der Stuhl weich bis flüssig und die Stuhlmenge erhöht ist. Es wird i. A. zwischen akutem Durchfall und chronischem Durchfall unterschieden.

Ursachen

Durchfall kann eine Vielzahl von Ursachen haben. In akuten Fällen wird Durchfall v. a. durch Infektionen mit Viren, Bakterien oder Parasiten, seltener durch eine Lebensmittelvergiftung oder Medikamente (insbesondere Antibiotika) ausgelöst. Chronischer Durchfall, der definitionsgemäß länger als zwei Wochen andauert, kann z. B. folgende Ursachen haben: chronische Infektionen durch Giftstoffe, Medikamente, Nahrungsmittelallergie oder -unverträglichkeit, entzündliche Darmerkrankungen wie Morbus Crohn und Colitis ulcerosa, Laktoseintoleranz, Sprue, Gallensäureverlustsyndrom, eine chronische Bauchspeicheldrüsenentzündung, Polypen, Dickdarmkrebs, Schilddrüsenüberfunktion, Nervenstörungen im Rahmen einer Zuckerkrankheit und viele andere mehr.

Laboruntersuchungen
Stuhluntersuchungen

- Bereits die **Betrachtung des Stuhls** (Seite 17) kann Hinweise darauf geben, welcher Darmabschnitt hauptsächlich betroffen ist. Wässrige, helle und z.T. schaumige Stühle, die evtl. unverdaute Nahrungsbestandteile enthalten, findet man v. a. bei Dünndarmerkrankungen. Große Mengen fettig glänzender Stühle deuten z. B. auf eine Sprue bei Glutenunverträglichkeit oder Erkrankungen der Bauchspeicheldrüse hin. Kleinere Mengen dunklen Stuhls, evtl. mit Blut- oder Schleimbeimengungen, sind meist Symptom einer Dickdarmerkrankung.
- Bei der **mikroskopischen Untersuchung** von verdünntem Stuhl gibt v. a. der Nachweis weißer Blutkörperchen einen Hinweis auf eine Entzündung, aber auch Parasiten wie Amöben, Wurmeier sowie Wurmteile können nachgewiesen werden.
  Gleichzeitig wird versucht, bestimmte Erreger durch Auftragen oder Einbringen des Stuhls in verschiedene Nährmedien anzuzüchten. Auf diese Weise lassen sich Salmonellen, Shigellen und andere bakterielle Erreger von Durchfallerkrankungen nachweisen und differenzieren. Viren wie z. B. Rota- oder enteritische Adeno-Viren werden durch Antigentests im Stuhl nachgewiesen.

Grundlegende Laboruntersuchungen

Um z. B. die Schwere einer Entzündung oder den Grad eines Flüssigkeitsverlustes bzw. einer Beeinträchtigung des Elektrolythaushaltes festzustellen, werden weitere Laboruntersuchungen vorgenommen. Hierzu zählen die Erstellung eines → Blutbildes sowie die Bestimmung der Blutsenkungsgeschwindigkeit (→ BSG), des C-reaktiven Proteins (→ CRP), der Elektrolyte und des → Kreatinins.

Weitere Laboruntersuchungen

Die weitere Diagnostik richtet sich nach den Verdachtsdiagnosen, die sich aus Anamnese und körperlicher Untersuchung ergeben haben, und umfasst verschiedene Spezialuntersuchungen.

- Bei Verdacht auf eine **Verdauungsstörung** im oberen Dünndarm mit unzureichender Aufnahme bestimmter Stoffe aus dem Darm, insbesondere von Kohlenhydraten, führt man z. B. einen → Xylose-Belastungstest (Seite 19) durch.
- Kommt möglicherweise eine **Schilddrüsenüberfunktion** als Ursache für chronische Durchfälle in Frage, bestimmt man zunächst den → TSH-Wert und untersucht erst, wenn dieser Wert außerhalb des Normbereiches liegt, die Spiegel der Schilddrüsenhormone (FT3 und FT4) und weiterer Werte.
- Bei Verdacht auf eine **Nahrungsmittelallergie** kann ein erhöhter Spiegel des gesamten IgE (→ Immunglobuline) diesen Verdacht erhärten und ein → Allergietest (Seite 20) bei der Identifizierung der auslösenden Nahrungsmittel hilfreich sein. Am wichtigsten ist jedoch die Beobachtung, nach welchen verzehrten Nahrungsmitteln Durchfälle und andere Beschwerden auftreten.
- Bei **chronisch-entzündlichen Darmerkrankungen** findet man neben einer Erhöhung der Entzündungszeichen im Blut (→ BSG, CRP, Leukozyten) und einer entzündungsbedingten Anämie gelegentlich auch → Autoantikörper.
- Auf eine chronische **Bauchspeicheldrüsenentzündung** mit zunehmendem Verlust der Funktion weist eine Erniedrigung der von der Bauchspeicheldrüse produzierten Verdauungsenzyme → Chymotrypsin und → Elastase 1 im Stuhl hin. Bei schwerer Bauchspeicheldrüseninsuffizienz findet sich auch eine verminderte Insulinproduktion (→ Insulin) mit Anstieg des Blutzuckers (→ Nüchternblutzucker).
- Ein **Gallensäureverlustsyndrom** oder einen **Laktasemangel** als mögliche Ursache chronischer Durchfälle kann man durch spezielle → Funktionstests (Seite 18) diagnostizieren.

Fettstoffwechselstörungen

Als Fettstoffwechselstörungen werden erhöhte bzw. erniedrigte Konzentrationen von Fetten im Blut bezeichnet. Liegt ihnen eine genetische Ursache zugrunde, spricht man von einer primären Fettstoffwechselstörung. Häufiger treten jedoch die sekundären Störungen auf, die v. a. durch Faktoren wie falsche Ernährung, Übergewicht und Alkohol hervorgerufen werden oder als Begleiterscheinung von anderen Erkrankungen (z. B. Diabetes mellitus, Schilddrüsen-, Leber- oder Nierenfunktionsstörungen) auftreten.

Einige Erkrankungen können zu einer Beeinträchtigung des Fettstoffwechsels führen, etwa → Diabetes mellitus oder Erkrankungen von Schilddrüse oder Leber. In diesem Fall steht die Diagnostik (und Behandlung) der Grunderkrankung im Vordergrund: Bei einer angemessenen Therapie bessert sich in der Regel auch die Fettstoffwechselstörung, und die Werte normalisieren sich weitgehend. Bei einer Erhöhung des Cholesterinspiegels (Hypercholesterinämie), insbesondere des »schlechten« LDL-Cholesterins, sowie der Triglyzeride im Blut (Hypertriglyzeridämie) und auch bei Erniedrigung des »guten« HDL-Cholesterins kommt es zu Fettablagerungen in den Gefäßwänden. Dies führt zu einer Entzündung, Verengung und verminderten Elastizität der Blutgefäße, und der Blutfluss wird erschwert. Solche arteriosklerotischen Veränderungen der Blutgefäße sind die wichtigste Ursache für die Entstehung von Herz- und Kreislauferkrankungen.

Auch eine Erhöhung des → Lipoproteins (a) gilt als eigenständiger Risikofaktor der koronaren Herzkrankheit. Das Risiko für eine koronare Herzkrankheit und andere Folgekrankheiten der Arteriosklerose ist umso höher, je mehr weitere Risikofaktoren (z. B. Bluthochdruck, Übergewicht, → Diabetes mellitus, Rauchen) zu einer Fettstoffwechselstörung hinzukommen.

Laboruntersuchungen

- Bei Verdacht auf eine Fettstoffwechselstörung werden zunächst das → **Gesamtcholesterin** sowie die → **Triglyzeride** gemessen. Liegen die Gesamtcholesterinwerte im Grenzbereich oder sind sie eindeutig erhöht, werden auch → LDL- und → HDL-Cholesterin bestimmt. Das Risiko für eine koronare Herzkrankheit gilt als erhöht, wenn der HDL-Wert unter 40 mg/dl liegt und der LDL-Wert 160 mg/dl übersteigt – auch wenn (noch) keine weiteren Risikofaktoren vorhanden sind. Bei weiteren Risikofaktoren sollte das LDL-Cholesterin 130 mg/dl und bei bereits bestehender Arteriosklerose 100 mg/dl nicht überschreiten. Sind in der Familie bereits erhöhte Cholesterinwerte, ein Herzinfarkt oder Schlaganfall in einem Alter unter 65 Jahren aufgetreten, sollte man seine Cholesterinwerte ab einem Alter von 30 Jahren in regelmäßigen Abständen kontrollieren lassen.
- Der **Lipoprotein-a-Wert** im Blut wird v. a. dann bestimmt, wenn erhöhte LDL-Cholesterin-Werte gemessen wurden und/oder andere Risikofaktoren bestehen. Neben der Einschätzung des

Arterioskleroserisikos kann die Messung auch Aufschluss über eine bereits bestehende Gefäßverkalkung bzw. koronare Herzkrankheit geben: Je höher der Lipoprotein-a-Wert ist, desto ausgeprägter können in der Folge die arteriosklerotischen Veränderungen sein.

Gallensteinleiden

> Gallensteine entstehen, wenn sich Galleninhaltsstoffe (v. a. Cholesterin, Kalziumsalze und Bilirubin) verfestigen, die normalerweise in gelöster Form vorkommen. Meist handelt es sich um Mischformen (Cholesterin-Bilirubin-Kalksteine), daneben kommen auch reine Cholesterin- oder Pigmentsteine vor. Diese können einzeln oder in Gruppen auftreten, sehr klein und kaum zu sehen sein, manchmal aber auch die Größe einer Walnuss erreichen.

Bis zu 15 % aller Frauen und 7,5 % der Männer haben Gallensteine, die jedoch in drei Vierteln der Fälle keine Beschwerden verursachen. Bei einem Viertel der Gallensteinträger kommt es jedoch durch Wanderung eines Steines zu einer Gallenkolik mit heftigen Schmerzen im mittleren bis rechten Oberbauch, die bisweilen in den Rücken oder die rechte Schulter ausstrahlen und von Aufstoßen, Übelkeit und Brechreiz begleitet sein können. Meist wandert der Stein nach einiger Zeit weiter in den Dünndarm und geht schließlich auf natürlichem Wege ab.
Verlegt der Gallenstein den Gallengang, kann die Gallenflüssigkeit nicht abfließen, staut sich vor dem Hindernis, und alle Substanzen, die sich normalerweise nur in der Galle befinden, wie z. B. Bilirubin, treten vermehrt ins Blut über. In diesem Fall kommt es neben den Oberbauchschmerzen zu einer Gelbsucht.
Als weitere Komplikationen von Gallensteinkoliken können Gallenblasen- und Gallengangsentzündungen auftreten, wobei Bakterien aus dem Darmtrakt in die durch einen Stein verlegte Gallenblase oder den Gallengang einwandern. Dann kommt es neben Schmerzen und Gelbsucht zu meist hohem Fieber.
Bleibt ein Gallenstein an der Stelle stecken, wo der Gallengang in den Dünndarm mündet, kann dies zu einer → Bauchspeicheldrüsenentzündung (Seite 189) führen, da bei den meisten Menschen (80 %) Gallengang und Bauchspeicheldrüsengang gemeinsam in den Dünndarm einmünden.

Laboruntersuchungen

- Bei einer **Gallenkolik** durch Verlegung des Gallenblasenhalses oder des Ausführungsgangs der Gallenblase durch einen Stein findet man in der Regel keine spezifischen Veränderungen von Laborwerten. Hier ergibt sich die Diagnose aus den typischen Beschwerden des Patienten und dem Nachweis des Steines in der Ultraschalluntersuchung.
- Verlegt ein Gallenstein den Gallengang, kommt es zu einer **Gallenstauung** mit einem Anstieg der Enzyme → gamma-GT, alkalische Phosphatase (→ AP) und Leucinaminopeptidase (→ LAP) sowie des (direkten, konjugierten) → Bilirubins im Blut. Haut, Schleimhäute und die Lederhaut des Auges verfärben sich gelblich, während der Stuhl sich hell und der Urin dunkel verfärbt.
- Kommt es zusätzlich zu einer bakteriellen **Gallenblasen- oder Gallengangsentzündung,** erhöht sich die Blutkörperchensenkungsgeschwindigkeit (→ BSG), der Spiegel des C-reaktiven Proteins (→ CRP) steigt, und im Blutbild findet man eine erhöhte Zahl weißer Blutkörperchen. In schweren Fällen versucht man, die auslösenden Bakterien mithilfe einer Blutkultur zu erkennen und entsprechend ihrer Empfindlichkeit gegenüber Antibiotika gezielt zu behandeln.
- Verlegt ein Stein die Mündung eines gemeinsamen Ausführungsgangs von Gallengang und Bauchspeicheldrüsengang, kann es zusätzlich zu einer → **Bauchspeicheldrüsenentzündung** (Seite 189) kommen.

Gicht

> Gicht ist eine Stoffwechselerkrankung, bei der der Harnsäurespiegel im Blutserum über der Norm liegt. Es kommt zur Ablagerung von Harnsäurekristallen in den Gelenken.

Der Anstieg des Harnsäurespiegels bleibt zunächst meist unbemerkt, da er keine akuten Beschwerden hervorruft und erst bei dauerhafter Erhöhung Veränderungen an Knochen, Gelenken und Weichteilen sowie evtl. Nierensteine und andere Nierenschäden verursacht. Diese Veränderungen werden als chronische Gicht bezeichnet. Unter einem akuten Gichtanfall versteht man hingegen eine plötzlich auftretende, stark schmerzhafte Entzündung eines einzelnen

Gelenkes, meist des Großzehengrundgelenkes, seltener können auch Knie, Sprunggelenk und Daumengrundgelenk und bei älteren Menschen auch Fingergelenke betroffen sein. Während des Anfalls ist das Gelenk gerötet, geschwollen, extrem berührungsempfindlich und fühlt sich warm an.

Harnsäure kann nur bis zu einer bestimmten Konzentration im Blut gelöst werden, übersteigt die Konzentration diesen Wert, kommt es zur Ausfällung von Harnsäurekristallen in der Gelenkflüssigkeit (was zum akuten Gichtanfall führt) oder in anderen Geweben. Männer sind häufiger betroffen als Frauen.

Harnsäure ist ein Abbauprodukt von Purinen, das sind Bestandteile von Zellkernen. Da eine Erhöhung des Harnsäurespiegels (Hyperurikämie) in der Mehrzahl der Fälle auf einer purinreichen Ernährung (insbesondere Fleisch und Innereien) beruht, gehören die Gicht wie auch Zuckerkrankheit, Fettstoffwechselstörungen und Bluthochdruck zu den Wohlstandserkrankungen. Alkohol spielt als Auslöser ebenfalls eine wichtige Rolle, da er die Ausscheidung der Harnsäure durch die Niere hemmt. Weiterhin steigt die Harnsäure bei erhöhtem Zerfall körpereigener Zellen an, wie z. B. beim Fasten, aber auch bei → Leukämien (Seite 219) und während der Bestrahlung oder medikamentösen Therapie bösartiger Tumoren. Auch bei verschiedenen Nierenerkrankungen ist der Harnsäurespiegel im Blut häufig erhöht, da die Niere die Harnsäure nicht mehr im normalen Umfang ausscheiden kann.

Laboruntersuchungen

- Die wichtigste Laboruntersuchung zur Diagnose einer Hyperurikämie ist die Bestimmung des **Harnsäurespiegels im Blut.** Bei einem Harnsäurespiegel von mehr als 6,4 mg/dl besteht eine Harnsäureerhöhung oder Hyperurikämie. Zu einem akuten Gichtanfall kommt es jedoch meist erst bei deutlich erhöhten Werten über 9 mg/dl. Umgekehrt muss der Harnsäurespiegel bei einem akuten Gichtanfall nicht immer erhöht sein!
- Bei Verdacht auf eine gestörte Harnsäureausscheidung durch die Niere als mögliche Ursache der Harnsäureerhöhung misst man die Menge der **Harnsäure im 24-h-Urin.**
- **Harnsäurekristalle im** → **Urinsediment** (Seite 16) können auf Harnsäuresteine in den Harnwegen hinweisen.
- Bei einem akuten Gichtanfall sind meist auch die **Entzündungsparameter** erhöht, so finden sich v. a. eine Erhöhung der Blut-

körperchensenkungsgeschwindigkeit, ein Anstieg des C-reaktiven Proteins sowie eine Vermehrung der weißen Blutkörperchen.

Glomerulonephritis
→ Nieren(körperchen)entzündung

Harnwegsinfektionen

> Bei einer Harnwegsinfektion besiedeln Bakterien (meist Bakterien der Darmflora) die Schleimhaut von Harnröhre und Blase und rufen eine Entzündung hervor. Die Bakterien können über die Harnleiter ins Nierenbecken wandern und dort ebenfalls eine Entzündung auslösen; dabei befallen sie fast immer auch das Nierengewebe. Sind eine oder beide Nieren betroffen, liegt eine obere Harnwegsinfektion vor; bleibt die Infektion auf Blase und/oder Harnröhre beschränkt, besteht eine untere Harnwegsinfektion.

Bei einer rechtzeitig eingeleiteten, angemessenen Behandlung nimmt die untere Harnwegsinfektion im Allgemeinen einen unkomplizierten Verlauf. Sind jedoch die Nieren beteiligt oder wurde die Erkrankung durch eine Behinderung des Harnabflusses (z. B. bei Blasen- oder Nierensteinen, einer Harnröhrenverengung oder einer Prostatavergrößerung bei Männern) oder durch eine Stoffwechselerkrankung (v. a. → Diabetes mellitus) begünstigt, spricht man von einer komplizierten Harnwegsinfektion.
Insbesondere bei einer Nieren- bzw. Nierenbeckenentzündung sind die Krankheitszeichen in der Regel heftiger ausgeprägt als bei einer unkomplizierten Harnwegsinfektion. Typisch sind – neben einem schweren Krankheitsgefühl – (hohes) Fieber, Schüttelfrost, Rücken- und Lendenschmerzen sowie Durst. Typische Symptome einer akuten Blasenentzündung, an der insbesondere Frauen leiden, sind verstärkter Harndrang, Brennen beim Wasserlassen und krampfartige Schmerzen gegen Ende der Blasenentleerung.

Laboruntersuchungen

- Um zu vermeiden, dass eine akute Blasen- oder Harnröhreninfektion einen chronischen Verlauf nimmt und/oder auf die

Nieren übergreift, wird die Erkrankung in der Regel medikamentös (Antibiotika) behandelt. Hierfür ist es wichtig, neben der körperlichen Untersuchung eine **Urinanalyse** durchzuführen. Zu diesem Zweck wird eine Urinprobe des → Mittelstrahlurins (Seite 16) mithilfe eines → Urin-Streifen-Schnelltests (Seite 14) analysiert: Befinden sich zu viele weiße Blutkörperchen im Urin (Leukozyturie), ist dies ein Hinweis auf eine Entzündung der Harnwege und/oder Nieren. Gleichzeitig findet man im Urin-Streifen-Schnelltest meist eine vermehrte Ausscheidung roter Blutkörperchen (Hämaturie). Erhöhte Nitritwerte im Harn weisen auf eine bakterielle Infektion der ableitenden Harnwege hin.

- Konnte mit dem Urin-Streifen-Schnelltest der Verdacht auf eine Harnwegsinfektion erhärtet werden, erfolgt meist noch die **bakteriologische Untersuchung** einer frischen Urinprobe mittels Nährböden (Seite 15). Zeigt sich bei einem keimhaltigen Urin ca. 24 Stunden nach einer Bebrütung in einem Inkubator eine große Anzahl von Bakterienkolonien derselben Spezies, kann mit großer Wahrscheinlichkeit davon ausgegangen werden, dass eine Harnwegsinfektion vorliegt.
- In der Regel reichen diese Basisuntersuchungen aus, mitunter – z. B. bei einer erfolglosen Antibiotikatherapie, bei akuter und bei chronischer Nierenbeckenentzündung – ist es jedoch notwendig, in einem nächsten Schritt eine **Urinkultur** (Seite 15) anzulegen. Damit kann zum einen die Bakterienart analysiert und zum anderen die Wirksamkeit verschiedener Antibiotika ermittelt werden.
- Erhöhte Leukozytenwerte (→ Blutkörperchen, weiße) im Rahmen des kleinen Blutbildes, eine beschleunigte Blutkörperchensenkungsgeschwindigkeit (→ BSG) und ein erhöhter → CRP-Wert weisen auf eine schwere Infektion hin, insbesondere auf eine Nierenbeckenentzündung. Bei einer schweren Nierenbeckenentzündung können Bakterien zeitweilig ins Blut übertreten und eine Urosepsis verursachen. In diesem Fall versucht man, die Bakterien mithilfe von **Blutkulturen** nachzuweisen und die Infektion nach dem dabei angefertigten Antibiogramm zu behandeln.
- Bei einer schweren und insbesondere bei chronischer Nierenbeckenentzündung bestimmt man die Spiegel von → Kreatinin, → Harnstoff und die Kreatininclearance, um eine eingeschränkte Nierenfunktion zu erkennen. Bei chronischer Nierenbeckenentzündung besteht außerdem häufig eine Anämie.

- Weitere Blutuntersuchungen können notwendig sein beim Verdacht, dass z. B. ein unerkannter → Diabetes mellitus (Seite 197) oder eine → Gicht (Seite 205) ständig wiederkehrende Harnwegsinfekte begünstigen.

Hepatitis

Als Hepatitis bezeichnet man eine Entzündung der Leber. Am häufigsten wird eine Leberentzündung durch sogenannte Hepatitisviren verursacht, von denen die Viren mit den Bezeichnungen A, B, C und D in unseren Breiten die wichtigste Rolle spielen. Das Hepatitis-E-Virus kommt v. a. in Asien, Afrika und Mexiko vor.

Ursachen

- Hepatitisviren A, B, C, D und E; andere Virusinfektionen, z. B. mit Epstein-Barr-, Coxsackie-, Zytomegalie- oder exotischen Viren (z. B. Gelbfieber-, Lassa-Fieber-, Ebola-Viren)
- Bakterielle Infektionen (z. B. Brucellosen, Leptospirosen, Q-Fieber)
- Infektionen mit Parasiten (z. B. Malaria, Amöben, Fuchs- und Hundebandwurm)
- Arzneimittel; Alkohol
- Akuter Schub einer chronischen Hepatitis; andere Leberkrankheiten (z. B. Autoimmunhepatitis, primär biliäre Zirrhose, Hämochromatose, Wilson-Krankheit)

Verlauf

Eine akute Virushepatitis verläuft in zwei Drittel der Fälle ohne Symptome, bei einem Drittel kommt es zunächst zu grippeähnlichen Symptomen (leichtes Fieber, Abgeschlagenheit), Gelenk- und Magen-Darm-Beschwerden (Appetitlosigkeit, Übelkeit, Durchfall, gelegentlich Oberbauchschmerzen), die nur wenige Tage andauern. Danach nisten sich die Viren in der Leber ein, was meist mit einer Vergrößerung der Leber einhergeht, aber nur bei einem Drittel der Patienten zu einer Gelbsucht (mit Gelbfärbung der Haut, dunklem Urin, hellem Stuhl und Juckreiz) führt. Dieses Stadium dauert vier bis acht Wochen und heilt bei **Hepatitis A und E** in den meisten Fällen völlig aus, allerdings besteht hier, wenn auch sehr selten, die

Gefahr eines schweren und bisweilen tödlichen Verlaufs. **Hepatitis B,** die häufigste Form der Virushepatitis, kann in bis zu 30% der Fälle in eine chronische Leberentzündung übergehen. Bei der **Hepatitis C** verlaufen 85% der Fälle chronisch, sie können aber durch eine Interferontherapie zumeist geheilt werden. Eine **Hepatitis D** tritt nur als zusätzliche Infektion bei Hepatitis B auf, wobei eine akute Infektion mit beiden Viren gleichzeitig schwerer verlaufen kann und eine spätere Hepatitis-D-Infektion bei bereits bestehender Hepatitis-B-Infektion weitaus häufiger in einen chronischen Verlauf übergeht.

Laboruntersuchungen

- Die **Leberwerte** (Transaminasen) GPT und GOT steigen bei einer akuten Hepatitis sehr stark an, bisweilen um mehr als das 100-Fache ihres Normwertes. Die GPT ist hier meist stärker erhöht als die GOT. Auch die gamma-GT und die alkalische Phosphatase (AP) können leicht bis mäßig erhöht sein.
- Bei einer Gelbsucht steigt der **Bilirubinspiegel** im Blut ebenfalls stark an, auch im Urin werden deutlich erhöhte Werte von Bilirubin und Urobilinogen gemessen.
- Im Blutbild findet sich eine Erhöhung der **Lymphozytenzahl**. Außerdem können die **Entzündungsparameter** Blutkörperchensenkungsgeschwindigkeit und C-reaktives Protein ansteigen. Die Elektrophorese zeigt einen Anstieg der **gamma-Globuline** bei normalem Gesamteiweiß-Spiegel.
- Typischerweise ist der **Eisenspiegel** im Blutserum erhöht.
- Bei schwerem Verlauf lässt die Leistungsfähigkeit der Leber, bestimmte Stoffe zu bilden, nach. Der **Albuminspiegel** sinkt, die **Cholinesterase** ist erniedrigt und der **Quick-Wert** fällt ab.
- Mit dem **Hepatitis-Suchprogramm** wird im Blut nach den Teilstücken von Hepatitisviren gesucht, wie z. B. nach dem Oberflächenantigen des Hepatitis-B-Virus (HBs-Ag), und versucht, Antikörper gegen diese Viren bzw. bestimmte Teilstücke von ihnen nachzuweisen, wie z. B. Anti-HAV, Anti-HBs, Anti-HBc und Anti-HBe. Können Kernsäuren der Viren wie z. B. HBV-DNA bei Hepatitis B, HCV-RNA bei Hepatitis C oder HDV-RNA bei Hepatitis D nachgewiesen werden, spricht dies für eine aktive, ansteckende Infektion.
- Bei einer **akuten Hepatitis A** lassen sich Immunglobuline der Klasse M gegen das Virus im Blutserum nachweisen (Anti-HAV-

IgM), die nach einigen Wochen wieder verschwinden. Mittlerweile hat der Körper auch Immunglobuline der Klasse G gegen das Virus gebildet (Anti-HAV-IgG), die ein Leben lang nachweisbar bleiben und bei fehlendem Nachweis von Anti-HAV-IgM auf eine frühere und ausgeheilte Infektion – oder auch eine Impfung gegen Hepatitis A – hinweisen.

- **Hepatitis B:** Bestimmt werden können das Oberflächenantigen des HB-Virus (Surface-Antigen, HBs-Ag), Antikörper gegen das Oberflächenantigen (HBs-AK oder Anti-HBs), ein vom Virus hergestelltes Eiweiß (HBe-Ag), Antikörper gegen dieses Eiweiß (HBe-AK oder Anti-HBe), das Kernantigen (Core-Antigen, HBc-Ag), Antikörper gegen das Kernantigen (HBc-AK oder Anti-HBc) und Kernsäuren des Virus (HBV-DNA). Bei einer chronischen Hepatitis B sind das Oberflächenantigen HBs-Ag, die Kernsäure HBV-DNA und das vom Virus gebildete Eiweiß HBe-Ag im Blut nachweisbar. In diesem Fall ist der Patient weiter ansteckend. Im Verlauf der chronischen Hepatitis B kann das HBe-Ag verschwinden und Anti-Hbe im Blut auftauchen, nun besteht nur noch ein geringes Infektionsrisiko. Bei einer echten Heilung verschwinden auch HBs-Ag und HBV-DNA, wohingegen nun Anti-HBs gebildet wird. Der Patient ist nicht mehr ansteckend. Allerdings heilt eine chronische Hepatitis B – auch unter Interferontherapie – nur in 10 % der Fälle aus.
- Bei **Hepatitis C** kann HCV-spezifische RNA mittels eines hochsensitiven HCV-Antikörpertests meist innerhalb der ersten Woche nach Ansteckung nachgewiesen werden. Nach ausgeheilter Infektion wird der Antikörpertest allmählich negativ.

Herzinfarkt, akuter

Bei einem akuten Herzinfarkt handelt es sich um eine plötzlich auftretende Sauerstoffunterversorgung eines Teils des Herzmuskels (meist infolge eines Verschlusses der Koronararterie).

Der Herzinfarkt ist in den westlichen Industrienationen nach wie vor die häufigste Todesursache. Das Risiko, mindestens einmal im Leben einen Herzinfarkt zu erleiden, beträgt für Frauen 15 % und für Männer 30 %; fast jeder zweite Herzinfarktpatient verstirbt in den ersten vier Wochen nach dem Infarkt. Die weitaus häufigste Ursache für einen Herzinfarkt ist ein Verschluss einer Herzkranz-

arterie im Rahmen der koronaren → Herzkrankheit (Seite 213), wodurch ein Teil des Herzmuskels nicht mehr ausreichend mit Sauerstoff versorgt wird und abstirbt.
Die typischen Symptome eines akuten Herzinfarktes sind anhaltende Schmerzen hinter dem Brustbein, die in Kiefer, linken und selteneren rechten Arm, Rücken und Oberbauch ausstrahlen können und von Angstgefühlen, Schwäche, Atemnot, Schweißausbruch, Übelkeit und Erbrechen begleitet sein können. Allerdings kann ein Herzinfarkt bei bis zu 20 % der Betroffenen, insbesondere bei Zuckerkranken, auch ohne Beschwerden verlaufen; ebenso kann sich ein Herzinfarkt bei Frauen durch ein etwas anderes Beschwerdemuster (z. B. »nur« Druckgefühl im Oberbauch) äußern. Die Diagnose eines Herzinfarktes wird gestellt anhand der typischen Beschwerden, EKG- und Laborveränderungen.

Laboruntersuchungen

- Aufgrund des fehlenden Sauerstoffs im Versorgungsbereich der verschlossenen Herzkranzarterie geht ein Teil des Herzmuskels zugrunde, wodurch größere Mengen verschiedener in den Herzmuskelzellen vorhandener Substanzen freigesetzt werden und mit erhöhten Spiegeln im Blut zu messen sind. Allerdings lassen sich frühestens drei Stunden nach dem Herzinfarkt erste Anstiege herzspezifischer Stoffe im Blut messen. Dann steigen die Muskeleiweiße → **Troponin T und I** im Blut an, die nur im Herzmuskel vorkommen und deren Anstieg für einen Herzinfarkt – bei entsprechender Symptomatik – beweisend ist.
- Zu den klassischen Nachweisverfahren eines Herzinfarktes gehört die Bestimmung des Blutspiegels der gesamten **Kreatinkinase** (→ **CK**) und der herzspezifischeren **MB-Kreatinkinase,** die beide etwa 4–6 Stunden nach dem Infarktereignis ansteigen. Dabei spricht ein Anteil von 6–20 % CK-MB an der Gesamtkreatinkinase, die innerhalb von 6–36 Stunden nach einem für einen Infarkt typischen Schmerzereignis gemessen wurde, für einen Herzinfarkt.
- Gleichzeitig mit der CK steigt auch die → **GOT** an, ein Enzym, das nicht nur im Herzen, sondern auch in der Leber, in der Skelettmuskulatur und anderen Geweben vorkommt.
- Noch weniger spezifisch für den Herzmuskel ist das Enzym → **LDH** (Laktatdehydrogenase), das etwa 6–12 Stunden nach einem Herzinfarkt anzusteigen beginnt. Die LDH kommt in

allen Körperzellen vor, weshalb bei Verdacht auf einen Herzinfarkt auch eine Untereinheit der LDH, die HBDH, gemessen wird, deren Aktivität im Herzen und in roten Blutkörperchen am höchsten ist. So wenig spezifisch HBDH (→ Seite 122), und v. a. LDH auch sind, so können sie doch in der späten Diagnostik eines schon einige Tage zurückliegenden Herzinfarktes ergänzend herangezogen werden, da sich die erhöhten Spiegel erst ein bis zwei Wochen nach dem Infarkt wieder normalisieren.

Substanz	Erster Anstieg (Stunden)	Maximaler Anstieg (Stunden)	Normalisierung (Tage)
Troponin	3	20	7–14
Gesamt-CK	4–8	16–36	3–6
CK-MB	4–8	12–18	2–3
GOT	4–8	16–48	3–6
LDH	6–12	24–60	7–15
HBDH	6–12	30–72	10–20

- Als unspezifische Begleitreaktionen kommt es im Rahmen eines Herzinfarktes häufig zum Anstieg der Werte von Blutsenkungsgeschwindigkeit (→ BSG), weißen → Blutkörperchen und → Blutzucker, die sich nach Abheilung des akuten Infarktes wieder normalisieren.

Herzkrankheit, koronare

Als koronare Herzkrankheit bezeichnet man eine krankhafte Verengung (Arteriosklerose, Arterienverkalkung) der Herzkranzgefäße (Koronararterien). Dadurch wird der Herzmuskel nicht ausreichend mit Sauerstoff versorgt. Die Folgen können Angina-pectoris-Beschwerden oder auch ein ohne Vorwarnung eintretender → Herzinfarkt (Seite 211) bzw. plötzlicher Herztod sein.

Risikofaktoren

Es sind zahlreiche Risikofaktoren bekannt, welche die Entwicklung einer Arteriosklerose allgemein und der koronaren Herzkrankheit speziell deutlich fördern können.

- Unbeeinflussbare Risiken wie Alter, männliches Geschlecht und eine erbliche Belastung

- Beeinflussbare Risikofaktoren 1. Ordnung wie → Fettstoffwechselstörungen (Seite 202), insbesondere ein Anstieg von LDL-Cholesterin, eine Verminderung von HDL-Cholesterin und eine Erhöhung der Triglyzeride, Bluthochdruck, → Diabetes mellitus (Seite 197), stammbetontes Übergewicht und Rauchen
- Beeinflussbare Risikofaktoren 2. Ordnung wie Erhöhung von Lipoprotein (a), Erhöhung von → Fibrinogen und andere Gerinnungsstörungen, Erhöhung des Homocysteinspiegels im Blut (v. a. bei → Folsäure-, → Vitamin-B_{12}- und/oder → Vitamin-B_6-Mangel), Bewegungsmangel und negativer Stress

Bei zwei Risikofaktoren 1. Ordnung steigt das Infarktrisiko im Verhältnis zur gesunden Bevölkerung um das Vierfache an, bei drei Risikofaktoren 1. Ordnung um das Zehnfache.
Je mehr Risikofaktoren vorhanden sind, desto größer wird die Gefahr, einen Herzinfarkt zu erleiden, und desto wichtiger ist es, diese Faktoren auszuschalten bzw. bestmöglich zu behandeln. Eine gute Möglichkeit, sein persönliches Risikoprofil zu überprüfen, bietet die Check-up-Untersuchung, die ab dem 35. Lebensjahr alle zwei Jahre beim Hausarzt durchgeführt werden kann.

Kollagenosen

> Kollagenosen gehören zu den → Autoimmunerkrankungen (Seite 188), wobei Autoantikörper zu chronischen Erkrankungen des Bindegewebes führen, wie z. B. der Haut, des Bindegewebes in den Blutgefäßen, der Muskulatur sowie von bindegewebigen Drüsenstrukturen.

Zu den Kollagenosen zählen
- der systemische Lupus erythematodes,
- die progressive systemische Sklerose (Sklerodermie),
- die Polymyositis und Dermatomyositis,
- das Sjögren-Syndrom und
- das Sharp-Syndrom (Mischkollagenose).

Kollagenosen kommen bei Frauen häufiger vor als bei Männern. Weiterhin scheinen Erbfaktoren eine wichtige Rolle zu spielen. Allerdings müssen vermutlich weitere Faktoren hinzukommen, damit sich die Krankheiten ausbilden.

Bei allen diesen Krankheiten kann man Antikörper gegen verschiedene Zellstrukturen im Blut nachweisen. Abgesehen vom Sjögren-Syndrom findet man bei sämtlichen Kollagenosen Autoantikörper gegen Bestandteile des Zellkerns (→ antinukleäre Antikörper = ANA). Auch Rheumafaktoren kommen bei einigen Krankheitsbildern vor, dabei handelt es sich um Autoantikörper gegen Immunglobuline vom Typ G. Als Zeichen einer chronischen Entzündung sind meist auch Entzündungszeichen wie z. B. die → Blutkörperchensenkungsgeschwindigkeit, das C-reaktive Protein (→ CRP) sowie die alpha-2- und gamma-Globuline (→ Globuline) in der Eiweißelektrophorese erhöht.

Systemischer Lupus erythematodes (SLE)

Autoantikörper gegen Strukturen der Haut und das Gefäßbindegewebe verursachen in verschiedenen Organen die typischen Symptome: Hautveränderungen, insbesondere eine schmetterlingsförmige Rötung von Wangen und Nasenrücken, sowie rote Papeln und eine vermehrte Lichtempfindlichkeit. Weiterhin führen Entzündungen in Blutgefäßen, die durch Ablagerungen von Immunkomplexen (das sind Komplexe aus Antikörpern und Antigenen) zu Entzündungen an Herz und Lunge, einer chronischen Nierenentzündung und Störungen des Nervensystems. Fieber und Schwäche sowie Muskel- und Gelenkbeschwerden kommen ebenfalls häufig vor.

Progressive systemische Sklerose (Sklerodermie, PSS)

Bei der progressiven systemischen Sklerose treten verschiedene Hautveränderungen und Organstörungen auf. Ein zunächst kurzfristiges Weißwerden der Finger (Raynaud-Syndrom) geht später in eine straffe und gespannte Haut an den Fingern und Händen über. Auch im Gesicht schrumpft die Haut, der Mund lässt sich nicht mehr ganz öffnen. Die Haut über dem Brustbein lässt sich kaum mehr verschieben. Im Unterhautfettgewebe findet man häufig kleine Verkalkungen. An der Speiseröhre, in der Lunge, am Herzen und an der Niere kommt es zu krankhaften Veränderungen, meist aufgrund einer Bindegewebsvermehrung im Gewebe selbst oder in den Wänden der Blutgefäße. Bei einigen Patienten bleibt die Erkrankung auf die Finger und die Speiseröhre beschränkt (CREST-Syndrom).

Polymyositis und Dermatomyositis

Die Polymyositis ist von Schmerzen und Schwäche der Muskulatur im Schulterbereich sowie im Beckengürtel gekennzeichnet. Durch die rasche Ermüdbarkeit der Oberarm- und Oberschenkelmuskulatur fällt es den Patienten schwer, etwas zu heben oder aus dem Sitzen aufzustehen. Im weiteren Verlauf können dann alle Muskeln von der Muskelschwäche betroffen sein. Infolgedessen sind weitere erhebliche Beeinträchtigungen wie z. B. allmählich zunehmende Schwierigkeiten beim Schlucken und/oder Heiserkeit (wenn auch der Kehlkopf betroffen ist) möglich. Eine weitere häufige Folgeerscheinung sind Gelenkschmerzen (ohne Gelenkzerstörung).
Bei der Dermatomyositis kommt es zusätzlich zur Muskelerkrankung zu rötlichen Schwellungen im Gesicht, insbesondere im Bereich der Augen, und zu anderen Hauterscheinungen. Auch Speiseröhre und Herz können beeinträchtigt sein.

Sjögren-Syndrom (Sicca-Syndrom)

Bei dieser Krankheit führt eine chronische Entzündung der Tränen- und Speicheldrüsen zu einer dauerhaften Austrocknung der Augen und des Mundes sowie evtl. anderer Schleimhäute, z. B. der Nasenschleimhaut. Im weiteren Verlauf können auch die Schweißdrüsen betroffen sein, sodass die Haut trocken wird und schuppt. Auch Gelenkbeschwerden oder Störungen im Magen-Darm-Trakt kommen vor. Des Weiteren ist eine anhaltende Schwellung der Halslymphknoten charakteristisch. Zudem klagen die Patienten unter anhaltender Müdigkeit und Abgeschlagenheit.

Sharp-Syndrom (oder Mischkollagenose)

Bei diesen Überlappungsformen können verschiedene Symptome aus allen Kollagenose-Formen auftreten. Antinukleäre Antikörper sind dabei bei allen Patienten erhöht.

Laboruntersuchungen
Systemischer Lupus erythematodes

Typischerweise kann man bei Menschen mit systemischem Lupus erythematodes verschiedene Autoantikörper im Blut nachweisen, insbesondere gegen Kernstrukturen (ANA):

Autoantikörper	Nachweis in %
ANA (antinukleäre Antikörper)	95
Antikörper gegen doppelsträngige DNS	60–90
Anti-Sm (Antikörper gegen kleine Kerneiweiße)	25
Antiphospholipid-Antikörper (APA)	20–50
Antikörper gegen Blutgerinnungsfaktoren	gelegentlich

Darüber hinaus findet man beim systemischen Lupus erythematodes als Zeichen der Entzündung häufig eine erhöhte Blutkörperchensenkungsgeschwindigkeit, erhöhte alpha-2- und gamma-Globuline (→ Globuline), Verminderung von → Komplement und eine → Anämie (Seite 183). Aufgrund von Antikörpern gegen rote und weiße → Blutkörperchen sowie gegen → Blutplättchen sind auch die Zahlen dieser Blutzellen häufig vermindert.
Bei verschiedenen Organerkrankungen im Rahmen des SLE sind außerdem Laborveränderungen wie z.B. ein Anstieg von → Kreatinin beim chronischen Nierenversagen aufgrund einer Nierenentzündung festzustellen.

Progressive systemische Sklerose

Auch bei der PSS können im Blut verschiedene Autoantikörper nachgewiesen werden, v. a. gegen Zellkernbestandteile (ANA).

Autoantikörper	Nachweis in %
ANA (antinukleäre Antikörper)	90
Anti-SCL 70 (AK gegen Kerneiweiß)	40
Antizentromere Antikörper (ACA)	25
Bei CREST	70

Polymyositis und Dermatomyositis

Entzündungsparameter wie Blutsenkungsgeschwindigkeit und die Zahl der weißen Blutkörperchen sind meist erhöht.
Auch Enzyme, die in der Muskulatur vorkommen, wie z. B. Kreatinkinase (→ CK), → GOT, → LDH und Aldolase sind oftmals stark erhöht und helfen bei der Verlaufs- und Therapiekontrolle.

Autoantikörper	Nachweis in %
ANA (antinukleäre Antikörper)	50
Anti-Jo 1	5–30
Anti-Mi 2	10

Sjögren-Syndrom (Sicca-Syndrom)

Ebenso wie bei den anderen Kollagenosen kann man hier verschiedene Autoantikörper nachweisen.

Autoantikörper	Nachweis in %
Rheumafaktoren	50
Antikörper gegen Schleimhautzellen der Speicheldrüsengänge	Häufig
La-Antikörper	70
Ro-Antikörper (APA)	70

Als Zeichen der Entzündung sind außerdem meist die Blutsenkungsgeschwindigkeit und die Immunglobuline erhöht. Daneben findet man häufig erniedrigte Zahlen der roten und weißen Blutkörperchen sowie gelegentlich auch der Blutplättchen.

Leberentzündung → Hepatitis

Leberzirrhose

> Als Leberzirrhose bezeichnet man die bindegewebige Umwandlung der Leber mit Zerstörung ihrer Struktur und Verminderung der in der Leber verlaufenden Blutgefäße.

Bei der Leberzirrhose handelt es sich um eine Zerstörung von Leberzellen und der Leberstruktur mit einer vermehrten Bildung von Bindegewebe. Dieser Krankheitsprozess ist eine Spätfolge verschiedener Erkrankungen, wobei der Alkoholmissbrauch mit 60 % an erster Stelle steht, gefolgt von chronischer → Hepatitis (Seite 209) mit 30 % und seltenen Lebererkrankungen in 10 % der Fälle wie z. B. Autoimmunkrankheiten von Leber und Gallenwegen, Leberschäden durch Chemikalien (z. B. Tetrachlorkohlenstoff) oder Stoffwechselkrankheiten (z. B. Eisen- oder Kupferspeicherkrankheit). Die Leberzirrhose führt zur verminderten Leistungsfähigkeit der Leber, insbesondere zu einer herabgesetzten Bildung von Eiweißen, zur Abnahme ihrer Entgiftungsfunktion, zur Erhöhung des Drucks in der Pfortader (mit Wasseransammlungen im Bauch und im Gewebe) und zur Schädigung des Gehirns, u. a. durch mangelnde Entgiftung schädlicher Stoffe.

Die Diagnose einer Leberzirrhose wird v. a. aufgrund der Anamnese, typischer Symptome sowie der veränderten Leberstruktur (im Ultraschall, Computertomogramm, in der feingeweblichen Untersuchung) und anhand verschiedener Laborveränderungen gestellt.

Laboruntersuchungen

- Als Zeichen einer verminderten Eiweißproduktion in der Leber können die Spiegel von → Albumin, → Cholinesterase und → Antithrombin im Blut erniedrigt sein.
- Die verminderte Bildung der Gerinnungsfaktoren II, VII, IX und X kann durch eine Erniedrigung des → Quick-Wertes gemessen werden.
- In der → Eiweißelektrophorese findet sich in 80 % der Fälle eine unspezifische Erhöhung der gamma-Globuline (→ Immunglobuline).
- Entzündliche Schübe einer Leberzirrhose gehen mit einem Anstieg der Leberenzyme → GPT, → GOT und → gamma-GT einher. Schübe im Rahmen einer autoimmunen Lebererkrankung oder einer chronischen → Hepatitis können auch zu einer Gallenstauung führen, wobei die Enzyme → gamma-GT, Alkalische Phosphatase (→ AP) und Leucinaminopeptidase (→ LAP) sowie häufig auch das → Bilirubin ansteigen.
- Eine Verminderung der → Blutplättchen ist meist durch deren vermehrten Abbau in der Milz bedingt, die bei Leberzirrhose häufig vergrößert ist.
- Bei einer Schädigung des Gehirns aufgrund einer Leberzirrhose (hepatische Enzephalopathie) ist meist der → Ammoniakspiegel im Blut deutlich erhöht.
- Im Verlauf einer Leberzirrhose kann es zu einem akuten oder chronischen Nierenversagen kommen, ohne dass eine eigenständige Nierenkrankheit vorliegt. Die Beeinträchtigung der Nierenfunktion kann anhand eines Anstieges von → Kreatinin und → Harnstoff im Blut diagnostiziert werden.

Leukämien

Als Leukämien bezeichnet man Krankheiten, die mit einer unkontrollierten Bildung von weißen Blutkörperchen im Knochenmark oder in lymphatischen Geweben einhergehen.

Unterschieden werden nach ihrem Verlauf akute und chronische sowie nach dem Ausgangsgewebe lymphatische (von Lymphgewebe ausgehende) und myeloische (vom Knochenmark ausgehende) Leukämien.

Akute Leukämie

Unter akuten Leukämien versteht man aus einer Knochenmarkszelle hervorgehende bösartige Neubildungen von weißen Blutkörperchen. Unterschieden werden die akute lymphatische Leukämie (ALL), die v. a. im Kindesalter auftritt, und die akute myeloische Leukämie (AML), die zu 80 % Erwachsene betrifft. Akute Leukämien rufen unspezifische Allgemeinsymptome (wie Fieber oder Abgeschlagenheit) und Beschwerden aufgrund der Verdrängung des normalen Knochenmarks hervor, wie Blutungen, Infekte und eine Anämie. Unbehandelt enden akute Leukämien nach kurzer Zeit tödlich.
Typisch für die akuten Leukämien ist die Bildung großer Mengen von unreifen Vorstufen (Blasten) der weißen Blutkörperchen im Knochenmark und deren Ausschwemmung ins Blut. Diese in großen Mengen gebildeten unreifen weißen Blutkörperchen verdrängen im Knochenmark mehr und mehr die normale Blutbildung und können sich auch in verschiedenen Organen ablagern.

Laborveränderungen

Der wichtigste Laborbefund, der auf eine akute Leukämie hinweist, ist weniger die erhöhte Zahl weißer Blutkörperchen im → Blutbild, die in 40 % normal oder sogar erniedrigt sein können, sondern der Nachweis von unreifen Vorstufen der weißen Blutkörperchen im Blut. Gleichzeitig findet man oft eine Verminderung der roten Blutkörperchen (→ Anämie, Seite 183) und der → Blutplättchen.
Bei akuter Leukämie sind außerdem die Blutsenkungsgeschwindigkeit, der LDH- und Harnsäurespiegel im Blut erhöht. Die Diagnose wird aufgrund des hohen Anteils von unreifen weißen Blutzellen im Blut und im Knochenmark gesichert.

Chronisch-myeloische Leukämie

Der chronisch-myeloischen Leukämie (CML) liegt eine bösartige Entartung einer Stammzelle im Knochenmark zugrunde, die zu einer Bildung großer Mengen von weißen Blutkörperchen, und zwar von funktionstüchtigen → Granulozyten (→ Differenzialblutbild), führt. Die CML verläuft oft über viele Jahre stabil mit wenigen Symptomen, insbesondere Abgeschlagenheit und Oberbauchschmerzen aufgrund einer stark vergrößerten Milz. In der Endphase kommt es zu einer vermehrten Bildung und Ausschwemmung von unreifen weißen Zellen ins Blut. Diese Blastenkrise endet in der Regel tödlich.

Laborveränderungen

Im Blutbild sind die neutrophilen Granulozyten oft stark vermehrt, gleichzeitig findet man auch Vorstufen der weißen Blutkörperchen sowie eine erhöhte Zahl an basophilen Granulozyten.
Im Anfangsstadium der Krankheit ist meist auch die Zahl der → Blutplättchen erhöht, wohingegen in 60 % der Fälle eine → Anämie (Seite 183) besteht.
Aufgrund des vermehrten Zellumsatzes (allein durch Zerfall der stark vermehrten weißen Blutzellen) sind meist auch die Serumspiegel von → LDH und → Harnsäure erhöht.
Bei der Knochenmarksuntersuchung, die für die Diagnose hilfreich, aber nicht unbedingt notwendig ist, findet man ebenfalls eine stark vermehrte Bildung von weißen Blutzellen sowie häufig auch von Blutplättchen.
Neben dem typischen Blutbild kann die Diagnose durch Spezialuntersuchungen wie z. B. den Nachweis des Philadelphia-Chromosoms, des bcr/abl-Fusionsgens und einer stark verminderten Aktivität der alkalischen Leukozytenphosphatase gestellt werden.

Chronisch-lymphatische Leukämie

Die chronisch-lymphatische Leukämie (CLL) wird eigentlich zu den Non-Hodgkin-Lymphomen gezählt, da sie aus Lymphzellen hervorgeht, die große Zahlen von immunologisch wertlosen B-Lymphozyten bilden. Diese häufigste Leukämieform geht fast immer mit Lymphknotenschwellungen einher und führt häufig zu Hautveränderungen.

Laborveränderungen

Im kleinen → Blutbild findet sich immer eine erhöhte Zahl der weißen Blutkörperchen, die sich im → Differenzialblutbild als Vermehrung der Lymphozyten erweist. Gelegentlich weisen diese Lymphozyten einen für die CLL typischen Kernschatten auf.

Aufgrund der Bildung fehlerhafter Antikörper kommt es einerseits zu einem Antikörpermangel, andererseits sind die gamma-Globuline in der → Eiweißelektrophorese oft aufgrund monoklonaler Immunglobuline erhöht. Häufig gebildete Wärmeantikörper führen zu einer autoimmunen hämolytischen → Anämie (Seite 183) und zu einer autoimmunen Verminderung der → Blutplättchen. Die ungebremst gebildeten Lymphozyten können mithilfe von Spezialuntersuchungen weiter differenziert werden.
Häufig sind aufgrund des Abbaus der großen Zellzahlen die Spiegel von → LDH und → Harnsäure im Blut erhöht. In der Knochenmarksuntersuchung findet man einen hohen Lymphozyten-Anteil.

Magen-Darm-Geschwüre

> Ein Defekt der Schleimhaut und meist auch tieferer Wandschichten des Magens oder des Zwölffingerdarms (meist im Anfangsteil) wird als Magen- (Ulcus ventriculi) oder Zwölffingerdarmgeschwür (Ulcus duodeni) bezeichnet.

Ursachen

In mehr als 90 % der Fälle ist eine Infektion der Magenschleimhaut mit Helicobacter-pylori-Bakterien (HP-Bakterien) hauptverantwortlich für die Geschwürbildung im Zwölffingerdarm und in 75 % für ein Geschwür im Magen. Allerdings ist die Magenschleimhaut auch bei jedem zweiten über 50-jährigen Gesunden mit Helicobacter pylori besiedelt.
Darüber hinaus begünstigen die Einnahme bestimmter Medikamente gegen Schmerzen und Entzündungen (v. a. nichtsteroidale Antirheumatika, NSAR), genetische Faktoren, aber auch psychischer und körperlicher Stress die Entwicklung eines Magen- oder Zwölffingerdarmgeschwürs. Weitere seltene Ursachen können eine Überfunktion der Nebenschilddrüsen (Hyperparathyreodismus) oder ein gut- oder bösartiger, Gastrin produzierender Tumor im Magen-Darm-Trakt (Gastrinom, Zollinger-Ellison-Syndrom) sein. Dadurch kommt es zu einer vermehrten Magensäureproduktion, die wiederum die Bildung von Geschwüren in Magen und/oder Zwölffingerdarm zur Folge hat. Ein akutes Stress-Ulkus entsteht als Folge einer intensivmedizinischen Behandlung (z. B. nach einer großen Operation). Stellen sich Beschwerden (z. B. bohrende, bren-

nende Schmerzen im Oberbauch, Übelkeit, saures Aufstoßen) v. a. unmittelbar nach der Mahlzeit ein, ist dies ein sicherer Hinweis auf ein Magengeschwür, wohingegen die Symptome bei einem Zwölffingerdarmgeschwür in der Regel bei Nüchternheit auftreten.

Laboruntersuchungen

- Die wichtigste Untersuchung zur Diagnose eines Magen- oder Zwölffingerdarmgeschwürs ist die **Magenspiegelung** (Gastroduodenoskopie), bei der die betroffenen Schleimhäute direkt begutachtet werden. Gleichzeitig wird eine Gewebeprobe entnommen, die anschließend einem speziellen Schnelltest (Urease-Schnelltest) sowie einer histologischen Untersuchung unterzogen wird. Diese Maßnahmen dienen zum einen dem Nachweis eines HP-Befalls, zum anderen können auf diese Weise aber auch evtl. bösartige Zellveränderungen (Magenkarzinom) ausgeschlossen werden.
- Zur Therapiekontrolle einer Infektion mit HP-Bakterien mit Antibiotika wird ein → **^{13}C-Harnstoff-Atemtest** (Seite 18) oder der Antigennachweis aus einer Stuhlprobe (→ Helicobacter-pylori-Antigen) durchgeführt – auf diese Weise kann eine erneute Magenspiegelung vermieden werden.
- Bei der Entstehung eines Magen-Darm-Geschwürs spielen auch genetische Faktoren eine Rolle: So findet man die → Blutgruppe 0 und das Leukozytenantigen HLA B5 (→ HL-Antigene) bei diesen Patienten häufiger als in der Normalbevölkerung.
- Hat die Magenspiegelung einen negativen Befund bezüglich eines Befalls mit HP-Bakterien ergeben, bestimmt man v. a. bei therapieresistenten oder wiederkehrenden Magengeschwüren den **Gastrinspiegel** im Blutserum, um einen Gastrin produzierenden Tumor (Gastrinom) auszuschließen bzw. zu diagnostizieren. Um eine Überfunktion der Nebenschilddrüsen als mögliche Ursache der Geschwüre zu entdecken, bestimmt man den → **Kalzium-** und → **Parathormonspiegel** im Blut. Erhöhte Kalzium- und Parathormonwerte sind typisch für diese Funktionsstörung.
- Da ein Magen- oder Zwölffingerdarmgeschwür nicht selten zu chronischen und häufig unbemerkten Blutungen führt, untersucht man das Blutbild und bestimmt evtl. den Eisen- und Ferritinspiegel im Blut. Eine akute bzw. chronische Blutung aus einem Magengeschwür kann man meist auch mithilfe eines Haemoccult-Tests® nachweisen.

Mandelentzündung

> Als Mandelentzündung wird eine durch Viren oder Bakterien hervorgerufene Infektion der Gaumen-, mitunter auch der Rachenmandeln bezeichnet; ebenso können Zungengrund und/oder die Seitenstränge (Lymphstränge im Rachen) betroffen sein.

Ursachen

Eine akute Entzündung der Mandeln kommt oft als Begleiterscheinung eines banalen, meist durch Viren hervorgerufenen Atemweginfekts vor. Kinder sind sehr häufig von einer akuten bakteriellen Mandelentzündung infolge einer Streptokokkeninfektion (der Gruppe A) betroffen. Tritt bei ihnen zusätzlich ein charakteristischer Hautausschlag auf, handelt es sich um Scharlach.
Eine akute Mandelentzündung kann aber auch im Rahmen des Pfeifferschen Drüsenfiebers (Mononukleose) und anderer Viruserkrankungen auftreten oder das Leitsymptom einer schweren bakteriellen Infektionskrankheit (z. B. Diphtherie) sein.
In seltenen Fällen kann eine besonders heftig verlaufende Form auf Leukämie oder eine Schädigung der Blutbildung im Knochenmark z. B. durch Medikamente oder Chemikalien (Granulozytopenie/Agranulozytose) hinweisen. Weitere, allerdings sehr seltene Ursachen können auch eine Tuberkulose- oder Syphilisinfektion (bei Erwachsenen) sein.

Symptome

Je nach Ursache kann eine Mandelentzündung auf die Gaumenmandeln beschränkt bleiben, aber auch auf Rachendachmandeln, den Zungengrund und/oder die Seitenstränge übergreifen. Dabei können die betroffenen Mandeln gerötet und mäßig bis stark vergrößert sein, zudem können sich auf ihnen weißliche oder eitrige Beläge bzw. Stippchen entwickeln. Typische Symptome sind Halsschmerzen, die sich durch Schlucken oder Sprechen verstärken, auch kann Fieber auftreten und die Lymphknoten am Hals können geschwollen und auf Druck schmerzhaft sein. Hinzu kommen Krankheitszeichen, die für eine bestimmte Erregerart charakteristisch sind, so z. B. ein Azetongeruch aus dem Mund (Geruch nach vergärenden Äpfeln) bei einer Diphtherie, oder Lymphknotenschwellungen an Nacken, Hals, Achselhöhlen oder am ganzen Körper bei Pfeifferschem Drüsenfieber. Für die seltene bakterielle Plaut-Vincent-Angina ist eine meist einseitig auftretende, geschwürig-eitrige Entzündung der Gaumenmandeln mit schmierig grünlichen Belägen charakteristisch.

Vor allem bei bakteriellen Mandelentzündungen besteht die Gefahr von Komplikationen und Folgeerkrankungen. Dazu gehört die Bildung eines Abszesses (Peritonsillar- oder Tonsillenabszess) im Bereich der Halsweichteile, rheumatisches Fieber, Glomerulonephritis oder eine Herzinnenhautentzündung. Komplikationen als Folge von Diphtherie können praktisch alle Organe betreffen und einen lebensbedrohlichen Verlauf nehmen.

Laboruntersuchungen

Insbesondere wenn die Beschwerden besonders stark ausgeprägt sind, aber auch wenn sie länger als sieben Tage bestehen bzw. sich auch durch eine Behandlung mit Antibiotika nicht bessern, ist es notwendig, verschiedene Laboruntersuchungen zur Suche nach der Ursache durchzuführen. Im Folgenden werden die wichtigsten diagnostischen Maßnahmen vor dem Hintergrund der jeweils möglichen Ursache einer Mandelentzündung aufgeführt:

- Bei Verdacht auf eine Infektion mit Streptokokken der Gruppe A wird ein **Rachenabstrich** zur Gewinnung von Material (→ Abstrich, Seite 24) für die Durchführung eines **Streptokokken-A-Schnelltests** zum Antigennachweis sowie evtl. für das Anlegen einer Bakterienkultur vorgenommen.
- Bei der **Blutuntersuchung** finden sich in den meisten Fällen eine erhöhte Leukozytenanzahl (→ Blutkörperchen, weiße), eine beschleunigte Blutkörperchensenkungsgeschwindigkeit (→ BSG) sowie ein erhöhter → CRP-Wert.
- Zur Verlaufskontrolle (nicht in der Akutphase!) einer Streptokokkeninfektion, insbesondere bei Komplikationen, wird der → **Antistreptolysin-(ASL)-Titer** bestimmt, der deutlich erhöht sein bzw. im Verlauf ansteigen kann.
- Die **Plaut-Vincent-Angina** – hervorgerufen durch Fusobakterien in Kombination mit Treponema vincentii – wird durch das Anzüchten der Bakterien auf speziellen Nährböden nachgewiesen. Hierfür wird ein Rachenabstrich gemacht.
- Beim **Pfeifferschen Drüsenfieber** findet man im → Differenzialblutbild eine große Zahl spezifisch veränderter Lymphozyten (Virozyten, mononukleäre Zellen, Pfeiffer-Zellen). Bei der

Bestimmung von spezifischen Antikörpern gegen Antigene des auslösenden Epstein-Barr-Virus kann zwischen einer frischen und einer früheren Infektion unterschieden werden. Besteht zusätzlich eine Leberentzündung, sind auch die Leberwerte → GOT, → GPT und evtl. das → Bilirubin erhöht.
- Bei Verdacht auf **Diphtherie** wird ein Rachen- oder Nasenabstrich (Nasendiphtherie) zur Bestimmung des Erregers mittels einer Bakterienkultur vorgenommen. Im → Blutbild zeigt sich eine starke Vermehrung der Leukozytenzahl (→ Blutkörperchen, weiße) mit einer Linksverschiebung bei einer gleichzeitig verminderten Lymphozytenanzahl.
- Eine schwere fieberhafte und oft geschwürige Mandelentzündung kann gelegentlich durch eine verminderte Zahl weißer Blutkörperchen (z. B. als Folge einer Chemotherapie) ausgelöst werden. Dabei findet sich im kleinen Blutbild eine erniedrigte Zahl weißer Blutkörperchen und im → Differenzialblutbild sind nur wenige oder gar keine → Granulozyten mehr nachweisbar (Agranulozytose).

Nahrungsmittelallergie

> Bei einer Nahrungsmittelallergie löst bereits eine geringe Menge des allergieauslösenden Nahrungsmittels (Allergen) heftige Beschwerden wie z. B. Bauchschmerzen, Durchfall und Erbrechen, häufiger aber Hautausschläge, Juckreiz oder Nesselsucht sowie Atemnot und Kreislaufsymptome aus. Oft leiden die Betroffenen schon an einer Pollenallergie, bevor sich eine Nahrungsmittelallergie entwickelt.

Die häufigsten allergieauslösenden Nahrungsmittel sind Äpfel, Haselnüsse und andere Nüsse, Kuhmilch (v. a. bei Kleinkindern), Hühnerei, Fisch, Schalentiere, Soja, Obst sowie bestimmte Gewürze. Die beste Behandlung einer Nahrungsmittelallergie besteht in der konsequenten Vermeidung der auslösenden Nahrungsmittel.

Laboruntersuchungen

- Anders als bei einer nicht allergischen Nahrungsmittelunverträglichkeit findet man bei einer Nahrungsmittelallergie häufig erhöhte **IgE-Spiegel** im Blut. Weiterhin kann man mithilfe des

RAST-Tests (Seite 21) spezifische, d. h. gegen ein bestimmtes Antigen gerichtete Antikörper der Klasse IgE (→ Immunglobuline) nachweisen.
- **Hauttests** (v. a. Pricktest, Seite 20, oder Epikutantest, Seite 21) sind im Allgemeinen noch weniger aussagekräftig und führen nicht zur Sicherung der Diagnose.
- Die Eliminations- und die Provokationsdiät sind die einzigen Methoden, mit denen eine Nahrungsmittelallergie sicher nachgewiesen werden kann. Selbst wenn durch den RAST- oder Hauttest ein mögliches Allergen gefunden werden konnte, wird zur Bestätigung anschließend eine Eliminations- oder Provokationsdiät durchgeführt.
- Bei der **Eliminationsdiät** erhält der Patient über sieben Tage eine allergenarme Basiskost (z. B. Reis-Kartoffel-Wasser-Diät). Ist der Betroffene danach nicht beschwerdefrei, ist eine Nahrungsmittelallergie als Ursache der Beschwerden unwahrscheinlich. Sind dagegen alle Symptome verschwunden, werden schrittweise einzelne Nahrungsmittel hinzugefügt, bis erneut Beschwerden auftreten.
- Bei der **Provokationsdiät** wird das verdächtige Nahrungsmittel (meist nach der Eliminationsdiät) unter ärztlicher Aufsicht verzehrt. Treten die bekannten Symptome auf, gilt die Ermittlung des Allergens als gesichert.

Nieren(körperchen)entzündung (Glomerulonephritis)

> Unter dem Begriff Glomerulonephritis fasst man unterschiedliche entzündliche Erkrankungen der Niere zusammen, die sich primär am Nierenkörperchen (Glomerulus) abspielen. Sie können als alleinige Erkrankungen der Nierenkörperchen auftreten oder in Form einer Nierenbeteiligung bei generalisierten Krankheiten wie z. B. entzündlichen Bindegewebserkrankungen (Kollagenosen), entzündlichen Gefäßerkrankungen und vielen mehr.

Als Glomerula bezeichnet man die zu kleinen Knäueln verklebten haarfeinen Blutgefäße in der Niere, die von einer Kapsel umgeben sind. In diesen Glomerula wird das Blut durch dünne Membranen gefiltert, wobei der Primärharn entsteht. Beim Gesunden gelangen nur Flüssigkeit und kleinere darin gelöste Bestandteile in den Harn,

während Blutzellen und große Moleküle (z. B. Eiweißstoffe) in den Haargefäßen zurückbleiben.
Bei der Glomerulonephritis lagern sich an der Filtermembran entweder spezielle Antikörper oder Komplexe aus Antigenen und Antikörpern ab, die bei einem vorangehenden Infekt entstanden sind. Sie lösen eine Entzündung aus, die zu einer vermehrten Durchlässigkeit der Filtermembran führt, wodurch vermehrt rote Blutkörperchen und Eiweiße in den Urin ausgeschieden werden.

Formen

- Eine der häufigsten Glomerulonephritiden ist die **IgA-Nephropathie**, die oft nach einem Atemwegsinfekt auftritt und sich meist wieder zurückbildet, bei einem Viertel der Patienten aber in ein chronisches Nierenversagen übergeht.
- Nach einem Infekt der Atemwege oder der Haut mit Streptokokken kann eine akute **Immunkomplexnephritis** auftreten, die in den meisten Fällen, insbesondere bei Kindern, wieder völlig ausheilt. Manchmal kann sie aber auch in ein chronisches Nierenversagen übergehen.
- Die **rapid progressive Glomerulonephritis** führt ohne Behandlung innerhalb von Wochen bis Monaten zum Nierenversagen.
- Bei der **chronisch-progredienten Glomerulonephritis** verschlechtert sich die Nierenfunktion langsam schleichend bis zum endgültigen Nierenversagen.

Laboruntersuchungen

- Leitsymptom aller Glomerulonephritiden ist die vermehrte Ausscheidung von roten Blutkörperchen (**Hämaturie**, insbesondere in Form von Erythrozytenzylindern) und oft auch Eiweiß (**Proteinurie**) mit dem Urin.
- Bei einigen Formen der Glomerulonephritis ist die Eiweißausscheidung so stark, dass der → Gesamteiweißgehalt im Blut sinkt, v. a. → Albumin und gamma-Globuline nehmen ab. Relativ dazu steigen alpha-2- und beta-Globuline an, was zu einer Erhöhung von → Cholesterin und → Triglyzeriden führt.
- Verursacht die Glomerulonephritis ein akutes oder chronisches Nierenversagen, steigen → Kreatinin- und → Harnstoffspiegel im Blut entsprechend der Einschränkung der Nierenfunktion an (→ Nierenversagen, chronisches).

- Bei der IgA-Nephropathie findet man in 40 % der Fälle erhöhte IgA-Spiegel (→ Immunglobuline) im Blut, bei der akuten postinfektiösen Immunkomplexglomerulonephritis ist bei 50 % der Patienten der → Antistreptolysin-Titer erhöht. Bei der rapid progressiven Glomerulonephritis findet man eine → BSG-Beschleunigung und einen → CRP-Anstieg sowie gelegentlich → Autoantikörper im Blut.

Nierenversagen, chronisches

> Die chronische Niereninsuffizienz (oder das chronische Nierenversagen) ist eine langsam fortschreitende, nicht mehr rückgängig zu machende Einschränkung der Nierenfunktion, die früher oder später in ein endgültiges Nierenversagen mit Harnvergiftung (Urämie) mündet.

Ursachen der chronischen Niereninsuffizienz sind in Westeuropa in erster Linie die diabetische Nierenerkrankung (35 %), gefolgt von der Nierenschädigung durch Bluthochdruck (25 %) und chronischen Glomerulonephritiden (10 %, → Nierenentzündung, Seite 227) sowie anderen selteneren Nierenkrankheiten.

Zu einem Anstieg der harnpflichtigen Substanzen (Stoffwechselprodukte, die, wie z. B. → Kreatinin oder → Harnstoff, über die Nieren ausgeschieden werden) im Blut kommt es erst bei einem Ausfall von mehr als 60 % der Nierenfunktion.

Laboruntersuchungen

Veränderte Urinbefunde

- Das **spezifische Uringewicht** ist vermindert, da die Niere nicht mehr in der Lage ist, den Urin zu konzentrieren. Bei zunehmender Ausscheidung von Eiweiß im Urin bzw. bei bereits durch die Grundkrankheit erhöhter Eiweißausscheidung (oder Zuckerausscheidung) ist das spezifische Gewicht normal bzw. erhöht.
- Weiterhin ist die **Harnstoffausscheidung** im Urin erniedrigt. In vielen Fällen steigt die Natriumausscheidung an.
- Eine erhöhte **Glukoseausscheidung** findet man nicht nur im Rahmen einer diabetischen Nierenerkrankung, sie kann auch Folge einer gestörten Wiederaufnahme von Glukose aus dem Primärharn sein.

Veränderte Blutwerte

- Der wichtigste Parameter einer eingeschränkten Nierenfunktion ist der Anstieg des → **Kreatinins** im Blut und eine Verminderung der Kreatininclearance. Auch der → Harnstoffgehalt im Blut steigt mit abnehmender Nierenfunktion an.
- Im Verlauf der Niereninsuffizienz kommt es zu **Elektrolytstörungen** im Blut, insbesondere zu einem Abfall des → Natriumgehaltes durch Natriumverluste über die Nieren. Der → Kaliumspiegel bleibt dagegen lange Zeit normal und steigt v. a. durch kaliumreiche Kost oder die Behandlung mit kaliumsparenden harntreibenden Mitteln an.
- Bei stark eingeschränkter Nierenfunktion kommt es zu einer **Azidose** (Übersäuerung), da sich im Blut viele Säuren ansammeln, die nicht über die Lungen abgeatmet werden.
- In der funktionsgestörten Niere wird weniger biologisch aktives → Vitamin D_3 gebildet, wodurch u. a. die Kalziumaufnahme aus dem Darm vermindert ist und der → **Kalziumspiegel** im Blut sinkt. Der erniedrigte Kalziumspiegel stimuliert die Bildung von → Parathormon, dessen Konzentration im Blut genauso wie die von → Phosphat und alkalischer Phosphatase (→ AP) erhöht ist.
- Infolge ihrer eingeschränkten Funktion bilden die Nieren geringere Mengen des Hormons **Erythropoietin,** das ein wichtiger Aktivator der Blutbildung im Knochenmark ist. Dadurch kommt es zu einer renalen Anämie mit verminderter Zahl roter → Blutkörperchen und erniedrigtem → Hämoglobin im Blutbild, wobei die Erythrozytenindizes → MCV, → MCH und → MCHC aber normal sind.
- Auch ein **Eisenmangel** ist bei Niereninsuffizienz nicht selten und wird v. a. durch Blutverluste und Dialysebehandlungen verursacht. In diesem Fall sind MCV und MCH sowie → Eisen- und → Ferritinspiegel im Blutserum erniedrigt.
- Weiterhin kann die Zahl der → **Blutplättchen** erniedrigt und ihre Funktion gestört sein, was sich evtl. in einer verlängerten Blutungszeit äußert.

Osteoporose

Bei der Osteoporose handelt es sich um eine Erkrankung des Skelettsystems, die aufgrund einer verminderten Knochensubstanz zu einem erhöhten Risiko von Knochenbrüchen führt.

Am häufigsten betrifft die Osteoporose – als Folge des Östrogenmangels – Frauen nach den Wechseljahren. Männer erkranken erst im höheren Alter an einer senilen Osteoporose. Eine Osteoporose als Folge anderer Erkrankungen ist selten, als Ursachen stehen die langfristige Behandlung mit Kortisonpräparaten sowie eine dauerhafte Bettlägrigkeit an erster Stelle, gefolgt von Schilddrüsenüberfunktion, renaler Osteopathie (→ Nierenversagen, chronisches, Seite 229) und → rheumatoider Arthritis (Seite 232). Neben Knochenschmerzen und Knochenbrüchen ohne adäquaten Auslöser kommt es häufig zu schmerzhaften Wirbelkörpereinbrüchen mit Verformung der Wirbelsäule (»Witwenbuckel«).

Labortest	Veränderungen bei bestimmten Erkrankungen
Differenzialblutbild	Erhöht bei Entzündungen, Tumoren
Serum-Kalzium	Erhöht bei primärem Hyperparathyreoidismus, Knochentumoren und -metastasen
Serum-Phosphat	Erniedrigt bei primärem Hyperparathyreoidismus
Urin-Phosphat	Erhöht bei primärem Hyperparathyreoidismus (Nebenschilddrüsenüberfunktion)
AP	Erhöht bei Paget-Krankheit, Knochentumoren und -metastasen, Osteomalazie, primärem Hyperparathyreoidismus, multiplem Myelom, Knochentuberkulose u. a.
TSH-Wert	Erniedrigt bei Schilddrüsenüberfunktion
Östrogene	Erniedrigt in und nach den Wechseljahren
Testosteron	Erniedrigt bei Osteoporose beim Mann
Vitamin D	Erniedrigt bei Osteomalazie

Laboruntersuchungen

Die Diagnose wird v. a. anhand der Beschwerden und klinischen sowie röntgenologischen Befunde gestellt; die häufig durchgeführte Knochendichtemessung ist hingegen weniger spezifisch und eher als Screeningmethode zu betrachten. Die Bestimmung verschiedener Laborwerte dient v. a. zur Differenzierung der verschiedenen Formen einer Osteoporose und zur Abgrenzung anderer Knochenerkrankungen (insbesondere Metastasen, Osteomalazie bei Vitamin-D-Mangel) sowie zur Kontrolle des Behandlungserfolges. Einen spezifischen Labortest zur Diagnose einer Osteoporose gibt es hingegen nicht.

- Als **Basisprogramm** zur Differenzierung zwischen einer Osteoporose und einer anderen Knochenerkrankung werden die in der Tabelle aufgeführten Werte bestimmt, die bei Osteoporose in der Regel normal sind.
- Während einer Behandlung wird jeweils einer der folgenden Laborwerte zur Überprüfung der Knochenzellen gemessen, die für die Knochenneubildung (Osteoblasten) bzw. für den Knochenabbau (Osteoklasten) zuständig sind:
- Zur Beurteilung der Osteoklasten-Aktivität (Knochenabbau) dient die Bestimmung der → Pyridinium Cross-links, der → sauren Phosphatase u. a.
- Zur Beurteilung der Osteoblasten-Aktivität (Knochenaufbau) dient die Bestimmung der (knochenspezifischen) alkalischen Phosphatase (→ AP) u. a.

Rheumatoide Arthritis

> Die rheumatoide Arthritis (oder chronische Polyarthritis) ist eine Autoimmunkrankheit, die zu chronischen, in Schüben verlaufenden Gelenkentzündungen und -deformierungen insbesondere der Grund- und Mittelgelenke von Fingern und Zehen, Hand-, Ellbogen-, Sprung- und Kniegelenke sowie der Halswirbelsäule führt und außerdem mit Schleimbeutelentzündungen, Sehnenscheidenentzündungen und selten mit Beteiligung innerer Organe einhergeht.

Die Diagnose der rheumatoiden Arthritis wird in erster Linie aufgrund der typischen klinischen, Ultraschall- und Röntgenbefunde, aber auch mithilfe des Nachweises charakteristischer Laborveränderungen gestellt.

Laboruntersuchungen

- Insbesondere während eines akuten Schubes mit starken Schmerzen und evtl. Schwellungen der Gelenke findet man unspezifische **Entzündungszeichen** im Blut wie z. B. eine beschleunigte Blutsenkungsgeschwindigkeit (→ BSG), einen Anstieg des → CRP-Spiegels sowie eine leichte Erhöhung der weißen → Blutkörperchen und der → Blutplättchen im Blut. Weiterhin sind in der → Eiweißelektrophorese die alpha- und insbesondere die gamma-Globuline erhöht.

- Typisch für die rheumatoide Arthritis ist die **hyporegenerative Anämie.** Hierbei sind die Zahl der roten → Blutkörperchen und der → Hämoglobinspiegel mäßig erniedrigt, die Erythrozytenindizes → MCV, MCH und MCHC liegen jedoch im Normbereich; Eisen und Ferritin sind normal bis erhöht und die Transferrinsättigung normal bis erniedrigt. Als Ursache nimmt man eine durch die chronische Erkrankung bedingte Störung des Einbaus von Eisen in den roten Blutfarbstoff an.
- Anfangs in 40 % und nach längerem Krankheitsverlauf in etwa 80 % der Fälle lassen sich sogenannte → **Rheumafaktoren** nachweisen. Dies sind Autoantikörper verschiedener Immunglobulinklassen, die sich gegen IgG-Antikörper richten. Allerdings finden sich Rheumafaktoren gelegentlich auch bei gesunden Menschen sowie bei anderen rheumatischen und Infektionskrankheiten. Der Nachweis von **Anti-Citrullin-Antikörpern (Anti-CCP)** ist mitunter früher positiv als der Rheumafaktor.
- Bei bis zu 70 % der Patienten mit rheumatoider Arthritis kann ein **humanes Leukozytenantigen** vom Typ DR 4 nachgewiesen werden, das nur bei 25 % der Gesunden gefunden wird.
- Bei etwa 30 % der Patienten lassen sich **Autoantikörper** gegen Substanzen des Zellkerns (antinukleäre Antikörper) und bei 50 % zirkulierende Immunkomplexe nachweisen.
- Aufgrund der chronischen Entzündung mit vermehrter Eiweißproduktion kommt es nicht selten zu **Eiweißablagerungen** in verschiedenen Organen, die an der Niere zu einem chronischen Nierenversagen führen können. Dabei steigen die Blutspiegel von Kreatinin und Harnsäure kontinuierlich an, und es zeigen sich im weiteren Verlauf auch alle anderen für eine Niereninsuffizienz typischen Laborveränderungen (→ Nierenversagen, chronisches, Seite 229).

Schilddrüsenüberfunktion

Bei der Schilddrüsenüberfunktion (Hyperthyreose) bildet die Schilddrüse zu viele Hormone, was zu zahlreichen Symptomen führen kann, wie z. B. Unruhe, Nervosität, leichtem Zittern der Hände, Schlaflosigkeit, Gewichtsabnahme trotz vermehrtem Hunger, schnellem Puls, evtl. Herzrhythmusstörungen, Muskelschwäche (v. a. der Oberschenkelmuskeln), Abneigung gegen Wärme, Durchfällen und vielen mehr.

Ursachen

Die wichtigsten Ursachen sind die Schilddrüsenautonomie und die immunogene Hyperthyreose, d. h. die Basedow-Krankheit. Bei der Schilddrüsenautonomie, die eine Folge eines langjährigen Jodmangels ist, vergrößern sich Bezirke in der Schilddrüse, die sich der Kontrolle durch die übergeordneten Zentren wie Hirnanhangsdrüse und Hypothalamus entziehen. Diese Bezirke bilden große Mengen von Schilddrüsenhormonen. Mit der Zeit können große warme oder heiße Knoten entstehen. In der Regel geht der Schilddrüsenautonomie eine sichtbare Vergrößerung der Schilddrüse, ein Kropf, voraus.
Bei der Basedow-Krankheit stimulieren aufgrund einer Fehlreaktion des Immunsystems Autoantikörper (→ TSH, → Schilddrüsenantikörper) die Hormonproduktion. Mitunter richten sich die Autoantikörper auch gegen andere Körperstrukturen, z. B. die kleinen Augenmuskeln und deren Bindegewebe (»Basedow-Augen«). Seltene Ursachen für eine Schilddrüsenüberfunktion sind die Überdosierung von Schilddrüsenhormonen (auch absichtlich zur Gewichtsabnahme), das Anfangsstadium der subakuten Schilddrüsenentzündung, ein Schilddrüsenkrebs und sehr selten eine Überproduktion von → TSH bei einem Hypophysenadenom.

Laboruntersuchungen

- Abgesehen von sehr seltenen Erkrankungen (z. B. Hypophysenadenom) ist die Erniedrigung des **TSH-Spiegels** im Blut typisch für eine Schilddrüsenüberfunktion. Bereits auf geringgradige Erhöhungen der Schilddrüsenhormone, die bei ihrer Bestimmung im Blut noch normal sein können (latente oder subklinische Hyperthyreose), reagiert die Hirnanhangsdrüse mit einer Drosselung der TSH-Bildung.
- Bei einer echten oder manifesten Schilddrüsenüberfunktion findet man im Blut erhöhte Spiegel der **Schilddrüsenhormone** → Trijodthyronin (T3) sowie in 90 % der Fälle von → Thyroxin (T4). Bei der Basedow-Krankheit können im Blut → Schilddrüsenantikörper, v. a. gegen den TSH-Rezeptor (TSH-R-AK), nachgewiesen werden. Die Schilddrüsenüberfunktion aufgrund einer Schilddrüsenautonomie wird dagegen mithilfe eines Schilddrüsenszintigramms, einer nuklearmedizinischen Untersuchung, diagnostiziert.

Schilddrüsenunterfunktion

Bei der Schilddrüsenunterfunktion (Hypothyreose) bildet die Schilddrüse zu wenig Hormone, was mit verschiedenen Symptomen einhergeht, wie z. B. Müdigkeit, Antriebsarmut, Verlangsamung, vermehrter Kälteempfindlichkeit, Gewichtszunahme, Verstopfung, tiefer, heiserer Stimme, einem langsamen Puls, einem erhöhten Cholesterinspiegel mit der Gefahr einer frühzeitigen Arteriosklerose und vielem mehr.

Ursachen

Die Hauptursachen sind die chronische autoimmune Schilddrüsenentzündung (Hashimoto-Thyreoiditis) sowie die operative Entfernung der Schilddrüse bzw. eine Radiojodtherapie. Auch eine Überdosierung von Medikamenten zur Hemmung der Hormonproduktion kann eine Unterfunktion hervorrufen. Sehr selten führen hingegen eine Funktionsstörung der Hirnanhangsdrüse bzw. des Hypothalamus zur Schilddrüsenunterfunktion.

Laboruntersuchungen

- Als Reaktion auf die verminderte Konzentration von Schilddrüsenhormonen im Blut reagiert die Hirnanhangsdrüse mit der erhöhten Freisetzung von → TSH. Ein erhöhter **TSH-Spiegel** im Blut weist auch bei normalen Schilddrüsenhormonspiegeln auf eine beginnende (oder latente bzw. subklinische) Schilddrüsenunterfunktion hin.
- Bei einer echten oder manifesten Hypothyreose sind auch → **Trijodthyronin** und → **Thyroxin** erniedrigt.
- Eine chronische autoimmune Schilddrüsenentzündung (Hashimoto-Thyreoiditis) als mögliche Ursache der Unterfunktion kann in den meisten Fällen durch Nachweis von Antikörpern gegen thyreoidale Peroxidase (**TPO-AK**; → Schilddrüsenantikörper) diagnostiziert werden.
- Bei dem sehr seltenen Funktionsausfall des Hypophysenvorderlappens sind auch verschiedene **Hypophysenhormonspiegel** erniedrigt, wie z. B. → FSH und → LH.

Zuckerkrankheit → Diabetes mellitus

Selbsttests für zu Hause

Mit den hier beschriebenen Tests, die in der Apotheke erhältlich sind, können Sie selbst einige wichtige Gesundheitsparameter überprüfen. Alle Tests sind für die Anwendung zu Hause geeignet und einfach durchzuführen. Allerdings dienen die Tests lediglich einer groben Orientierung über Ihren aktuellen Gesundheitszustand – einen Arztbesuch können sie nicht ersetzen. Deshalb ist es insbesondere bei einem auffälligen Testergebnis wichtig, dieses umgehend mit einem Arzt zu besprechen.

Blutdruckselbstmessung

Bei Patienten mit Bluthochdruck ist die regelmäßige Blutdruckkontrolle mithilfe eines Blutdruckmessgeräts eine wichtige Maßnahme zur Überprüfung des Therapieerfolgs. Aber auch für Personen, die an einer chronischen Nierenerkrankung oder einer Zuckerkrankheit leiden, sowie bei Rauchern und Menschen, die weitere Risikofaktoren für Herz-Kreislauf-Krankheiten aufweisen, wie z. B. erhöhte Blutfette, Übergewicht, Bewegungsmangel oder erbliche Belastung, ist eine regelmäßige Messung des Blutdrucks sinnvoll. Bei (deutlich) erhöhten Blutdruck-Werten sollte in jedem Fall ein Arzt aufgesucht werden.

Wie funktioniert der Test?
Es wird eine Druckmanschette um den Oberarm oder das Handgelenk (Ergebnis nicht ganz so genau) gelegt, in die manuell oder per Knopfdruck Luft gefüllt wird. Ein eingebauter Sensor misst den oberen und unteren Blutdruckwert sowie meist auch die Pulsfrequenz und übermittelt die Ergebnisse an das Gerät. Nach ein paar Sekunden kann der gemessene Wert im Display abgelesen werden; bei zu hohen Werten ertönt ein akustisches Warnsignal.

Wann sollte der Test durchgeführt werden?
Wenn Bluthochdruck besteht bzw. (weitere) Risikofaktoren für Herz-Kreislauf-Erkrankungen vorliegen, sollte der Blutdruck regelmäßig, entsprechend den ärztlichen Vorgaben, gemessen werden.

Blutzuckertest für Diabetiker

Diabetikern dient die Ermittlung des Zuckergehalts im Blut zur regelmäßigen Kontrolle ihrer Stoffwechsellage bzw. als Berechnungsgrundlage für die Insulinbehandlung. Insbesondere für die intensivierte Insulintherapie sind regelmäßige Blutzuckermessungen unerlässlich.

Wie funktioniert der Test?

Für den Test wird eine Stechhilfe an die Fingerkuppe angesetzt, um einen Tropfen Blut zu erhalten. Dieser wird auf einen Teststreifen gegeben, der anschließend in ein Messgerät geschoben wird. Auf dem Display des Messgeräts wird der Glukosewert angezeigt. Alle modernen Blutzuckermessgeräte speichern die Blutzuckerwerte mit Datum und Uhrzeit.

Wann sollte der Test durchgeführt werden?

Dies richtet sich nach der individuellen Therapie. Für insulinpflichtige Diabetiker ist die mehrfache tägliche Kontrolle unerlässlich; wer blutzuckersenkende Medikamente einnimmt, misst mindestens einmal täglich. Ansonsten ist es für Typ-2-Diabetiker oft ausreichend, den Blutzucker zwei- bis fünfmal pro Woche zu bestimmen.

Cholesterintest

Mithilfe dieses Tests wird der Gesamtcholesterinwert ermittelt. Neuere Tests erlauben zudem die Bestimmung des HDL- und LDL-Cholesterinwerts. Dieser gibt einen groben Anhaltspunkt, ob ein erhöhtes Risiko für eine Herz-Kreislauf-Erkrankung besteht.

Wie funktioniert der Test?

Das Cholesterin wird im Blut gemessen. Hierfür wird eine dem Test beiliegende Stechhilfe an die Fingerkuppe angesetzt. Es bildet sich ein Blutstropfen, der mithilfe von Pipetten auf ein Testfeld getropft wird. Nach ein bis drei Minuten ist das Ergebnis auf der Testscheibe ablesbar. Eine Variante ist die Bestimmung des Teststreifenergebnisses mithilfe eines Messgeräts, das zusätzlich zum Cholesterin aktuelle Blutzucker- bzw. Blutzucker-, Triglycerid- und Laktatwerte misst.

Wann sollte der Test durchgeführt werden?

Der Test sollte vor dem Frühstück (möglichst 12 Stunden nach der letzten Nahrungsaufnahme) durchgeführt werden.

Corona Selbsttest

Der Corona Selbsttest zum Nachweis einer akuten COVID-19-Infektion beruht auf dem gleichen Prinzip wie die Antigen-Schnelltests, die durch geschultes Personal durchgeführt werden: Bei einer Infektion können mit dem Test bestimmte Eiweißstrukturen des Coronavirus SARS-CoV-2 in den Schleimhäuten der Atemwege aufgespürt werden. Um eine Infektion nachzuweisen, ist eine größere Menge an Viren erforderlich. Deshalb hat der Corona Selbsttest keine 100-prozentige Aussagekraft.

Wie funktioniert der Test?

Hierzulande sind zwei Testvarianten zugelassen: Entweder das Probenmaterial wird mithilfe eines Stäbchens aus dem Nasen-Rachen-Raum entnommen oder es wird etwas Speichel in ein Röhrchen gespuckt. In beiden Fällen wird das gesammelte und mit einer speziellen Flüssigkeit vermischte Material auf eine Testkassette gegeben. Nach der vom Hersteller vorgegebenen Wartezeit (15 bis 30 Minuten) wird das Ergebnis mit zwei Strichen optisch dargestellt. Sind beide Linien farbig, bedeutet das ein positives Ergebnis. Die getestete Person sollte sich in Quarantäne begeben und den Hausarzt informieren.

Wann sollte der Test durchgeführt werden?

Immer dann, wenn andere Menschen geschützt werden sollen. Auch bei Verdacht, sich infiziert zu haben, oder wenn man engen Kontakt zu einer positiv getesteten Person hatte, kann der Test angezeigt sein.

Ermittlung des Eisprungs

Dieser Test dient der Ermittlung der fruchtbaren Tage im weiblichen Zyklus bei Kinderwunsch bzw. zur Empfängnisverhütung.

Wie funktioniert der Test?

Gemessen wird das Luteinisierende Hormon (LH), das kurz vor dem Eisprung in erhöhter Konzentration im Harn ausgeschüttet

wird. Hierfür wird ein spezieller Teststab in den Harnstrahl oder in eine mit dem Becher aufgefangene Urinprobe gehalten. Nach etwa fünf Minuten zeigt die Farbintensität zweier farbig erscheinender Linien auf dem Teststab an, ob die fruchtbare Phase begonnen bzw. ob der Eisprung bereits stattgefunden hat.
Der Einsatz eines Temperaturcomputers zur Bestimmung des Eisprungs basiert auf Messungen der Basaltemperatur. Das handliche Gerät berechnet die eingegebenen Daten und signalisiert der Anwenderin, ob sie gerade fruchtbar ist bzw. wann der Eisprung voraussichtlich zu erwarten ist.

Wann sollte der Test durchgeführt werden?

Der Test wird fünf Tage lang bzw. bis zu dem Zeitpunkt, wenn der Teststreifen einen Anstieg von LH anzeigt, möglichst immer zur gleichen Tageszeit durchgeführt. Der Beginn erfolgt zur Zyklusmitte. Die Messungen mit dem Temperaturcomputer müssen zu einer festgelegten Zeit +/− zwei Stunden erfolgen. Sie können die Messzeit am Anfang jedes Zyklus neu wählen. Messzeiten außerhalb dieses Rahmens wertet das Gerät nicht aus.

Helicobacter-pylori-Test

Der Test dient dem Nachweis einer Helicobacter-pylori-Infektion. Helicobacter-pylori-(HP-)Bakterien sind eine sehr häufige Ursache für eine chronisch aktive Gastritis oder ein Magengeschwür. Bestimmt werden mögliche im Blut zirkulierende Antikörper gegen Helicobacter-pylori-Bakterien. Sind keine Antikörper nachweisbar, liegt auch keine Infektion vor.

Wie funktioniert der Test?

Die HP-Antikörper werden mittels eines Blutstropfens bestimmt. Hierfür wird eine dem Test beiliegende Stechhilfe an die Fingerkuppe angesetzt. Nach einer kurzen Wartezeit bildet sich ein Blutstropfen, der auf das Probenfeld einer Testkassette getropft wird. Nach 30 Sekunden müssen einige Tropfen einer Pufferflüssigkeit auf ein Pufferfeld aufgetragen werden, das sich ebenfalls auf der Testkassette befindet. Nach etwa zehn Minuten ist das Ergebnis sichtbar. Sind zwei violette Linien auf dem Probenfeld erkennbar, wurden Antikörper nachgewiesen, und es hat höchstwahrscheinlich eine Infektion mit HP-Bakterien stattgefunden.

Wann sollte der Test durchgeführt werden?

Der Test kann zu jeder beliebigen Tageszeit durchgeführt werden.

Lungenfunktionstest

Patienten mit einer chronischen Lungenerkrankung, v. a. bei Asthma bronchiale, aber auch bei chronischer Bronchitis oder Lungenemphysem, setzen ein Gerät zur Messung des Lungenspitzenflusses (den sogenannten Peak-Flow-Meter) ein, um die Stärke des ausgestoßenen Atems zu messen. Auf diese Weise kann bereits eine Verschlechterung der Lungenfunktion ermittelt werden, bevor diese Beschwerden, v. a. einen akuten Asthma-Anfall, verursacht.

Wie funktioniert der Test?

Es wird kräftig in ein Mundstück gepustet, das mit einem Messinstrument verbunden ist. Dieses zeigt den Atemfluss an. Liegt der gemessene Höchstwert 50 % unter dem Normalwert, muss ein Arzt aufgesucht werden bzw. die medikamentöse Behandlung, wie zuvor mit dem Arzt besprochen, intensiviert werden. Inzwischen sind Peak-Flow-Meter erhältlich, die einen elektronischen Speicher für die ermittelten Werte haben. Wichtig ist, dass vor Beginn der täglichen Messungen der persönliche maximale Atemfluss bestimmt wird.

Wann sollte der Test durchgeführt werden?

Asthmatiker sollten den Lungenfunktionstest möglichst zweimal am Tag durchführen.

Nierenfunktionstest

Bereits geringste Mengen des Eiweißes Albumin im Urin weisen bei Menschen mit Zuckerkrankheit und Bluthochdruck auf eine beginnende Nierenfunktionsstörung hin. Mittels eines Urin-Streifen-Tests kann nachgewiesen werden, ob bzw. wie viel Albumin durch die Nieren ausgeschieden wird.

Wie funktioniert der Test?

Der Teststreifen wird in den Harnstrahl oder in eine mit dem Becher aufgefangene Urinprobe gehalten. Nach wenigen Minuten liegt das Ergebnis vor, das an der Verfärbung des Testfeldes abgelesen wird. Bei einem positiven Befund sollte die Eiweißausscheidung im 24-Stunden-Urin von einem Arzt gemessen werden.

Wann sollte der Test durchgeführt werden?
Der Test sollte mindestens einmal pro Jahr von jedem Diabetiker und Hochdruckpatienten durchgeführt werden.

Plaque-Test

Der Plaque-Test dient dem Nachweis von Zahnbelag (Plaque), der zu Zahnschäden durch Karies oder Parodontitis führen kann. Bei starken Zahnbelägen sollte ein Zahnarzt aufgesucht werden.

Wie funktioniert der Test?
Es wird eine Kautablette zerkaut. Zähne mit Plaque verfärben sich rot, plaquefreie Zähne blau.

Wann sollte der Test durchgeführt werden?
Nach dem Zähneputzen.

PSA-Test

Zur Früherkennung von Prostatakrebs. Dabei wird das prostataspezifische Antigen (PSA) im Blut erfasst, ein Glykoprotein, das bei einem bösartigen Tumor der Prostata verstärkt gebildet wird. Der Test wird Männern ab 45 Jahren sowie bei Prostatabeschwerden empfohlen. Im Vergleich mit einem Test in einem Labor gilt der Heimtest jedoch derzeit eher als unzuverlässig.

Wie funktioniert der Test?
Für den Test werden zwei Tropfen Blut aus der Fingerbeere entnommen. Diese werden auf eine Testkarte aufgetragen. Dann wird eine spezielle Verdünnung auf dasselbe Feld geträufelt. Nach 15 Minuten kann der PSA-Wert abgelesen werden. Erhöhte PSA-Werte sind kein sicherer Hinweis auf eine Prostatakrebserkrankung, sollten aber mit einem Arzt besprochen werden.

Wann sollte der Test durchgeführt werden?
Zu jeder Tageszeit möglich.

Schwangerschaftsfrühtest

Frauen, die möglichst früh wissen wollen, ob sie schwanger sind, wenden diesen Test an. Mit einigen Tests kann bereits acht bis zehn Tage nach dem Eisprung eine mögliche Schwangerschaft festgestellt werden; hier sind jedoch falsch negative Ergebnisse möglich.

Wie funktioniert der Test?

Gemessen wird im Urin das Hormon hCG (humanes Choriongonadotropin), das bereits zu Beginn einer Schwangerschaft von der Plazenta gebildet wird. Es werden einige Urintropfen auf einen Glasträger gegeben bzw. ein Teststreifen in den Urin gehalten. Verfärbungen im Testfeld zeigen eine Schwangerschaft an.

Wann sollte der Test durchgeführt werden?

Bei Ausbleiben der Menstruation, am besten mit dem Morgenurin.

Urinzuckertest

Mithilfe eines Urin-Teststreifens kann eine erhöhte Zuckerausscheidung im Urin ermittelt werden. Dieser Test dient zum einen Diabetikern zur Therapiekontrolle; zum anderen eignet er sich auch für Schwangere zum Ausschluss eines Schwangerschaftsdiabetes. Außerdem wird der Urinzuckertest zur allgemeinen Diabetesfrüherkennung herangezogen.

Wie funktioniert der Test?

Der Teststreifen wird in den Harnstrahl oder in eine mit dem Becher aufgefangene Urinprobe gehalten. Nach wenigen Minuten zeigt die Verfärbung des Testfeldes das Ergebnis an.

Wann sollte der Test durchgeführt werden?

Der Test ist als Kontrolltest für Diabetiker nur dann geeignet, wenn zuvor die Schwelle bestimmt wurde, von der an die Niere Zucker ausscheidet. Diese Nierenschwelle kann bei jedem Zuckerkranken ganz unterschiedlich hoch sein. Ansonsten ist dieser einfache Test in der Schwangerschaft und bei Vorliegen von Risikofaktoren für Diabetes sinnvoll.

Zum Nachschlagen

Abkürzungsverzeichnis (eine Auswahl)

Abkürzung	Laborwert	Erläuterungen
AFP	alpha-Fetoprotein	Tumormarker; Früherkennung von Entwicklungsstörungen des ungeborenen Kindes
AP	Alkalische Phosphatase	Nachweis von bestimmten Knochen-, Leber- und Gallenerkrankungen
AT III	Antithrombin	Eiweißstoff, der an der Blutgerinnung beteiligt ist
BSG	Blutkörpersenkungsgeschwindigkeit	Teil des Basisprogramms einer Blutuntersuchung
CEA	Carcino-embryonales Antigen	Tumormarker
ChE	Cholinesterase	Nachweis von Lebererkrankungen
CK	Kreatinkinase	Herzenzym; wird v. a. für die Diagnostik eines akuten Herzinfarkts herangezogen
CRP	C-reaktives Protein	Wichtiger Entzündungsparameter
FSH	Follikelstimulierendes Hormon	Bestimmung zur Ursachensuche bei weiblichen Zyklusstörungen bzw. für eine gestörte Samenbildung bei Männern
gamma-GT/GGT	gamma-Glutamyl-transpeptidase	Diagnose und Verlaufskontrolle bei Lebererkrankungen
GOT	Glutamat-Oxalacetat-Transferase	U. a. zum Nachweis einer Erkrankung der Leber oder der Gallenwege
GPT	Glutamat-Pyruvat-Transaminase	Nachweis einer Erkrankung der Leber oder Gallenwege
Hb	Hämoglobin	Roter Blutfarbstoff und Hauptbestandteil der roten Blutkörperchen
HbA1	Zuckerhämoglobin	Langzeitkontrolle eines Diabetes Mellitus
HBDH	Hydroxybutyrat-Dehydrogenase	Isoenzyme LDH1 und LDH2, die in Herz und roten Blutkörperchen vorkommen

Abkürzung	Laborwert	Erläuterungen
hCT	humanes Calcitonin	Tumormarker
HCT	Hämatokrit	Gibt an, welchen prozentualen Anteil die roten Blutkörperchen in einem Liter Gesamtblut haben
HDL-Cholesterin	high density lipoprotein	»Gutes« Cholesterin, das die Gefäße schützt
HLA	Humanes Leukozyten-Antigen	Genetisch festgelegte Merkmale, die sich v. a. auf den weißen Blutkörperchen befinden
Hp	Haptoglobin	Diagnose von Erkrankungen, die mit einem vermehrten Abbau von roten Blutkörperchen einhergehen
Ig	Immunglobuline	Antikörper
LAP	Leucinaminopeptidase	Nachweis einer Gallenstauung
LDH	Laktatdehydrogenase	V. a. zur Verlaufskontrolle eines Herzinfarkts
LDL-Cholesterin	low density lipoprotein	»Schlechtes« Cholesterin und Risikofaktor für Arteriosklerose
LH	Luteinisierendes Hormon	Ursachensuche bei weiblichen Zyklusstörungen bzw. für eine gestörte Samenbildung bei Männern
MCH	mean corpuscular haemoglobin	Gibt das mittlere Zellhämoglobin an
MCHC	mean corpuscular haemoglobin concentration	Maß der Hämoglobinkonzentration aller im Blut befindlichen roten Blutkörperchen
MCV	mean corpuscular volumen	Beschreibt das mittlere Zellvolumen der roten Blutkörperchen
PSA	Prostataspezifisches Antigen	Tumormarker
PTH	Parathormon	Bestimmung zur Differenzierung von Knochenerkrankungen
PTT	Partielle Thromboplastinzeit	Funktionstest zur Bestimmung von Blutgerinnungsstörungen
PTZ	Plasmathrombinzeit	Erfasst den letzten Schritt der Blutgerinnung
RAST-Test	Radio-Allergo-Sorbent-Test	Nachweis spezifischer IgE-Antikörper im Rahmen einer allergologischen Laboruntersuchung

Abkürzung	Laborwert	Erläuterungen
RDW	red cell distribution width	Streuung der Erythrozyten-Durchmesser
Rh-Faktor	Rhesusfaktor	Gruppe von Blutgruppenantigenen
SP	Saure Phosphatase	Nachweis von bestimmten Knochenerkrankungen, bei Verdacht auf Prostatakrebs
T3	Trijodthyronin	Schilddrüsenhormon
T4	Thyroxin	Schilddrüsenhormon
Tg	Thyreoglobulin	Tumormarker
TRH	thyreotropin releasing hormone	Bestimmung bei Verdacht auf Schilddrüsenfunktionsstörung
TSH	Thyroidea-stimulierendes Hormon	Nachweis einer Über- oder Unterfunktion der Schilddrüse

Maßeinheiten

Konzentrationsangaben

m = milli	= 10^{-3} (Tausendstel)	
µ = mikro	= 10^{-6} (Millionstel)	
n = nano	= 10^{-9} (Milliardstel)	
p = pico	= 10^{-12} (Billionstel)	

Gewichtseinheiten

g	Gramm		
mg	Milligramm	0,001 Gramm	10^{-3} Gramm
µg	Mikrogramm	0,001 Milligramm	10^{-6} Gramm
ng	Nanogramm	0,001 Mikrogramm	10^{-9} Gramm
pg	Picogramm	0,001 Nanogramm	10^{-12} Gramm

Flüssigkeitseinheiten

l	Liter		
dl	Deziliter	0,1 Liter	10^{-1} Liter
ml	Milliliter	0,001 Liter	10^{-3} Liter
fl	Femtoliter		10^{-15} Liter

Aktivitätseinheiten (sind nur teilweise standardisiert)

U	Units (Maßzahl für Enzymaktivität bzw. eine definierte Stoffmenge)		
IU	International Units		
I.E.	Internationale Einheiten		
mU	Milliunits	0,001 Units	10^{-3} U
U/l	Units pro Liter		
U/dl	Units pro Deziliter		
µU/l	Mikrounits pro Liter	0,000.001 Units	
IU/ml	International Units pro Milliliter		
mIU/l	Milli-International-Units pro Liter		
kU/l	Kilo-International-Units pro Liter		

Mengeneinheiten

mol	Mol (Maßzahl für Stoffmenge)		
mmol	Millimol	0,001 Mol	
µmol	Mikromol	0,001 Millimol	10^{-6} Mol
nmol	Nanomol	0,001 Mikromol	10^{-9} Mol
pmol	Picomol	0,001 Nanomol	10^{-12} Mol

Druckeinheiten

Pa	Pascal	0,01 mbar (Millibar)
kPa	Kilopascal	0,01 bar
mmHg	Millimeter Quecksilbersäule (Druck, den ein Millimeter einer Quecksilbersäule ausübt)	

Bücher, die weiterhelfen

Dahmer, J.: Anamnese und Befund, Thieme, Stuttgart

Elmadfa, I. u. a.: Nährwerte, Gräfe & Unzer, München

Herold, G. (Hrsg.): Innere Medizin, Gerd Herold, Köln

Pschyrembel Klinisches Wörterbuch, De Gruyter, Berlin

Haferlach, T. / Bacher, U, u.a.: Taschenatlas Hämatologie: Mikroskopische und klinische Diagnostik für die Praxis, Thieme, Stuttgart

Maier, V. / Schottdorf-Timm, C.: Laborwerte, Gräfe & Unzer, München

Stiftung Warentest: Handbuch Medikamente. Stiftung Warentest, Berlin

Thomas, L. (Hrsg.): Labor und Diagnose, TH-Books Verlagsgesellschaft mbH, Frankfurt/Main

Adressen, die weiterhelfen

Deutschland
Deutsche Vereinte Gesellschaft für Klinische Chemie und Laboratoriumsmedizin e. V.
Friesdorferstr. 153
53175 Bonn
www.dgkl.de

Deutsche Gesellschaft für Hämatologie und Medizinische Onkologie e. V. (DGHO)
Alexanderplatz 1
10178 Berlin
www.dgho.de

Verband für unabhängige Gesundheitsberatung (UGB)
Sandusweg 3
35435 Wettenberg/Gießen
www.ugb.de

Österreich
Österreichische Gesellschaft für Laboratoriumsmedizin und Klinische Chemie (ÖGLMKC)
Tullnertalgasse 72
A-1230 Wien
www.oeglmkc.at

Schweiz
UniversitätsSpital Zürich
Institut für Klinische Chemie
Rämistrasse 100
CH-8091 Zürich
www.ikc.usz.ch

Sachregister

Abstrich 24
Addison-Krankheit 19, 20, 42, 74, 113, 134, 156, 189
ADH 20
Adrenalin 38
AFP 39
AIDS 77, 105, 124
Akanthozyten 78 Akromegalie 49, 99, 136 Akute-Phase-Protein 85, 97 Alanin-Aminotransferase (ALAT) → GPT
Albumin 40, 90, 91, 92, 93, 160, 200, 210, 219, 228, 240
Aldosteron 41–43
alkalische Phosphatase → AP
Alkalose 35, 56, 68
Alkoholmissbrauch 43, 66, 71, 74, 86, 88, 94, 98, 102, 115, 116, 130, 133, 137, 142, 144, 161, 166, 173, 174, 175, 176, 177, 180, 181, 190, 209, 218
Allergen 20
Allergiediagnostik 20–22
alpha-Amylase 43, 44
alpha-Fetoprotein 39, 243
Aluminium 44
Amalgam 79, 182, 183
Aminotransferase → GPT
Ammoniak 45
Amniozentese 27
Anämie 55, 58, 64, 76, 96, 102, 107, 109, 119, 121, 152, 153, 175, 183–186, 208, 217, 220, 221
– aplastische 60, 186
– Eisenmangel 35, 80, 83, 98, 132, 150, 152
– Folsäuremangel 86, 152, 184
– Hämatokritwert 95
– hämolytische 51, 73, 80, 97, 102, 123, 150, 152, 222
– Hämoglobinwert 97
– hyperchrome 185
– hyporegenerative 233
– Kugelzell- 78, 132
– makrozytäre 86
– MCH 131
– MCHC 132
– MCV 133
– megaloblastäre 123, 155, 176
– perniziöse 176
– RDW 150
– renale 230
– Sichelzellen- 78, 159
– sideroblastische 164
– Vitamin-B_{12}-Mangel 150, 152, 176
Androgene 58, 160
antidiuretisches Hormon 20, 134
Antigen 28, 108, 110
Antiglobulin-Test 72
Antikörper 28, 108, 110, 188
– antinukleäre 45–46, 215, 216, 217, 233
Antikörpertiter 110, 153
Antistreptolysin 46, 47, 225
Antithrombin 47
AP 48, 121, 192, 205, 210, 219, 230, 231, 232
Arsen 35
Arterienblut 10, 11
Arteriosklerose 30, 85, 89, 103, 106, 107, 123, 124, 127, 165, 203, 204, 213, 235
ASAT → GOT
Ascorbinsäure 177
ASL 46, 47, 225
Aspartat-Amino-Transferase → GOT
Asthma bronchiale 186, 187
Aszites 27, 41, 134
Aszitespunktion 27
AT 47
Auswurf 24
Autoantikörper 45, 49, 79, 112, 154, 176, 185, 188, 189, 202, 214, 215, 217, 218, 233, 234

Autoimmunkrankheiten 64, 105, 116, 188, 218
Azidose 35, 56, 68, 113, 114, 116, 120, 195, 230

Bakteriämie 61
Bakterien 28–29, 34
Bartter-Syndrom 42, 58, 68, 151
Basedow-Krankheit 117, 156, 162, 163, 165, 167, 234
Basenüberschuss 55, 56
Basophile 77, 78
Bauchspeicheldrüsenentzündung 43, 59, 66, 71, 76, 82, 83, 115, 117, 126, 130, 134, 136, 166, 189–192, 201, 202, 204, 205
beta-Globulin 81, 90, 228
17-beta-Östradiol 139, 140
Bicarbonat 55, 56
Bilirubin 14, 15, 40, 50–52, 91, 97, 142, 166, 185, 192, 204, 205, 210, 219, 226
Biopsie 25, 37, 55
Blei 35, 52, 99, 143, 144, 183
Blut, im Stuhl 18, 53, 238
– im Urin 54
Blutabnahme 9
Blutarmut → Anämie
Blutbild 54
Blutdruckselbstmessung 236
Blutfette 29
Blutgase 55, 60
Blutgerinnung 32, 47, 62, 84, 85, 95, 114, 139, 146, 180, 217
Blutgerinnungsstörungen 84, 146, 147, 192–195
Blutgruppen 57
Blutgruppenunverträglichkeit 57, 73
Bluthochdruck → Hypertonie
Blut-Kohlendioxid → Blutgase
Blutkörperchen, rote 9, 14, 16, 32, 54, 57, 58, 95, 96, 97, 98, 153, 183, 184, 185

Blutkörperchen, weiße 9, 14, 16, 26, 54, 57, 59, 60, 76, 201, 205, 207, 219, 220, 221
Blutkörperchensenkungsgeschwindigkeit → BSG
Blutkultur 60–62
Blut-pH → Blutgase
Blutplasma 11, 12
Blutplättchen 9, 32, 54, 62, 63, 79, 184, 186, 192–194
Blutsenkung → BSG
Blutserum 11, 12
Blutvergiftung 60, 61, 63, 94, 95, 116, 121, 129, 137, 167, 171
Blutzellen 9, 12, 54
Blutzuckerspiegel → Nüchternblutzucker 37, 101, 136, 197, 199
– Selbsttest 237
Borreliose 195–197
Bronzehautkrankheit 42
BSG 63, 191, 201

Cadmium 99
Calcitonin 64
Calcitriol 178
Carcino-embryonales Antigen 66
CA-Werte → Tumormarker
CEA 66
[13]C-Harnstoff-Atemtest 18, 223
ChE 67
Check-up-Untersuchung 8, 12, 214
Chemotherapie 60, 62, 63, 77, 99, 125, 164, 226
Chlorid 68
Cholecalciferol 177, 178
Cholesterin
– auch Gesamtcholesterin 7, 29, 30, 88, 203, 204, 228, 235, 237
– Selbsttest 237
Cholinesterase 67
Chrom 69
Chylomikronen 30, 165
Chymotrypsin 70
CK → Kreatinkinase

Cobalamin 176
Coenzym 31, 36
Coeruloplasmin 72
Conn-Syndrom 42
Coombs-Test 72
Cortisol 19, 73
Cp 72
C-Peptid → Insulin
C-reaktives Protein → CRP
Cross-links 147, 232
CRP 75, 76, 98, 187, 191, 201, 202, 205, 208, 210, 225, 229, 232
Cushing-Syndrom 58, 74, 77, 78, 136, 151

Dakryozyten 78
Darmkrebs, Vorsorgetest 238
Dermatomyositis 216
Diabetes insipidus 19, 20, 90, 130, 134
Diabetes mellitus 13, 14, 15, 22, 37, 85, 101, 106, 111, 112, 115, 127, 136, 137, 138, 166, 173, 174, 176, 181, 188, 197–200, 202, 203, 207, 214
Diarrhö 200–202
Differenzialblutbild 76–79
Diphtherie 226
DMPS-Mobilisations-Test 79, 182
Down-Syndrom 27, 39, 40, 136, 139, 140
Durchfall 200–202
Durstversuch 19

Eisen 35, 53, 80, 83, 84, 97, 120, 163, 177, 185, 223, 233
Eisenmangel 78, 83, 84, 98, 132, 133, 150, 152, 164, 184, 185, 186, 230
Eisprungermittlung 238
Eiweiß 14, 16, 26, 27, 30, 75, 81, 83, 90, 91, 92, 96, 97, 161, 167
Eiweißelektrophorese 81

Ejakulatuntersuchung 159
Elastase 1 70, 82, 190, 191, 202
Elektrolyte 31
Eliminationsdiät 227
Elliptozyten 78
Endokarditis 61
Enzyme 31
Eosinophile 76, 77, 78, 95
Epikutantest 21, 183, 227
Epinephrin 38
Erbkrankheit 23, 27, 87, 113, 125, 155
Erythropoietin 186, 230
Erythrozyten
→ Blutkörperchen, rote
Erythrozyturie 54

Fanconi-Syndrom 99
Ferritin 80, 83, 185, 186, 223, 230, 233
Fettstoffwechsel 29, 202–204
Fettstoffwechselstörungen 8, 12, 67, 103, 124, 137, 138, 165, 166, 206, 214
Fibrinogen 32, 84, 85, 147, 193, 194, 195, 214
Fibrinolyse 193, 195
Follikel stimulierendes Hormon 87, 235
Folsäure 85, 86
Fresszellen 95, 108, 171
Fruchtwasserpunktion 27
Fructosamin-Test 200
FSH 87
Funktionstests 18–20

Gallenkolik 205
Gallenstauung 48, 49, 88, 89, 94, 95, 98, 121, 122, 205
Gallensteinleiden 204
gamma-Globulin 81, 90, 92, 93, 109, 210, 215, 217, 219, 222, 228, 232
gamma-Glutamyltranspeptidase 88
gamma-GT 88, 192, 205, 210, 219

Gammopathie **81, 93, 109**
Gastrin **223**
Gaucher-Krankheit **155**
Gelbsucht → Hepatitis
Gelenkpunktion **27**
genetische Untersuchung **22–23**
Gerinnung → Blutgerinnung
Gerinnungsfaktoren **10, 11, 12, 30, 32, 47, 146, 148, 149, 192–195**
Gerinnungsstörungen **146, 148, 180, 192, 193, 214**
Gesamtcholesterin **8, 88, 89, 203, 237**
Gesamteiweiß **90**
Gewebe **37**
GGT **88**
Gicht **27, 98, 99, 205–207, 209**
GLDH **91**
Globuline **92**
Glomerulonephritis **14, 41, 47, 90, 116, 117, 225, 227–229**
Glukose **15, 37, 110, 111, 112, 120, 135, 137, 138, 190, 229**
Glutamat-Dehydrogenase **91**
Glutamat-Oxalacetat-Transferase **93**
Glutamat-Pyruvat-Transaminase **94**
Glutenallergie **19**
GOT **93, 210, 212, 213, 219, 226**
GPT **94, 210, 219**
Granulozyten **59, 76–78, 95, 221, 226**

Haemoccult-Test® **18, 53, 223**
Hämatokrit **95**
Hämaturie **14, 54, 208, 228**
Hämochromatose **80, 84, 164, 209**
Hämoglobin **15, 50, 54, 55, 58, 80, 96–97, 101, 131, 132, 133, 143, 166, 176, 183–186, 199, 230, 233**
Hämolyse **64, 77, 78, 90, 98, 113, 122, 123, 142, 153, 184, 185**
Hämophilie **146, 192, 195**

hämorrhagische Diathesen → Blutgerinnungsstörungen
Haptoglobin **97**
Harnsäure **98–100, 206**
Harnsteine **16, 17, 54, 98, 101, 114, 141, 142**
Harnstoff **19, 45, 100, 208, 219, 229, 230**
Harnstreifentest **135**
Harnwegsinfektion **207–209**
Hashimoto-Thyreoiditis **156, 157, 163, 188, 235**
HbA1 **101, 199**
HBDH **122, 213**
hCG **157, 170, 242**
HDL-Cholesterin **30, 89, 102, 103, 123, 124, 203, 214**
Helicobacter pylori **18, 103, 104, 222, 223**
– Selbsttest **239**
Hepatitis **50, 51, 67, 88, 91, 123, 209–211, 218, 219**
Hepatitisantikörper **104**
Herzinfarkt **59, 71, 85, 93, 94, 122, 123, 127, 136, 168, 195, 200, 211–213, 214**
Herzkrankheit, koronare **67, 86, 89, 102, 103, 107, 124, 127, 137, 165, 199, 203, 204, 212, 213–214**
Herzrhythmusstörungen **31, 35, 113, 129, 196**
Histamin **20, 95, 108**
HIV-Antikörper **105**
HLA **106, 223**
Hodgkin-Lymphom **77, 98**
Homocystein **86, 106–108, 175, 176**
Hormone **32**
humanes Choriongonadotropin → hCG
Humanes Leukozyten-Antigen **106, 223**
Hyperaldosteronismus **42, 113, 130, 134, 151**
Hyperfibrinolyse **147, 149**

Hyperparathyreoidismus **49, 89,
    114, 130, 141, 142, 148, 231**
Hypertonie **12, 14, 90, 124, 136,
    137, 199, 200, 203, 206, 214,
    229, 236, 240**
– maligne **42, 151**
– renale **42, 151**
Hyperurikämie **98, 99, 206**
Hypervolämie **134**
Hypoglykämie **102**
Hypothalamus **32, 74, 87, 125,
    165, 168, 169, 234, 235**

Immunglobuline **20, 28, 90, 94,
    108, 109, 123, 126, 202, 210,
    211, 215, 227**
Immunität **28, 104, 110**
Impftiter **110**
Impotenz **160**
INR **148, 149, 195**
Insulin **37, 69, 110**–**112, 129,
    130, 136, 137, 138, 188, 190,
    197, 198, 202, 237**
Intrakutantest **21**

Kalium **31, 33, 43, 68, 112**–**114,
    129, 134, 230**
Kalzium **31, 33, 42, 64, 114, 115,
    129, 140, 141, 142, 178, 192,
    223, 230, 231**
Kapillarblut **10, 11, 37**
Kaugummitest **183**
Ketoazidose **113, 116, 121, 126**
Ketone **115**
Klinefelter-Syndrom **87, 125, 161**
Knochenerkrankungen **48, 49,
    142, 155, 231**
Knochenmarkbiopsie **25**
Knochenmarkserkrankungen **62,
    63, 77, 79, 99, 184**
Kohlenhydrate **37, 121, 138, 202**
Kollagenosen **46, 59, 90, 109,
    189, 214**–**218, 227**
Komplementsystem **108, 116,
    117**
Kontrolluntersuchung **12**

koronare Herzkrankheit
    → Herzkrankheit, koronare
Kreatinin **12, 14, 79, 100, 117,
    118, 147, 148, 185, 192,
    201, 208, 217, 219, 228,
    229, 230, 233**
Kreatininclearance **117**
Kreatinkinase **70, 71, 212, 213,
    217**
Krebsfrüherkennung **24**
Kugelzellen **78**
Kupfer **35, 72, 119, 182, 184**

Laktat **120**
Laktatdehydrogenase **122, 192,
    212, 213, 217, 220, 221, 222**
LAP → Leucinaminopeptidase
LDH → Laktatdehydrogenase
LDL-Cholesterin **6, 30, 89, 123,
    124, 127, 203, 214**
Lebererkrankungen **25, 66, 67,
    71, 86, 94, 98, 99, 101, 109,
    117, 122, 123, 124, 137, 143,
    149, 164, 166, 181, 218, 219**
Leberzirrhose **45, 51, 60, 63,
    67, 85, 88, 90, 92, 93, 94,
    133, 134, 159, 167, 194, 218**–
    219
Leistungssport **96, 120, 121, 142,
    180**
Lesch-Nyhan-Syndrom **99**
Leucinaminopeptidase **121, 192,
    205, 219**
Leukämie **59, 60, 63, 64, 76, 77,
    79, 99, 109, 128, 155, 206,
    219**–**222, 224**
Leukozyten → Blutkörperchen,
    weiße
Leukozytose **187, 191**
Leukozyturie **14, 208**
LH **125**
Lipase **126, 190, 191**
Lipoprotein **30, 89, 124, 126,
    165, 166, 203, 204, 214**
Liquor **26, 33**
Liquorpunktion **26**

Lungenerkrankungen 24, 25, 120, 154
Lungenfunktionstest 187, 240
Lupus erythematodes 46, 109, 116, 117, 154, 214, 215, 216, 217
Luteinisierendes Hormon 125
Lyme-Krankheit 195–197
Lymphozyten 76, 77, 127
Lymphozytentransformationstest 197
Lysozym 128

Magen-Darm-Geschwür 103, 104, 126, 222, 223
Magnesium 129
Makrozyten 78
Mandelentzündung 224–226
Mangan 130
Maßeinheiten 245
mean corpuscular haemoglobin (MCH) 131
mean corpuscular volume (MCV) 133
mean corpuscular haemoglobin concentration (MCHC) 132
Mikroalbuminurie 200
Mikrozyten 78
Milchsäure 120
Mineralstoffe 33
Mittelstrahlurin 14, 16, 208
Mononukleose → Pfeiffersches Drüsenfieber
Monozyten 59, 77, 78
Mukoviszidose 23, 70, 83, 159, 180
Muskelerkrankungen 71, 123

Nadelbiopsie 25
Nahrungsmittelallergie 202, 226
Natrium 134
Neutralfette → Triglyzeride
Neutrophile 76, 77
Nierenerkrankungen 14, 30, 40, 41, 58, 90, 96, 97, 113, 123, 134, 151, 185, 206

Nierenfunktionstest 240
Niereninsuffizienz 41, 43, 65, 100, 102, 112, 118, 126, 129, 130, 134, 153, 158, 166, 229
Nierenkörperchenentzündung → Glomerulonephritis
Nierenversagen 100, 113, 141, 142, 219, 229, 230
Nitrit 135
Noradrenalin 39
Notfall, Blutuntersuchung 6, 13, 95
Nüchternblutzucker 135–137, 198

OGTT 137, 138, 199
Operation, Blutuntersuchung 6, 13
Oraler Glukosetoleranztest 137, 199
Osteomyelitis 61
Osteoporose 147, 148, 230–232
Östriol 139
Östrogene 48, 72, 127, 138, 139, 148, 231
Östron 139

Pankreasamylase 43
Pankreaslipase 126
Pankreatitis → Bauchspeicheldrüsenentzündung
Parasiten 34
Parathormon 140, 223
partielle Thromboplastinzeit 146, 195
Pestizidvergiftung 67
Pfeiffersches Drüsenfieber 77, 123, 224, 225
Phäochromoyztom 38, 39, 136
Phosphat 31, 33, 48, 112, 114, 131, 140, 141, 142, 155, 231
Phosphatase, alkalische → AP
–, saure 155
Pilze 34
Plaque-Test 241
Plasma 11, 12, 30

Plasmathrombinzeit 146
Plasmozytom 41, 81, 98, 109
Plaut-Vincent-Angina 225
Pleura 26, 27
Pleurapunktion 26
Polyglobulie 95, 97
Polymerase-Kettenreaktion 29, 36
Polymyositis 216
Polyzythämie 58, 77, 96, 97, 98, 155
Porphyrine 143
Pränataldiagnostik 27, 39, 40, 67, 107, 139
Pricktest 20, 21, 227
Progesteron 144
Progressive systemische Sklerose 215
Prostatakrebs 145, 155, 170, 241
Prostata-spezifisches Antigen 145
Protein 30, 90
Proteinurie 14, 192, 228
Provokationstest 22, 227
PSA 145
– Selbsttest 241
PTT 146, 194, 195
PTZ 146
Punktion 26–27
Pyridinium Cross-links 147, 232
Pyridoxin 175

Quecksilber 35, 79, 182, 183
Quick-Wert 148

Radio-Allergo-Sorbent-Test 21, 187
RAST 21, 187, 227
RDW 150
red cell distribution width 150
Reibtest 21
Renin 150–152
Renin-Angiotensin-Aldosteron-System 150
Retikulozyten 57, 152
Rhesusfaktor 153
Rheumafaktoren 108, 154, 215, 218, 233
rheumatoide Arthritis 46, 59, 109, 117, 154, 159, 171, 189, 231, 232, 233
Riboflavin 174
Ritztest 20

Sammelurin 15
Sarkoidose 49, 109, 114, 179
Sauerstoffsättigung 55, 56
Saure Phosphatase 155
Säure-Basen-Haushalt 9, 15, 31, 33, 34-35, 56, 68, 96
Schilddrüsenantikörper 156
Schilddrüsenentzündung 64, 157, 162, 163, 165, 188, 234, 235
Schilddrüsenkarzinom 65, 66, 161
Schilddrüsenüberfunktion 49, 77, 88, 89, 99, 130, 136, 138, 141, 148, 156, 163, 165, 166, 167, 169, 174, 201, 202, 231, 233
Schilddrüsenunterfunktion 35, 71, 89, 94, 107, 117, 124, 127, 134, 162, 163, 165, 166, 169, 173, 188, 235
Schistozyten 78
Schwangerschaftstest 157, 242
Scratchtest 20
Selbsttests 236–242
Selen 158
Serum 11, 12
Sharp-Syndrom 216
Sicca-Syndrom
→ Sjögren-Syndrom
Sjögren-Syndrom 46, 106, 154, 214, 215, 216, 218
Sklerodermie 214, 215
Spermien 87, 159
Spermiogramm 159
Sphärozyten 78
Sprue 19
Spurenelemente 35
Standardbicarbonat 56
Streptokokken 46, 47, 224, 225, 228
Streptolysin O 46

Stress 8, 38, 60, 74, 77, 78, 91, 136, 161, 214, 222
Stuhluntersuchung 17, 18, 201
Systemischer Lupus erythematodes → Lupus erythematodes

T$_3$ → Trijodthyronin
T$_4$ → Thyroxin
Targetzellen 78
Teerstuhl 17
Testosteron 125, 160, 161, 231
Thiamin 173, 174
Thromboplastinzeit 148, 194
Thrombose 32, 47, 48, 75, 92, 149, 193
Thrombozyten → Blutplättchen
Thrombozytopenie 194
Thyreoglobulin 161
thyreotropin releasing hormone 164, 168
Thyroidea-stimulierendes Hormon → TSH
Thyroxin 162, 235
Toxine 29
TPZ → Thromboplastinzeit
Transferrin 80, 84, 163, 164, 233
Traubenzucker → Glukose
TRH 164
Triglyzeride 29, 30, 132, 165, 166, 203, 214, 228
Trijodthyronin 156, 162, 166, 167, 234, 235
Triple-Test 139
Troponin 167, 212
TSH 156, 162, 163, 164, 165, 166, 167, 168, 169, 231, 234, 235
Tumormarker 39, 65, 66, 145, 157, 161, 170, 171, 238
Tumornekrosefaktor alpha 171
Turner-Syndrom 87, 125, 136

Ulkus 104, 222
Unfruchtbarkeit 139
Urämie 229
Uringewicht, spezifisches 229
Urinkultur 15, 208

Urinsediment 16
Urinstatus 13
Urin-Streifentest 13, 14, 15, 54, 208, 240, 242
Urinuntersuchung 13–17
Urinzuckertest 242
Urobilinogen 50–52

Vaskulopathien 193
vasoaktives intestinales Polypeptid 65
Venenblut 10, 11
Verbrauchskoagulopathie 47, 48, 84, 85, 147, 149
VIP 65
Viren 36
Vitamine 36
– A 172, 173
– B$_1$ 173
– B$_2$ 174
– B$_6$ 175
– B$_{12}$ 176, 177
– C 18, 37, 53, 101, 137, 166, 177, 178
– D 89, 114, 115, 141, 178, 179, 231
– E 179, 180
– K 180
Vollblut 11, 12, 22
von-Willebrand-Syndrom 146, 194

Wasserhaushalt 33, 134
Wilson-Krankheit 72, 99, 119, 120, 209

Xylose-Belastungstest 19

Zeckenkrankheit (Borreliose) 195–197
Zellen 37
Zink 181
Zirrhose → Leberzirrhose
Zuckerhämoglobine 101
Zuckerkrankheit → Diabetes
Zuckerstoffwechsel 37, 102
Zytokine 171

Impressum

© 2016 Gräfe und Unzer Verlag GmbH, München
Erweiterte und aktualisierte Neuausgabe von "Der große GU Kompass Laborwerte", GRÄFE UND UNZER VERLAG 2009, ISBN 978-3-8338-1452-5

GU ist eine eingetragene Marke der GRÄFE UND UNZER VERLAG GmbH,
www.gu.de

ISBN 978-3-8338-5400-2

8. Auflage 2024

Alle Rechte vorbehalten. Nachdruck, auch auszugsweise, sowie Verbreitung nur mit schriftlicher Genehmigung des Verlages. Die automatisierte Analyse des Werkes, um daraus Informationen insbesondere über Muster, Trends und Korrelationen gemäß § 44b UrhG („Text und Data Mining") zu gewinnen, ist untersagt.

Redaktion: Nikola Hirmer (Neuausgabe)
Barbara Fellenberg (Erstausgabe)
Lektorat: Irmela Sommer
Fotos: Cover vorn: F1 online; Cover hinten: iStock (re.), Getty (li.)
Umschlaggestaltung: H3A Mediengestaltung und Produktion, München
Layout: independent Medien Design, Horst Moser, München
Herstellung: Markus Plötz
Satz: Filmsatz Schröter, München
Druck und Bindung: Printer, Trento
Umwelthinweis:
Dieses Buch wurde auf chlorfrei gebleichtem Papier gedruckt.
Um Rohstoffe zu sparen, haben wir auf Folienverpackung verzichtet.

  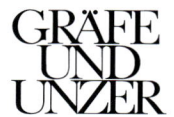

Ein Unternehmen der
GANSKE VERLAGSGRUPPE